M. Feldkamp, D. von Aufschnaiter,
J. U. Baumann, I. Danielcik, M. Goyke

Krankengymnastische Behandlung
der Infantilen Zerebralparese

Margret Feldkamp · Dorit von Aufschnaiter
Jürg U. Baumann · Inge Danielcik · Marianne Goyke

Krankengymnastische Behandlung der Infantilen Zerebralparese

4., neu bearbeitete Auflage
Neuausgabe

Pflaum Verlag München

Autoren:

v. Aufschnaiter, Dorit, Krankengymnastin, Alten Eichen 30,
2800 Bremen 33

Baumann, Jürg U., Prof. Dr. med., Leiter des Zentrums für
zerebrale Bewegungsstörungen an der Kinderabteilung der
Orthopädischen Universitätsklinik Basel

Danielcik, Inge, Krankengymnastin Meru, Kenia

Feldkamp, Margret, Prof. Dr. med., Leiterin des Spastikerzentrums
an der Orthopädischen Universitätsklinik Münster

Goyke, Marianne, Krankengymnastin, Schule für Körperbehinderte,
Münster

Matthiaß, H. H., Prof. Dr. med., Direktor der Orthopädischen
Universitätsklinik Münster

Schraube, Anneliese, † ehem. Chefkrankengymnastin, Rheumaklinik
und Solbadsanatorium, Rheinfelden/Schweiz

CIP-Titelaufnahme der Deutschen Bibliothek:

Krankengymnastische Behandlung der Infantilen Zerebralparese
/ M. Feldkamp ... – 4., neu bearb. Aufl., Neuausg. – München :
Pflaum, 1989
   (Fachbuchreihe Krankengymnastik)
   3. Aufl. u. d. T.: Krankengymnastische Behandlung der zerebralen
   Bewegungsstörung im Kindesalter
NE: Feldkamp, Margret [Mitverf.]

ISBN 3-7905-0547-1

Satz und Verarbeitung: Pustet, Regensburg
Druck: Pflaum, München

Inhalt

Aus dem Vorwort zur ersten Auflage

Die Grundlage jeder Therapie des einzelnen Patienten ergibt sich aus der «Idee» der Krankheit, aus der «Idee», die sich der Therapeut von der Krankheit und ihrer Manifestation bei einem bestimmten Patienten macht. Diese Ideen müssen entwickelt werden. Sie zu erkennen ist nicht jedermann gegeben. Hier können nur Wege aufgezeichnet werden, die zum Erkennen der Ideen führen.

Die Therapie der infantilen Zerebralparese wird immer mehr zu einem Gebiet interdisziplinärer Zusammenarbeit. Auch innerhalb der medizinischen Aufgabenbereiche zeigt sich die Notwendigkeit des interdisziplinären Erfahrungsaustausches. Die vorliegende Arbeit wendet sich hauptsächlich an Krankengymnasten, aber auch Ärzte verschiedener Disziplinen und an die Beschäftigungstherapeuten sowie an die Pädagogen und Psychologen, die mit der Krankengymnastik zusammenarbeiten. Dabei wird schon im Aufbau der Monographie zum Ausdruck gebracht, daß für das Verständnis der Behandlungsmethoden Grundkenntnisse der neuromuskulären Steuerung von Haltung und Bewegung ebenso wichtig sind wie die Kenntnisse der neuromuskulären Entwicklungsphysiologie.

Im Gegensatz zu manchen anderen Publikationen wird hier zum Ausdruck gebracht, daß es viele Zugänge zur Beeinflussung neuromuskulärer Dysfunktionen gibt. Bei der weitläufigen Interdependenz neuraler Entwicklungsabläufe ist es auch kein Wunder, daß aus der Empirie und aus theoretischen Überlegungen sich zahlreiche Behandlungsmethoden entwickelt haben, die nur scheinbar ohne Bezug zueinander stehen.

Die Ausschöpfung der funktionellen Reserven des Zentralnervensystems durch altersgerechte funktionelle Übungsbehandlung vom frühen Säuglingsalter an führt heute oft zu erfreulichen Erfolgen. Wer Kinder mit infantilen Zerebralparesen behandelt, sollte die Möglichkeiten und Indikationsbereiche aller wesentlichen Methoden kennen. Hierzu will die vorliegende Schrift eine Hilfe geben.

Hans Henning Matthiaß
Jürg Ulrich Baumann

Vorwort zur 4. Auflage

«Wer immer strebend sich bemüht, den können wir erlösen.» Dieses
Goethe-Zitat hat eine zweifache Bedeutung in der neurophysiologisch begründeten Krankengymnastik: Unsere zerebralparetischen Kinder, unter
den Händen ihrer Therapeuten, ihrer Mütter oder Angehörigen, wissen,
welche Tiefe das Wörtchen «immer strebend» besitzt. Tagaus tagein ein
Üben und Bemühen, nicht monatelang, nein jahre- und jahrzehntelang.
Können wir sie erlösen? Wir zweifeln nicht daran, daß wir ihre Fesseln
erleichtern, ihre Beeinträchtigung mindern können. Eine Erlösung – das ist
noch immer Wunschdenken. Aber es führt zur zweiten Bedeutung unseres
Leitmotivs:
Wir Ärzte und Therapeuten sind in einer steten Suche begriffen, in einem
immer bemühten Streben, durch Einbringung besserer Erkenntnisse dem
Ziel der «Erlösung» unserer Patienten näher zu kommen.
Die Methoden, die heute angewendet werden, sind aus dem Wirken von
Wissenschaftlern hervorgegangen. Wir sagen, wir arbeiten nach Bobath,
nach Kabat, nach Vojta. Noch ist es eine Zukunftsvision, daß wir eines Tages
schlicht sagen könnten: Wir arbeiten nach den Erkenntnissen der Neurologie und Neurophysiologie.
Noch scheinen wir vor Teilstücken *der* Erkenntnis zu stehen, die sich nur in
den Händen begabter Therapeuten zu einem Ganzen zusammenfügen –
aber unser immer strebendes Bemühen geht auf die Suche nach Vervoll-
kommnung.
Alle Autoren dieser ganz neu bearbeiteten Monographie standen und stehen in diesem Prozeß immerwährenden Suchens nach dem noch besseren
Weg. Sie haben aktive Schritte in dieser Richtung getan, ohne bei Erreich-
tem auszuruhen. Sie haben ihr Lebenswerk der «Erlösung» des behinderten
Kindes gewidmet. Dafür möchte ich ihnen herzlich danken.
Dank sei auch dem Pflaum Verlag gesagt, der die Monographie nun schon in
der 4. Auflage bringt, für die flexible, entgegenkommende Zusammenarbeit.

Margret Feldkamp

11

1

Einführung

M. FELDKAMP

Das zerebralparetische Kind ist ein hirngeschädigtes Kind! Die motorische Behinderung, die diese Kinder zeigen, ist nahezu immer nur Teilsymptomatik und bei vielen Kindern nicht einmal die schwerwiegendste. Oft spricht man deshalb von zerebraler Dysfunktion, um im Enthusiasmus des Behandlungsbemühens bei einer motorischen Behinderung nicht zu vernachlässigen, daß das zerebralparetische Kind noch weitere Probleme hat.

Auch die Geläufigkeit des Wortes, «Mehrfachbehinderung» verführt zur Vereinfachung. Dem hirngestörten Kind wird man nicht gerecht durch Zählen seiner Problemkategorien. Die Einstufung als dreifache, vierfache Behinderung genügt nicht. Die Hirnleistungen bestehen nicht aus einem Funktionskatalog, sondern das Gehirn stellt eine Einheit dar. Mit gegenseitiger Information und Rückkoppelung arbeiten seine Teile unlösbar ineinander. Dank der Adaptationsfähigkeit und Plastizität ist es sogar möglich, daß zentralnervöse Einheiten einander ablösen oder vertreten.

Sozialmedizinische Erwägungen haben dazu geführt, die Fehlleistungen der Kinder in Schädigungskategorien zu systematisieren (Tab. 1). Die Therapie aber würde einen Fehler machen, wenn sie nur die aufdringlichen Symptome eines Kindes berücksichtigen wollte.

Selbst das «Team» – vielzitierter Lösungsversuch der verschiedenartigen Probleme – birgt eine Gefahr in sich: Es kann vorkommen, daß niemand mehr im Team das Kind in seiner Totalität sieht; daß das Kind in der Runde der Fachkräfte zirkuliert, ohne daß die Teilaspekte synthetisiert werden. Diese Synthese sollte nicht ausschließlich dem behandelnden Arzt überlassen werden. Jeder Behandler oder Betreuer des Kindes muß sie für sich zu finden suchen.

	Angaben verschiedener Autoren	(%)
1. Minderbegabung	(Intelligenzquotient unter 90)	
	Agassiz	25
	Schmidt	ca. 35
	eigene Untersuchung Frühgeborene	49
	eigene Untersuchung Reifgeborene	65
	Bläsig	71
	Ingram	70
	Zender	72
	Birmingham Studie	72
	Sheffield Studie	73
	Liverpool Studie	78
2. Sehstörungen	a. Augendefekte	
	Bläsig	39,2
	eig. Untersuchungen	45
	Cardwell	ca. 50
	Holt	50
	b. Sehbeeinträchtigungen	
	Ingram	11
	Douglas	13,5
	Holt	15
3. Hörstörungen	Asher u. Shonell	3
	Barcley	3,5
	eig. Untersuchungen	7,8
	MacGregor	5
	Woods	6
	Bläsig	7,8
	Holt	22
	Klinghammer	22
	Mowat	23
	Fisch	25
4. Sprachstörungen	Rölke	50
	Cardwell	50–75
	Kiehne	60
	Bläsig	65
	Gauthier	70
	Leather	70

	Angaben verschiedener Autoren (%)
	Soeken u. Stope 73
	Berendes 73–94
	Ingram (Schwerverständlichkeit) . . 49
5. Sensibilitätsstörungen	(2-Punkte-Diskrimination)
	Lesny 43
6. Störungen der Wahrnehmungs-	eigene Untersuchung Reifgeborene 48
integration	eigene Untersuchung Frühgeborene 65
7. Verhaltensstörungen	Zahlenangabe nicht möglich, da die Fassung dieses Begriffs stark variiert.
8. Anfallsleiden	Dunsdon 14
	Bläsig 17,6
	Skatvedt 22
	Hansen 22,2
	D'Avignon u. Gardeström 30,6
	Illingworth 32
	Woods 38
	Kirman 45
	Perlstein u. Gibbs 47
Vegetative Dysregulationen	Hierher gehören eine große Anzahl von Störungen, von denen nur einige aufgeführt werden. Es sind Rhythmusstörungen des Schlafes, der Atmung, verminderte Hautdurchblutung, vermehrtes Schwitzen und vermehrter Speichelfluß, Schwierigkeiten des Stuhlgangs, verzögertes Körperwachstum und manche andere. Sie ntgehen leicht bei Untersuchungen, belasten aber Eltern und Pflegepersonen oft erheblich.

Tabelle 1: Häufigkeit des Vorkommens zusätzlicher Störungen.

Mit einer gewissen Wahrscheinlichkeit muß also auch bei solchen Kindern mit zusätzlichen Störungen gerechnet werden, bei denen motorische Ausfälle das Symptomenbild beherrschen. Hinzu treten bei jedem Kind unvermeidbare sekundäre Einflüsse, die aus dem Behindertsein erwachsen und zu psychischen Auswirkungen und Verhaltensabweichungen führen.

Das zerebralparetische Kind zeigt praktisch immer eine verminderte *Belastbarkeit,* wahrscheinlich als Ausdruck einer verminderten zerebralen Kompensationsfähigkeit. Es ist also bei einigen Kindern mit *potentiellen* Fehlleistungen auf dem Gebiet der «Begleitstörungen» zu rechnen, die nicht jederzeit evident sein müssen. Dieses Buch greift willkürlich einen Teilaspekt des hirngeschädigten Kindes heraus: die motorische Behinderung, die eine krankengymnastische Behandlung erforderlich macht.

Definition und Klassifikation der Infantilen Zerebralparese

Üblicherweise wird unter der kindlichen zerebralen Bewegungsstörung (= infantile Zerebralparese) ein nicht fortschreitendes Leiden verstanden, welches die haltungs- und bewegungssteuernden Anteile des Gehirns betrifft und im Laufe der frühen Hirnentwicklungsstadien erworben wurde (*Little Club* 1959).

Die folgende Klassifikation unterscheidet die wichtigsten Ausprägungstypen der zerebralen Bewegungsstörung (nach *Meyer Perlstein* 1952).

I. Spastik

Diese ist charakterisiert durch eine Pyramidenbahnschädigung und durch das Vorhandensein eines Dehnungswiderstandes in den betroffenen Muskeln. Spastik ist ein spinales Enthemmungssyndrom.

II. Dyskinesien

Dazu werden vor allem die verschiedenen Formen von *Athetose* gerechnet; aber auch Tremor, Dystonie (= Tonusschwankung) und Rigidität. Man führt die klinische Symptomatik auf extrapyramidale Schäden zurück.

III. Ataxie

Diese ist gekennzeichnet durch Störungen der Koordination und des Gleichgewichts. Meist ist sie bedingt durch Schädigung des Kleinhirns oder seiner Verbindungen.

Die genannten Ausprägungstypen werden nach ihrer Lokalisation unterteilt. Bei Spastikern lassen sich drei große Gruppen unterscheiden: *Spastische Tetralplegie*, mit Betroffensein des ganzen Körpers; *Spastische Diplegie*, mit vorwiegendem Befall der Beine; *Spastische Hemiplegie* als Halbseitensymptomatik. Athetosen können gelegentlich halbseitig als *Hemiathetosen* auftreten.

Echte Monoplegien oder Triplegien sind extrem selten, gewöhnlich handelt es sich dabei um Hemi-, Di- oder Tetraplegien mit stark unterschiedlichem Gliedmaßenbefall.

Spast. Tetraplegie	86
davon reine spast. Tetraplegie	26
spast. Tetraplegie + Athetose	52
spast. Tetraplegie + Hemiplegie	5
spast. Tetraplegie + Ataxie	3
Spast. Diplegie	102
davon reine spast. Dipl.	77
spast. Diplegie + Athetose	15
spast. Diplegie + Hemiplegie	10
Spast. Hemiplegie (reine Form)	13
Athetose	75
davon reine Athetose	8
Ataxie (rein)	3
nicht einzuordnen	1

Tabelle 2: Diagnosenverteilung: 213 Kinder mit zerebraler Bewegungsstörung aus dem H.-Piepmeyer-Haus Münster.

Die Abgrenzung von spastischer Tetraplegie und Diplegie ist fließend. Es gibt zahlreiche Vorschläge zur Unterteilung der Tetraplegien, die sich in der Praxis bewährt haben. Wir möchten auf die nähere Beschreibung der einzelnen Typen hier nicht eingehen, dies kann aus dem einschlägigen Schrifttum entnommen werden (*Dobler* und *Hochleitner*, *Bläsig*, *Holt*, *Ingram*, *Lindemann*, *Matthiaß*, *Michell* in Henderson, *Rathke* und *Knupfer*).

Über die Häufigkeitsverteilung der einzelnen Diagnosen soll eine Aufstellung aus dem Patientengut des Heinrich-Piepmeyer-Hauses, Münster, Auskunft geben (Tab. 2).

Pathologisch-anatomische Grundlagen der Infantilen Zerebralparese

Pathologisch-anatomische Untersuchungen über die den klinischen Symptomen zugrunde liegenden Gehirnbefunde verdanken wir vor allem *Ph. Schwartz*, aber auch *Arey*, *Bardosowa*, *Courville*, *Christensen* u. *Melchior*, *Gruenwald*, *Kehrer*, *Malamud*, *Marti*, *Siegmund*, *Soeken*, *Towbin*, *Veith*, den *Vogts* u. v. a.

Es werden zwei mögliche Wege beschritten: Die erste Möglichkeit bietet sich durch Untersuchungen von Neugeborenen- und Säuglingsgehirnen. Man geht dabei von der Voraussetzung aus, daß die gleichen Schäden, die zum Tode geführt haben, im Überlebensfall in einer Gehirnschädigung des Kindes enden können. Ob diese Gehirnschädigung sich aber als spastische oder athetotische Form der zerebralen Bewegungsstörung manifestieren würde, kann auch der erfahrene Pathologe nur mit Zurückhaltung angeben. Der zweite Weg ist die Untersuchung von Gehirnen verstorbener Patienten, deren Diagnose zu Lebzeiten bereits gesichert war. – Wir wissen aber, daß die Gestorbenen nahezu sämtlich schwerstgeschädigte Patienten waren; viele von ihnen starben an Krampfanfällen (*Courville*, *Ingram et al.*). – Dem Pathologen fällt es sehr schwer, unter den multiplen und oft sehr tiefgreifenden Veränderungen diejenigen zu benennen, die für die Symptomatik der Spastik oder der Athetose verantwortlich waren. Größere Klarheit kommt nur zustande durch den Vergleich von vielen Befunden untereinander, wobei Einzelfälle, deren Todesursachen außerhalb des Gehirns lagen, wertvolle Interpretationshilfen bieten.

Experimentelle Versuche, besonders mit Affen (*James*, *Myers*, *Windle*), tragen weitere Informationen bei.

Eine Schwierigkeit ist durch die Plastizität des Gehirns gegeben, wodurch bewirkt wird, daß bei zwei klinisch ähnlichen Patienten andersartige anatomische Substrate bestehen können. Andererseits können ähnliche Hirnbefunde mit recht verschiedenen klinischen Symptomen einhergehen. Alles dies bedingt, daß der zugrunde liegende pathologisch-anatomische Schaden bei unseren Patienten meist nur grob vermutet werden kann. Am ehesten besteht Klarheit in der Gruppe der ehemaligen Frühgeborenen. Diese bieten klinisch ein einigermaßen charakteristisches Erscheinungsbild. Deshalb war es möglich, durch das Zusammenfügen klinischer und pathologisch-anatomischer Untersuchungsbefunde eine Schlußfolgerung auf das typische Aussehen der Hirnschädigung beim Frühgeborenen zu ziehen (*Churchill, Carlton, Berendes, Gruenwald* u. a.). Prädilektionsstellen für Hirnschäden sind die in Entwicklung begriffenen Gewebe *(Környey, Hallervorden, Humphrey)*. Wir finden also bei perinatalen Schäden eine Bevorzugung ontogenetisch junger Gehirnbezirke. Die frühest angelegten Zentren des Hirnstamms erweisen sich als relativ resistent und bedingen, da die lebenswichtigen Stammhirnzentren besonders frühzeitig funktionsfähig sind, die Überlebensfähigkeit so vieler schwer geschädigter Kinder.

Frühgeborene neigen zu intrazerebralen *Blutungen, Thrombosen* und *Erweichungen,* die ganz bevorzugt unter der Außenwand der Seitenventrikel liegen. Das hier subependymal gelegene Gewebe ist noch in Differenzierung begriffen (Keimlager nach *Siegmund*). Die hier aufgetretenen Blutungen und Ödemherde sind multipel und konfluieren, auch brechen die Blutungen sehr häufig in die Ventrikel ein. Weitere multiple petechiale Blutungen und Ischämien (Leukomalazien) finden sich im Wurzelgebiet der inneren Hirnvenen lateral und oberhalb der Seitenventrikel. Aus ihnen können zystenartige Hirndefekte werden. Nach neueren Erkenntnissen ist die Leukomalazie das wichtigste Substrat der späteren spastischen Diplegie *(Schmidt, Gruenwald, Schwartz, Veith)*.

Eine weitere Prädilektionsstelle für Blutungen ist die weiche Hirnhaut, die gerade bei Frühgeborenen noch verschieblicher ist, als bei reif geborenen Kindern. Daraus können große *subarachnoidale Blutungen* werden, die die darunterliegende Gehirnsubstanz komprimieren.

Alle diese Schäden können, in gleichartiger Weise, auch bei reifgeborenen Kindern auftreten, sind bei diesen aber seltener (Abb. 1).

Die *Ursachen* der perinatalen Hirnblutungen sind weniger mechanischer als

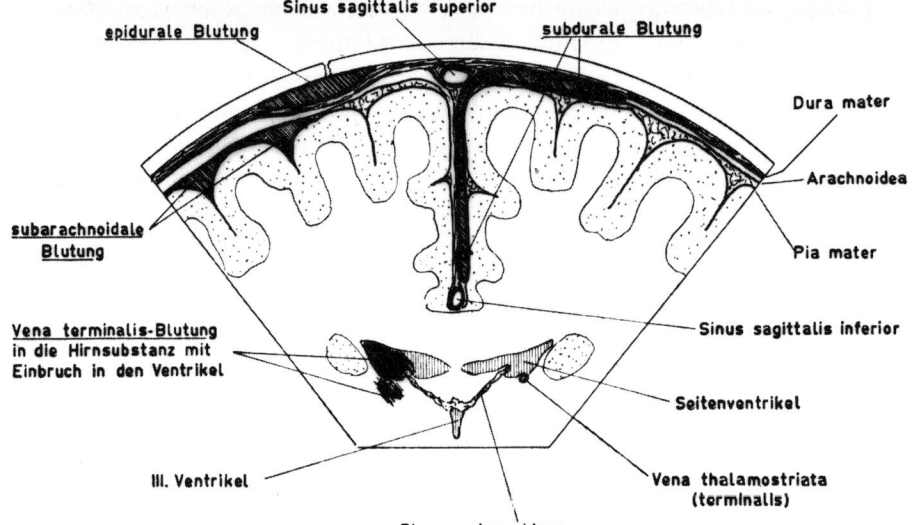

Abb. 1: Halbschematische Darstellung intrakranieller Blutungstypen beim Neugeborenen (nach H. Haupt).

biochemischer Natur: Nicht so sehr durch Zerreißung oder Quetschung kommt es zu Schäden am Gehirn, sondern vielmehr durch eine vermehrte Durchlässigkeit der Gefäße aufgrund von Sauerstoffmangel, Stoffwechselbelastungen (Azidose) und Lebensunreife *(Willi, Haupt, Beller)*. Gerade bei Frühgeborenen sind die Hirngefäße noch außerordentlich zart *(Bismarck)* und den Druckschwankungen unter der Geburt wenig gewachsen. Die Zerreißlichkeit der Gefäße eines Siebenmonatskindes ist etwa zehnmal größer als bei einem Reifgeborenen.

Hydrozephalus

Wir wissen, daß nur einzelne der Kinder mit späterem Hydrozephalus diesen bereits bei der Geburt aufweisen. Manchmal liegt dem eine Mißbildung im Okzipitalbereich zugrunde, so daß der Liquorabfluß gestört ist. Bei Frühgeborenen besteht ein Zusammenhang zwischen venösen Stauungen, Hirn-ödemen, vor allem Bluteinbrüche in das Ventrikelsystem und Auftreten eines Hydrozephalus. Es kommt dann zu Abflußstörungen infolge von Blutungen in den Liquorräumen. Erwähnt werden soll auch der Hydroze-phalus in Verbindung mit Dysraphien der Wirbelsäule (Spina bifida mit Meningo-Myelozelen), bei denen ein herabgetretenes Kleinhirn das Fora-men occipitale einengt.

Der gesteigerte Hirndruck wirkt sich diffus auf die Hirnzentren aus. Daß der Patient mit Hydrozephalus zur spastischen Diplegie und Ataxie bei herabge-setztem Muskeltonus neigt, dürfte wiederum seine Ursache in der unter-schiedlichen Empfindlichkeit verschiedener Hirnanteile haben.

Tetraspastik

Untersuchungen an Gehirnen tetraspastischer Kinder zeigen praktisch re-gelmäßig Schäden mit schweren Ausfällen von Hirnsubstanz. Der überlebte Hirnschaden führt zur narbigen Verheilung, wobei es zu *Substanzverlusten* kommt. Deshalb bilden sich Verziehungen und Erweiterungen der Hirnven-trikel aus; gelegentlich kommt es auch zu Hirnzysten. Bei schweren Schäden kann ein Mikrozephalus resultieren *(Gruenwald, Schwartz)*.

Entsprechende Veränderungen lassen sich auch am lebenden Kind durch Computertomographie nachweisen. Vor allem bietet die Kernspintomogra-phie Einblicke in die Gehirnstruktur, deren Genauigkeit fast einer patholo-gischen Präparation entspricht.

Fehlbildungen

Unter den Todesursachen reifgeborener Neugeborener und junger Säug-linge rangieren Fehl- und Mißbildungen relativ hoch *(Schmidt 28%, Hei-nisch* und *Knoop 14%, Arey* und *Dent 11%)*. Sehr häufig ist auch das Gehirn in die Mißbildungssymptomatik einbezogen.

Infolge ihrer größeren Empfindlichkeit neigen gerade Fehlgebildete dazu, sich zusätzliche Hirnschäden vor, während und nach der Geburt zuzuziehen. Wir treffen deshalb unter unseren zerebralparetischen Kindern gehäuft anlagemäßig fehlgebildete Kinder. Wenn man diesen Gesichtspunkt be-rücksichtigt, lassen sich manche unserer Patienten diagnostisch zwangloser einordnen *(Asher* und *Schonell, Christensen* und *Melchior, Courville, Crot-hers* und *Paine, Hansen, Ingram* u. a.).

Ataxie

Pathologisch-anatomische Statistiken weisen nicht selten *Kleinhirnblutungen* auf. Die typische Kleinhirnsymptomatik ist eine Ataxie. Daß der Pathologe praktisch nie Kleinhirnblutungen ohne anderweitige Blutungen findet, erklärt vielleicht, daß wir unter unseren Kindern nur selten reine Ataktiker finden *(Norman, Schmidt).*

Athetose

Beim Athetotiker werden hauptsächlich Schäden im Bereich der subkortikalen Zentren, der *Basalganglien,* gefunden. Besonders regelmäßig ist der Globus phallidus betroffen (*C. u. U. Vogt, Soeken, Christensen).* Störungen im gleichen Kerngebiet sind auch für rigorähnliche Veränderungen des Muskelspannungszustands verantwortlich. Der *Kernikterus* ist als Ursache für Athethose allgemein bekannt. Dieser führt zur ikterischen Durchtränkung und dann zur schweren Schädigung der Kerngebiete. Wahrscheinlich (*Lucey et al., Christensen)* kommt es aber erst in Kombination mit einer Anoxie zur Durchlässigkeit der Blutliquorschranke für das Bilirubin. Die häufigste Ursache für Basalganglienschäden ist die akute schwere *Anoxie.*
Eine Mitteilung von *Schaltenbrand* sollte hier angeführt werden: Bei elektrischen Reizungen eines Gebietes, z. B. des Globus pallidus im Zuge einer stereotaktischen Operation, reagiert der Patient mit der für ihn typischen Störungsform. Der Athetotiker zeigt Vermehrung der athetotischen Fehlbewegungen, der Parkinson-Kranke dagegen Steigerung des typischen Tremor.

Spastische Hemiplegie

Unter diesen Kindern findet sich eine große Anzahl, deren Schädigungsursache *vaskuläre Hirnprozesse* waren. Diese können bereits in sehr früher Säuglingszeit eingetreten sein; z. B. im Verlauf einer Meningoenzephalitis, oder auch degenerativer Prozesse *(Isler, Christensen).*
Churchill glaubt, daß nichtepileptische Hemiplegien überwiegend gefäßbedingt sind. Hemiplegien dagegen, die mit Krampfanfällen einhergehen, führt er auf *kortikale Kontusionen,* evtl. auch traumatische Venenthrombosen, zurück.

Die Störung beim Hemiplegiker liegt am häufigsten im Parietallappen, in der Regel in der kontralateralen Hirnhälfte, es kommen aber Abweichungen vor. Häufig ist außer dem Parietallappen auch der Schläfenlappen betroffen, sehr oft sind auch die Basalganglien mitbeteiligt. Wenn das Frontalhirn unbeschädigt bleibt, besteht gewöhnlich eine befriedigende Intelligenz.

Eine Klassifikation der zerebralen Bewegungsstörungen auf neuropathologischer Grundlage (modifiziert nach *Christensen*) zeigt Tabelle 3.

Neuropathologie	Ätiologie	Klinisches Bild
Kortikale Degeneration	Anoxie	Tetraspastik
Kortikale Dysplasie	fraglich genetisch	Tetraspastik
Kortikale Degeneration und Basalganglienschädigung	Anoxie	Tetraspastik mit Rigor
Globus pallidus-Schädigung	Kernikterus	Athetose
Schädigung des Globus pallidus und anderer Basalganglien	Kernikterus oder schwere Anoxie	Athetose und Tetraspastik
Kortikale Degeneration oder Dysplasie nur einer Hemisphäre	Vaskuläre Komplikationen, Trauma, fraglich genetisch	Spastische Hemiplegie
Kleinhirnschäden	gewöhnliche Begleitschäden	Ataxie

Tabelle 3: Häufig gefundene Ursachen für verschiedene klinische Ausprägungen der zerebralen Bewegungsstörungen.

Die zentralnervöse Steuerung der Bewegung und ihre Störung bei Zerebralparesen

Die gehirnbedingte Bewegungsstörung – Spastik oder Athetose – beruht nicht einfach auf einer Schädigung des motorischen Steuerungszentrums im Bereich der vorderen Zentralwindung.

Laienhaft gedacht könnte man bei Schädigungen von Bewegungszentren im Gehirn Lähmungen erwarten. Die Auswirkung in der Form einer Spastik oder Athetose kommt zustande, weil zahlreiche Gehirnzentren, deren Tätigkeiten aufeinander abgestimmt sind, mit der Regulation der Bewegung befaßt sind. Gleichzeitig sind die Zentren einander über- oder untergeordnet. Bei Gesunden herrscht ein ausgewogenes Gleichgewicht in der Zusammenarbeit aller kortikalen und subkortikalen Zentren. Schäden führen weniger zu Lähmungen, als zu Dysregulationen. Von gleichgroßer Bedeutung ist, daß die Leistung von Gehirnzentren stets sowohl produktiv (fördernd, fazilitierend) als auch hemmend ist. Die hemmende Funktion (Inhibition) von Gehirnzentren ist eine ebenso aktive Leistung wie die fördernde. Wir haben also drei Fehlleistungen eines gestörten ZNS zu erwarten:

a) *Ausfälle* von Funktionen mit Entwicklungsdefiziten,

b) *Enthemmung* von Funktionen,

c) *Dysregulationen* von Funktionen.

Zu a) Die Symptomatik des zerebral Bewegungsgestörten geht stets gleichzeitig einher mit Verminderung nicht nur der Muskelkraft, der Bewegungsgeschwindigkeit und des Beschleunigungsvermögens sowie des Bewegungsausmaßes *(Holt, Alcock)*, sondern der gesamten motorischen Entwicklung.

Zu b) Die *Spastik* eines Muskels stellt ein Enthemmungssymptom dar: Die Tätigkeit der motorischen Vorderhornzellen im Rückenmark ist übermäßig. Die natürliche Erschlaffung des Muskels ist erschwert. Zeichen von Enthemmung sind auch die persistierenden *tonischen und primitiven reflektorischen Haltungs- und Bewegungsmuster* wie der asymmetrische tonische Halsreflex, die überschießende Stützreaktion etc.

Zu c) Die Mitinnervationen der Mit- und Gegenspieler, die bei Gang- und Feinmotorik besonders notwendig sind, zeigen sich bei den Spastikern und Athetotikern dysreguliert. Es kommt zu musterhaften Reaktionen und Totalsynergien von Rumpf und Gliedmaßen im Beuger- oder Streckersinne.

Es kommt zu Bewegungserstarrung bei schwerer Tetraspastik oder zu schleudernden Hyperkinesen bei Athetosen infolge *gestörter reziproker Innervation*. Dysreguliert ist auch die sensorische Rückkoppelung von Sinnesreizen auf die Bewegungsabläufe (*Alcock, Fortuyn, Holt* u. a.).

Das Gehirn muß als ein Organ der Antwort aufgefaßt werden

Es ist in seiner Funktion auf einströmende (afferente) Reize angewiesen. Bei Totalausfall des Einstroms wäre das Gehirn nicht handlungsfähig.

Phasische und tonische Bewegungseinheiten

Unter dem Einfluß des ZNS bilden auch beim Menschen die Muskeln phasische und tonische Eigenschaften aus. Phasische Kontraktionen sind solche, die mit größeren Muskellängenverschiebungen einhergehen, während tonische Kontraktionen einen Spannungszustand ohne nennenswerte Muskellängenschwankung bewirken. Im Rückenmark sind die zu den Muskelfasern gehörigen Vorderhornzellen ebenfalls in phasische und tonische Zellen differenziert. Phasische Vorderhornzellen sind immer nur kurzfristig tätig und können die Zahl ihrer Entladungen sehr rasch steigern. Tonische Vorderhornzellen sind langfristig tätig, sind kleiner als phasische und leichter erregbar.

Anders als bei niederen Wirbeltieren sind beim Menschen in jedem Muskel phasische und tonische Elemente enthalten (Abb. 2). Auch beim Menschen sind phasische Muskelfasern heller, leicht ermüdbar, tonische Fasern dunkler infolge vermehrten Myoglobingehaltes (*Brown, Earl Eldred, Grimby, Kugelberg*). Auch beim Menschen ist in einigen Muskeln der phasische, in anderen der tonische Anteil überwiegend. Dies ist bedeutungsvoll für das Verständnis der Spastik (*Janda, Rood, Tokizane* u. a.), da betont phasische Muskeln bevorzugt zur Spastik neigen. Spastisch reagieren besonders oberflächlich gelegene, lange, zweigelenkige Muskeln, Adduktoren und Flexoren. Tiefe, kurze Haltemuskeln neigen bei Bewegungsgestörten zur Inaktivität, die so weit gehen kann, daß die Schwäche bestimmter Muskeln einer Parese entspricht. Das wichtigste Beispiel dafür sind die kleinen Glutäen.

Folgende Muskeln neigen bevorzugt zur spastischen Reaktion im Bereich der Schultern und Arme:

Oberer Trapezius, Pektoralis major, Bizeps humeri, Brachioradialis, Flexopronatoren vom medialen Epikondylus humeri, Adduktor pollicis.

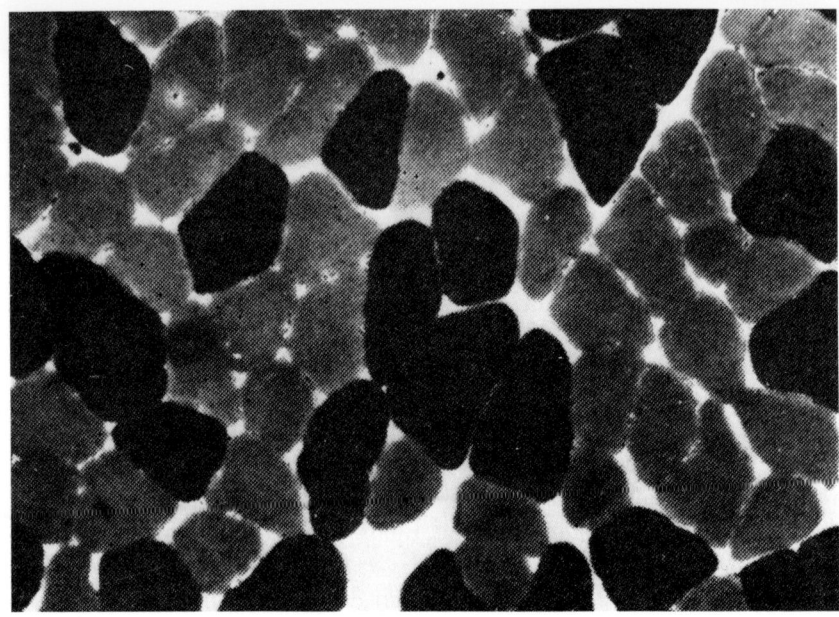

Abb. 2: Faserquerschnitt aus dem M. tibialis ant. Phasische Einheiten dunkel, tonische hell. – Die dunklere Färbung ist bedingt durch Reichtum an Adenosin-Triphosphat (nach Grimby et al.).

Spastische Reaktion im Bereich der Beine:
Iliopsoas, Rektus femoris, Adduktor longus, Gracilis, Semitendinosus, Semimembranosus, Tensor fasciae, Gastrocnemius, Tibialis posterior, Fibularis longus, Flexor hall. long.

Das sensorische System

Dies stellt die zum Gehirn leitende Afferenz aus den Sinnesorganen dar. Dazu gehören neben den Sinnesorganen auch die verschiedenen Rezeptoren der Haut: Schmerz-, Druck-, Temperatur- und Berührungsreize werden von verschiedenen Endorganen aufgenommen und fortgeleitet. Für die Regelung der Motorik von bevorzugter Bedeutung sind die propriozeptiven Endorgane des Muskels. Darunter versteht man spezifische Rezeptoren in Muskeln, Sehnen, Bändern und Gelenken (Abb. 3). Es sind im wesentlichen zwei Informationen, die von diesen Rezeptoren geliefert werden:

1. der Längen- und Spannungszustand der Muskeln,
2. die Stellung der Gelenke im Raum.

ad 1. Die Hauptinformation für den Längen- und Spannungszustand des Muskels liefern die *Muskelspindeln*, die im Muskel selbst gelegen sind (s. Seite 36) und die *Golgi-Sehnenrezeptoren.*

Die Golgi-Sehnenorgane bestehen aus büschelförmigen Nervenendigungen, die in eine feine Kapsel eingeschlossen sind und zwischen Bündeln und Sehnenfasern liegen. Golgi-Körper sprechen auf Spannungsvermehrung in der Sehne an, gleichgültig ob diese durch aktive Muskelkontraktionen oder durch passive Dehnung entstanden sind. Die Golgi-Organe haben eine höhere Reizschwelle als die Muskelspindeln. Ihre Hauptaufgabe ist es, einen Schutzmechanismus gegen Abriß der Sehne bei Maximalkontraktionen darzustellen.

ad 2. *Die Gelenkrezeptoren* ermöglichen das Lagegefühl für die Gliedmaßen. Dadurch gelingt es z. B., bei geschlossenen Augen den Zeigefinger zur Nase zu bringen oder die Ferse auf das Knie zu setzen.

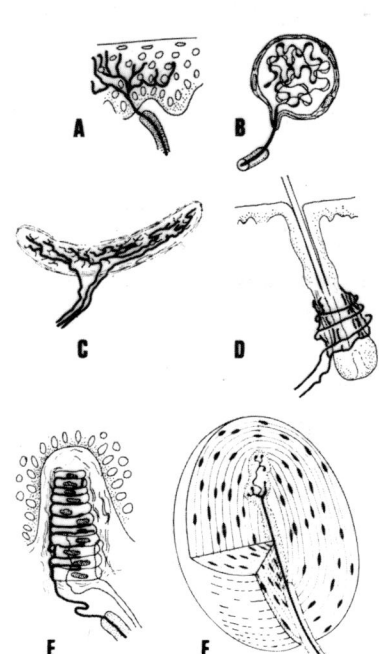

Abb. 3: Rezeptoren, die Reize von der Außenwelt aufnehmen.

A = Schmerzrezeptoren
B = Kälterezeptoren (Krause)
C = Wärmerezeptoren (Ruffini)
D und E = Tastrezeptoren (Meissner)
F = Druckrezeptoren (Vater Pacinische Körperchen)

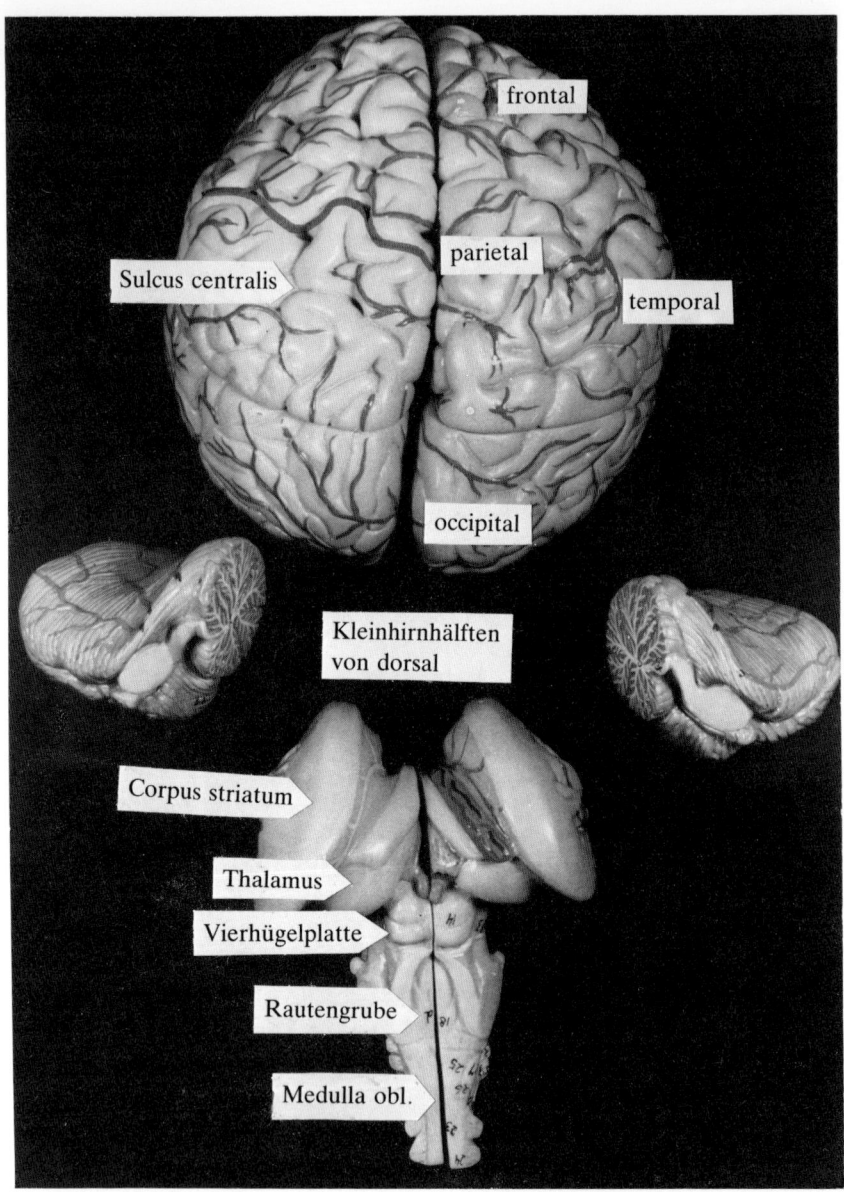

frontal

parietal

Sulcus centralis

temporal

occipital

Kleinhirnhälften
von dorsal

Corpus striatum

Thalamus

Vierhügelplatte

Rautengrube

Medulla obl.

Abb. 4: Wichtigste Gehirnanteile. Großhirnhemisphären (von oben), die beiden Kleinhirnhälften (Mitte) und das Hirnstammgebiet mit dem Corpus striatum (= Neostriatum
und Pallidum), Thalamus, Vierhügelplatte, Rautengrube und Medulla oblongata (von
dorsal).

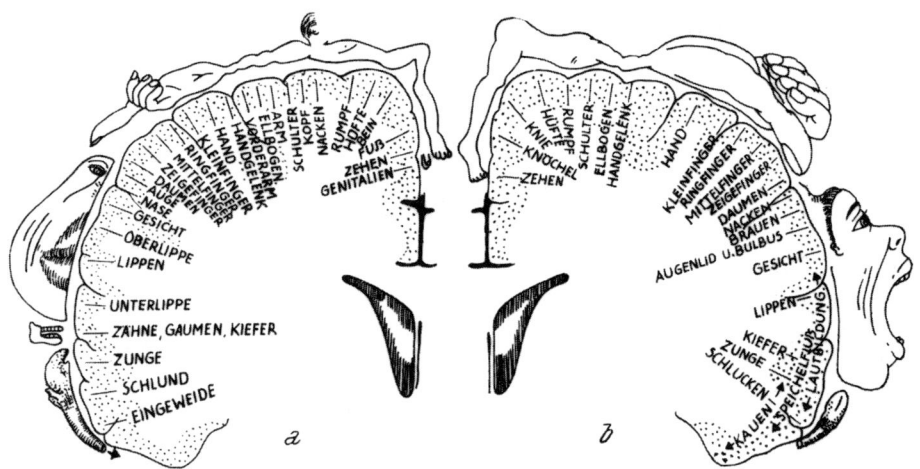

Abb. 5: **a)** sensorischer und **b)** motorischer «Homunkulus». Dargestellt ist die post- bzw. präzentrale Hirnwindung mit einer schematisierten Angabe der davon versorgten Körperregionen. Man erkennt deren unterschiedliche funktionelle Wertigkeit: der größte Teil der Hirnwindung dient der Versorgung der Hand und des Kopf-Hals-Bereichs. Sensible und motorische Rinde entsprechen sich weitgehend (nach D. Müller).

Alle Arten von Rezeptoren haben ihre besonderen Nervenfasern, die die aufgenommenen entsprechenden Reize zum Gehirn führen. Die Nerven werden nach ihrer Dicke gruppiert:

Gruppe	Endorgan
Ia	Muskelspindel
Ib	Golgi-Sehnenkörperchen
II	Berührungs- und Druckrezeptoren der Haut
III	Schmerzrezeptoren
IV	Schmerzrezeptoren

Sensorische Nerven strahlen, soweit sie nicht den Kopfbereich betreffen, über die dorsale Wurzel in das Rückenmark ein und bilden dort verschiedene aufsteigende (afferente) Leitungsbahnen. Die Kernmasse des *Thalamus* im Zwischenhirn stellt einen Knotenpunkt für afferente Bahnen dar, der ohne Einschaltung des Bewußtseins alle einströmenden Reize koordiniert und integriert. In der *Hirnrinde,* der Postzentralwindung des Scheitellappens, liegt das übergeordnete sensorische Zentrum. Hier ist der gesamte Körper in ähnlicher Weise sensibel repräsentiert, wie dies im Bereich der präzentralen Windung für das Bewegungssystem der Fall ist (Abb. 4 und 5).

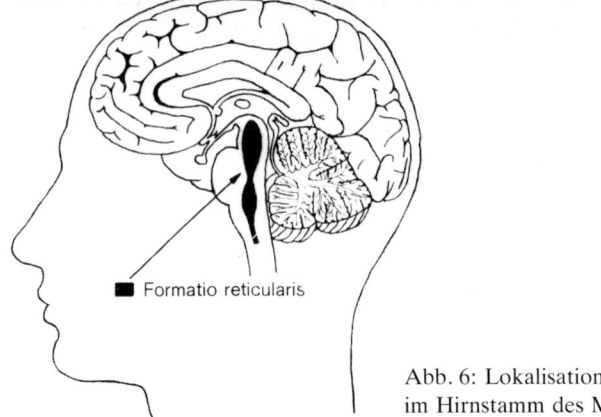

■ Formatio reticularis

Abb. 6: Lokalisation der Formatio reticularis
im Hirnstamm des Menschen (nach Schadé).

Die Fasern aus Muskelspindeln und Golgi-Organen leiten im wesentlichen zum Kleinhirn, das in enger Verbindung mit dem Thalamus steht. Zweige von den Spindel- bzw. Golgi-Fasern gehen zur Formatio reticularis, die sich von der Medulla oblongata bis zum Thalamus erstreckt (Abb. 6).

Formatio reticularis, Kleinhirn und Thalamus stellen drei Koordinationszentren dar, die sämtlich Projektionen in der Hirnrinde haben, deren Tätigkeit also ständig von der Hirnrinde überwacht wird (Abb. 7).

Es soll nochmals betont werden, daß das Großhirn den afferenten Einstrom zur Aktionsfähigkeit benötigt. Bei Ausschaltung des Einstroms z. B. nach Durchtrennung der dorsalen Wurzeln, kann tierexperimentell das Großhirn motorisch funktionsunfähig gemacht werden.

Das motorische System

Von der motorischen Region in der *Präzentralwindung* wird die Bewegung der gegenüberliegenden Körperseite gesteuert (Abb. 8). Die von der Rinde ausgehende Bewegungsbahn ist die *Pyramidenbahn* (Tractus corticospinalis). Sie leitet Intentionen für rasche willkürliche Bewegungen. Die Kreuzung dieser Bahn findet in der Region der Medulla oblongata statt. Nach der Kreuzung ziehen die Pyramidenfasern im lateralen Anteil der weißen Substanz des Rückenmarks hinab. Einzelne, schon vor der Kreuzung abgespaltene Fasern ziehen als ventraler Trakt im vorderen Anteil des Rückenmarks

30

und kreuzen erst in verschiedenen Rückenmarkssegmenten. Aus den Leitungsbahnen im Rückenmark gehen Fasern zu den motorischen Vorderhornzellen in allen Segmenthöhen des Rückenmarks, meist unter Zwischenschaltung einer Schaltzelle.

Infolge der Pyramidenfaserkreuzung wirken sich Hirnrindenschäden in der Beweglichkeit der gegenseitigen Körperhälfte aus.

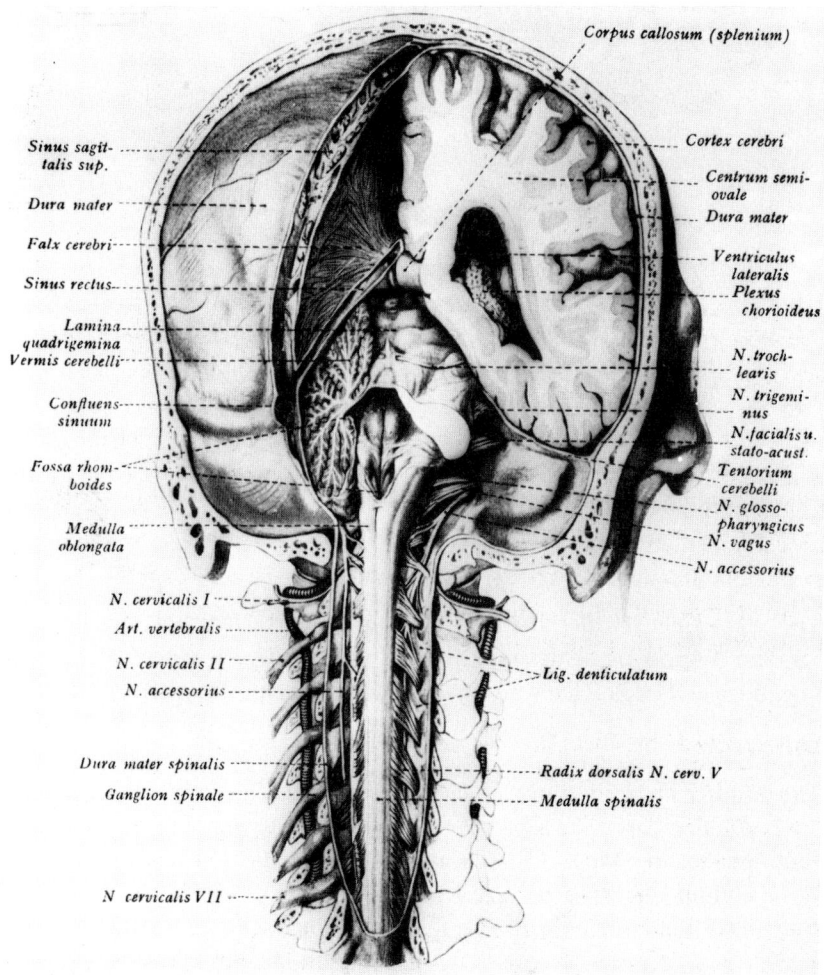

Abb. 7: Blick von dorsal in das eröffnete Gehirn und Rückenmark mit dorsalen Wurzeln (nach Benninghoff).

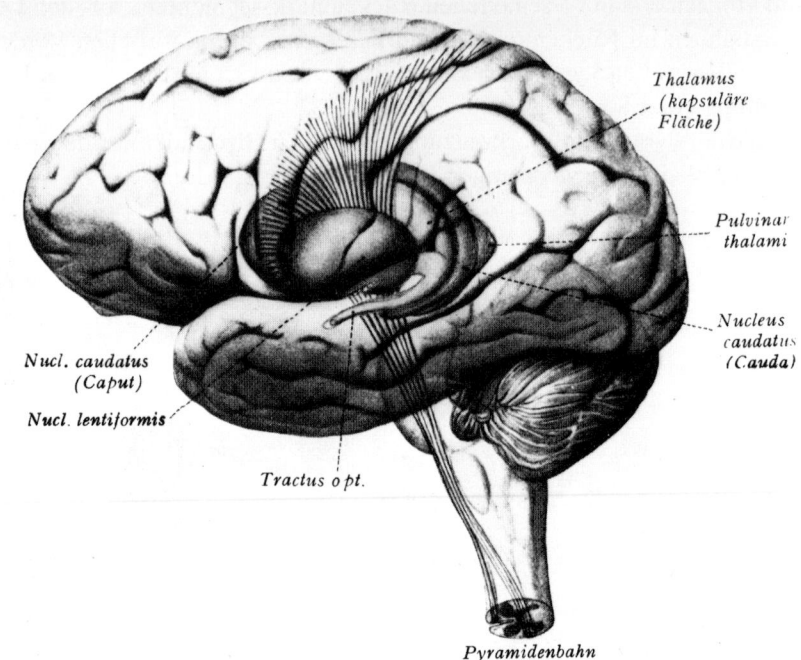

Thalamus
(kapsuläre
Fläche)

Pulvinar
thalami

Nucleus
caudatus
(Cauda)

Nucl. caudatus
(Caput)

Nucl. lentiformis

Tractus opt.

Pyramidenbahn

Abb. 8: Ursprung der Pyramidenbahn. Gehirn durchsichtig gedacht (nach Benninghoff).

Die *motorische Vorderhornzelle* entsendet ihren Hauptfortsatz über die vordere Wurzel des Rückenmarks auf dem Leitwege eines Nerven zum zugehörigen Muskel. Dieser Fortsatz tritt am sog. motorischen Punkt in den Muskel ein und verzweigt sich, um mehrere Fasern (4 bis hunderte) dieses Muskels zu versorgen.

Die motorische Vorderhornzelle und die daran geschlossenen Muskelfasern stellen eine *motorische Einheit* dar. Die Nervenfaserendigung bildet mit dem Sarkoplasma des Muskels die *motorische Endplatte*. Diese stellt eine Sonderform einer Synapse dar (Abb. 9).

Die motorische Vorderhornzelle mit ihrem Fortsatz zum Muskel stellt das periphere motorische Neuron dar; das zentrale Neuron bildet die Verbindung Hirn-Rückenmark.

Das periphere motorische Neuron stellt die «*gemeinsame Endstrecke*» in der

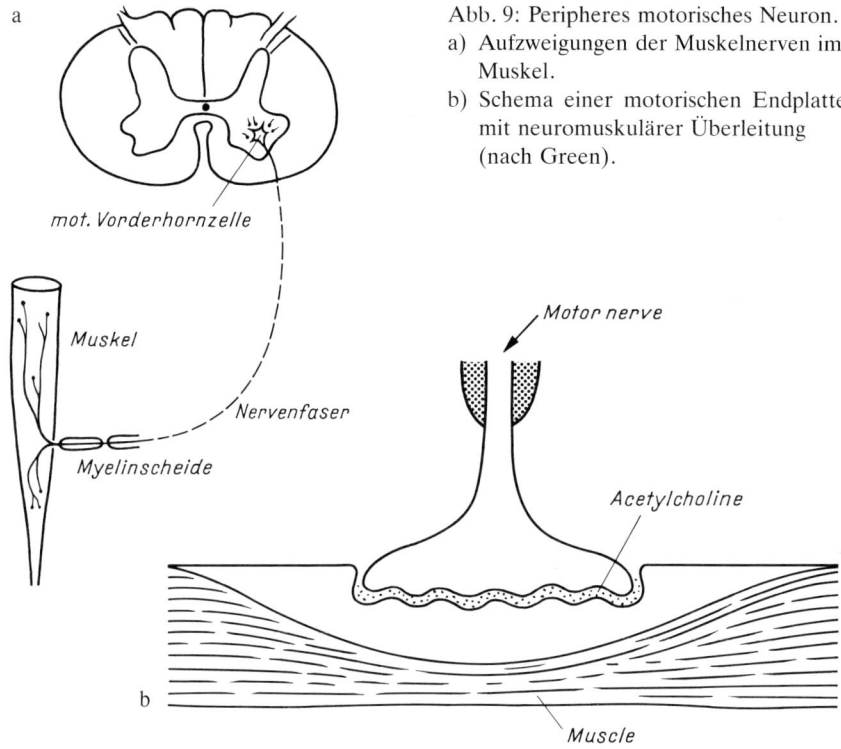

a

Abb. 9: Peripheres motorisches Neuron.
a) Aufzweigungen der Muskelnerven im Muskel.
b) Schema einer motorischen Endplatte mit neuromuskulärer Überleitung (nach Green).

mot. Vorderhornzelle

Muskel

Nervenfaser

Myelinscheide

Motor nerve

Acetylcholine

b

Muscle

Nervenversorgung des Muskels dar, denn es ist der Fortleitungsweg für alle Einflüsse, die die motorische Vorderhornzelle von den verschiedensten Seiten empfängt. Auf die motorische Vorderhornzelle, auch *Alpha-Motoneuron* genannt, wirken zahlreiche fördernde und hemmende Einflüsse ein, die hier gegeneinander verrechnet werden.

Da die Fortsätze eines Motoneurons sich an einer größeren Anzahl von Muskelfasern (innerhalb eines einzigen Muskels) verzweigen, kontrahieren sich alle diese Fasern gleichzeitig, wenn das Motoneuron einen Impuls abgibt. Es sind jedoch bei weitem nicht alle Vorderhornzellen eines Skelettmuskels gleichzeitig aktiv, sondern sie wechseln sich bei länger dauernden Leistungen ab. Die Kraft, die ein Muskel aufbringt hängt also ab:
1. von der Zahl der aktiven Vorderhornzellen,
2. von der Frequenz der Zellenentladungen.

33

Die Vorderhornzelle empfängt außer den Impulsen der Pyramidenbahn zahllose fördernde und hemmende Reize. *Inhibition* ist wichtig zur Stabilisation der Zelltätigkeit. Es kommen nicht nur inhibierende Reize von weither, sondern auch die Interneuronen wirken vielfach hemmend. Wichtige Inhibitionszellen sind die sog. *Renshawzellen;* sie werden durch einen Zweig vom Alpha-Motoneuron direkt gereizt, geben aber an die Motoneuronen eine Hemmung zurück.

Die Vorderhornzelle wird als Auswirkungsstelle spinaler Reflexbögen gewöhnlich über Interneuronen aktiviert. Solche Reflexbögen können, wie der Patellarsehnenreflex, auf sehr kurzem Weg in *einem einzigen Rückenmarkssegment* laufen. Andere Reflexbögen beziehen mehrere Rückenmarkssegmente ein, wieder andere, z. B. bedingte Reflexe, beteiligen das Gehirn. Ein Beispiel für einen *polysegmentalen Rückenmarksreflex* ist der gekreuzte Streckreflex der Beine: wenn das eine Bein gebeugt wird, streckt sich das andere. Dieser Reflex kann tierexperimentell auch nach Rückenmarksdurchtrennungen demonstriert werden. Dabei ist eine gegensinnige Innervation von Flexoren und Extensoren notwendig. Diese Koordinationsleistung kann reflektorisch schon im Rückenmarksbereich ohne Einfluß des Gehirns geregelt werden.

Das extrapyramidale System

Von Bedeutung zum Verständnis für zerebrale Bewegungsstörungen ist die Einwirkung des extrapyramidalen Systems auf die Vorderhornzelle (Abb. 10). Hierzu gehören insbesondere
die *Basalganglien* des Endhirns (Striatum, Pallidum),
der *Nucleus hypothalamicus Luysii,* ferner
die *Substantia nigra,*
der *Nucleus ruber,*
die *Vestibulariskerne* und
die *Formatio reticularis.*
Alle Zentren stehen unter dem Einfluß einer größeren Zahl von Quer- und Längsverbindungen, wobei die Basalganglien (Striatum und Pallidum) eine übergeordnete Rolle spielen.

Direkte Verbindungen mit Vorderhornzellen haben Fasern von der Formatio reticularis, von dem Nucleus vestibularis und vom Nucleus ruber, aber auch von der Vierhügelplatte und vom Olivenkern.

Die unterste, aber vielleicht wichtigste noch im Gehirn liegende Instanz für

Bewegung ist die *Formatio reticularis* (Abb. 6). Es ist ein langgestrecktes, lockeres Kerngebilde, das sich vom Mittelhirn bis zur Medulla oblongata hinzieht, und sich in einen unteren hemmenden und einen oberen bahnenden Anteil gliedert, wobei der bahnende Anteil überwiegt. Die Formatio reticularis wird als das eigentliche Zentrum für das Gammasystem betrachtet, dessen Hyperaktivität ja die Phänomene der Spastik hervorrufen kann. Die so bedingte Spastik wird als *Gammaspastik* bezeichnet, zum Unterschied von der *Alphaspastik,* die auf Hyperaktivität der Alpha-Motoneuronen beruht. Bei Zerstörung der Formatio reticularis ist keine Willkürbewegung möglich, auch wenn die Pyramidenbahn intakt ist *(Rood).*

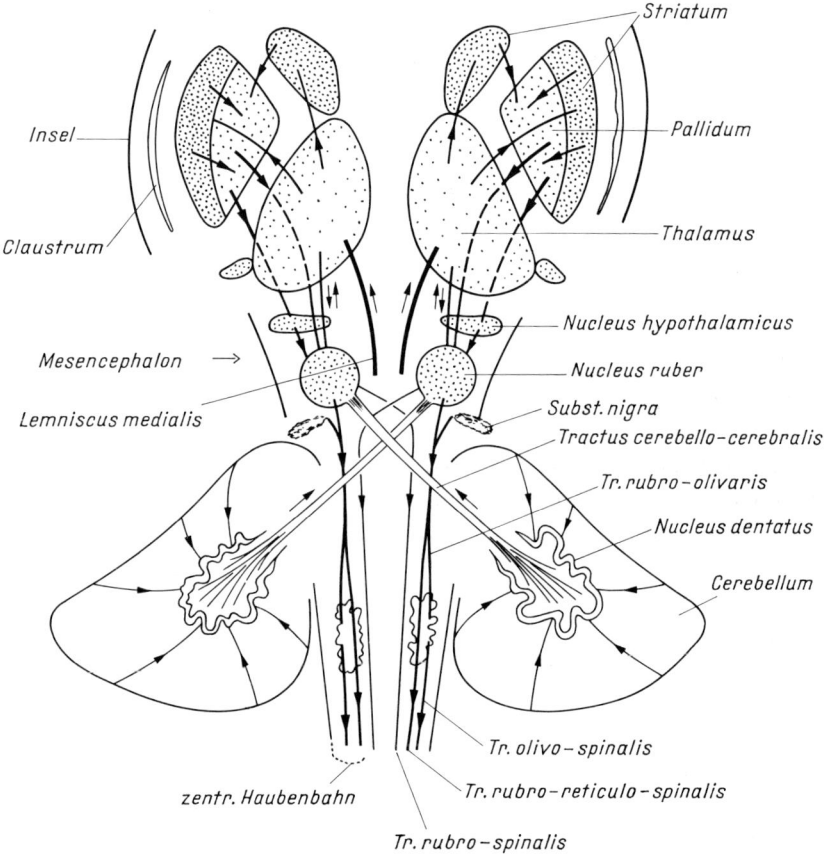

Abb. 10: Schema des extrapyramidalen Systems (nach Benninghoff).

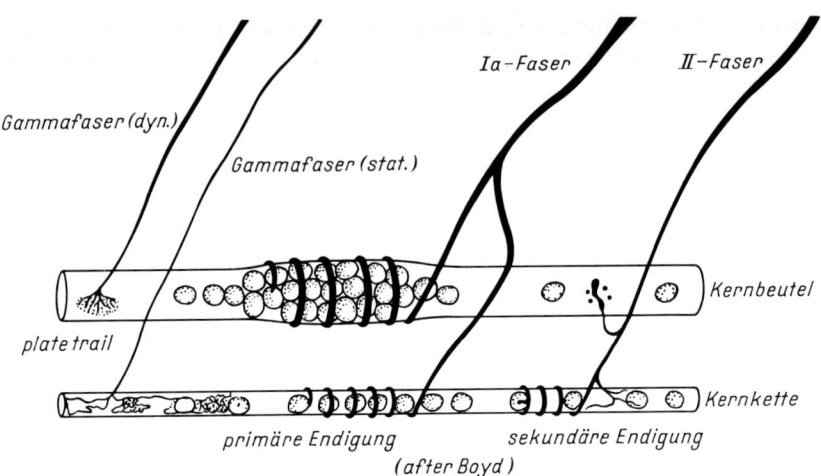

Abb. 11: Kernbeutel und Kernkette stellen zwei verschiedene Typen von Muskelspindelfasern dar (nach Body).

Die flüssige Koordination unwillkürlicher und begleitender Bewegungen ist die wesentliche Leistung des extrapyramidalen Systems, wobei es eng mit dem Kleinhirn zusammenarbeitet. Erst bei Verminderung oder Wegfall der Inhibition kommt es zur Tonussteigerung in der Muskulatur.

Der Muskelkontraktionszustand wird in erster Linie durch die *Muskelspindeln* reguliert. Dieses sind aus kleinen Muskelfäserchen gewebte Organe (Abb. 11). Muskelspindelfasern müssen von der umgebenden Skelettmuskulatur unterschieden werden. Eine Kapsel trennt sie von diesen ab. Einige der Spindelfäserchen sind dicker als die anderen und zeigen eine zentrale Häufung ihrer Zellkerne, werden Kernbeutel, nuclear bags, genannt. Von den dünneren spricht man als Kernketten, den nuclear chains. Die mittlere Portion der Spindelmuskelfasern ist umflochten mit einer Nervenendigung. Es gibt zwei Typen von Nervenendigungen: Die primäre Endigung (Ia-Faser), die von beiden Arten Spindelmuskelfasern entspringt und die sekundäre Endigung. Letztere gehört gewöhnlich zu den Kettenfasern. Die Spindelmuskelfasern haben ihre eigene Innervation von eigenen kleinen Vorderhornzellen, die in Nachbarschaft zu den Alpha-Motoneuronen im Rückenmark liegen, aber viel kleiner sind: den Gamma-Motoneuronen.

Eine Kontraktion der Spindelfasern führt zu einer Reizung der sensiblen

36

primären oder sekundären Endigungen, die im Rückenmark eine Erregung der Alpha-Motoneuronen bewirken. Eine gleichartige Erregung kommt aber auch durch simple Muskeldehnung zustande. In jedem Falle reagiert die Empfängerin, die Alpha-Vorderhornzelle, mit der Auslösung einer Muskelkontraktion in der umgebenden Skelettmuskulatur, wodurch die Spindel entspannt wird.

Das *Kleinhirn* hat bei diesem Wechselspiel zwischen Alphaaktivität auf die allgemeine Skelettmuskulatur und Gammaaktivität auf die Spindelmuskulatur eine regulierende Rolle (Abb. 12): Es erhält Alphafasereinstrom und vermag Informationen auf die Formatio reticularis weiterzugeben. Die Formatio reticularis aber steuert, wie schon gesagt, entscheidend die Tätigkeit der Gamma-Vorderhornzellen. Die Gamma-Motoneuronen besitzen, wie die Alpha-Motoneuronen, ihre oberste Steuerung in der Hirnrinde, in enger räumlicher Beziehung zueinander. Die abwärts führenden Bahnen sind jedoch verschieden.

Beim spastisch gelähmten Patienten werden wir nicht in jedem Fall ausschließlich Gammaspastik antreffen, wir müssen auch mit dem Vorhandensein einer durch Alphahyperaktivität bedingten Spastik gleichzeitig rechnen.

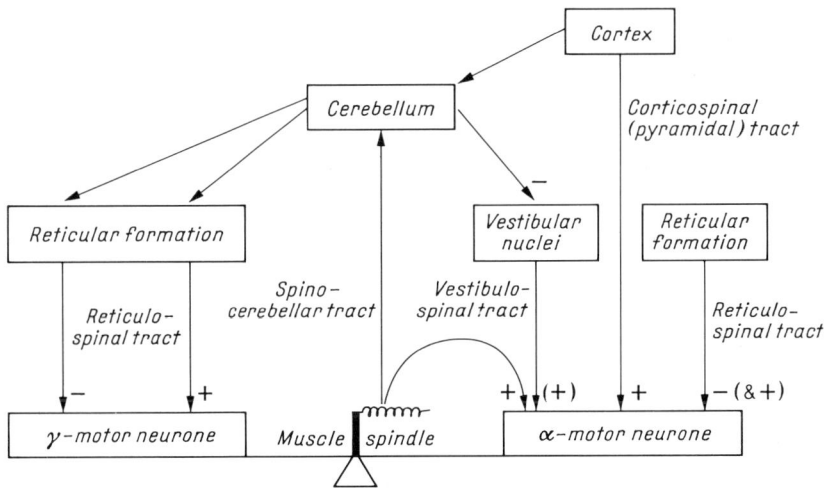

Abb. 12: Die Muskelspindel sorgt für ein Gleichgewicht zwischen dem motorischen Alpha- und Gammasystem (nach Green).

Die tonussteigernde Wirkung der Gammaaktivität äußert sich vornehmlich in den Antigravitationsmuskeln.

Maximale Gammaaktivität mit extremer Steife kann experimentell durch Hirndurchtrennung unterhalb des Mittelhirns erzeugt werden: die sog. *Enthirnungsstarre.* Dabei bleibt die Formatio reticularis im wesentlichen erhalten, sie wird allerdings isoliert von den höher gelegenen Zentren. Durch Ausschaltung des vorderen Lappens am Kleinhirn kann die Enthirnungsstarre vermindert werden, dabei steigt aber gleichzeitig, infolge Enthemmung anderer Bahnen (des Tractus vestibulo-spinalis), der Alpha-Tonus an.

Experimentell unterscheidbar sind Alpha- und Gammaspastik durch ihre Reaktion auf Ausschaltung des sensiblen Einstroms ins Rückenmark, wie z. B. bei der Durchtrennung dorsaler Wurzeln: hierbei verschwindet die Gammaaktivität, nicht aber die zentral verursachte Alphaaktivität.

Der Dehnungsreflex (stretch reflex)

Die propriozeptive Spannungsregelung des Muskels bei Muskeldehnung geschieht also durch Aktivation von Muskelspindeln und Golgi-Organen. Während von den Muskelspindeln afferente Fasern vom Ia-Typ die Alpha-Vorderhornzellen reizen, wirken die afferenten Nerven der Golgi-Organe (−Ib) und die sekundären Spindelafferenzen (−Typ II) an der Vorderhornzelle bremsend. Dagegen werden die Alpha-Motoneuronen der *Antagonisten* gereizt durch afferente Ib- und II-Fasern und gehemmt durch Ia-Fasern.

Die Dehnungsreaktion stellt somit ein Gleichgewicht zwischen antagonistischen Kräften her. Die dabei auftretenden Reflexe breiten sich nicht nur im zugehörigen Rückenmarkssegment, sondern auch in den benachbarten Segmenten aus.

Nachstehend noch einmal eine kurze Skizzierung der *Gammafunktionen:* Wenn eine erhöhte Aktivität der Gamma-Vorderhornzellen besteht, kommt es zu vermehrten Muskelspindelkontraktionen. Diese bewirken eine vermehrte Reizung von den afferenten Ia-Fasern, die sich direkt erregend auf die Alpha-Vorderhornzellen auswirkt. So führt vermehrte Gammatätigkeit auf dem Reflexweg (Gammaschleife) zu vermehrten Alpha-Motoneuronenentladungen mit vermehrter Kontraktion des zugehörigen Muskels.

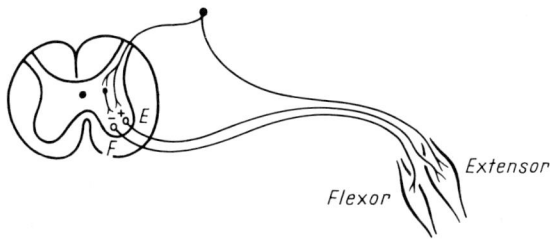

Abb. 13: Einfaches Schema des Ablaufs einer reziproken Innervation. Dehnung des Extensors führt zur Erregung des Extensor-Motoneurons (E), gleichzeitig zur Hemmung des antagonistischen Flexor-Motoneurons (F).

Reziproke Innervation

Wenn ein Streckmuskel, etwa eines Beines, gedehnt wird, kommt es nicht nur infolge der mitgedehnten Spindeln zur (monosynaptischen) Reflexkontraktion, sondern gleichzeitig kommt es zu einer Hemmung der Flexor-Motoneuronen derselben Gliedmaße. Die antagonistischen Flexoren können also erschlaffen. So führt die Kontraktion eines jeden Skelettmuskels automatisch zur angepaßten Erschlaffung seines Gegenspielers. Gleichzeitig wird aber auch die gegenüberliegende Gliedmaße beeinflußt; und zwar in gegenläufigem (= reziproken) Sinne: Wenn sich das Bein streckt, zeigt das kontralaterale Bein eine Neigung zur Beugung und umgekehrt; bei Beugung des einen Beins streckt sich das andere. Dieses Phänomen wurde bereits von *Sherrington* an querschnittgelähmten Tieren beobachtet. Gelegentlich kam auf einen einzelnen Reiz hin ein *wiederholtes, abwechselndes Beugen und Strecken* der Beine zustande. Diese Leistung bewältigt das Zenralnervensystem auf Rückenmarksebene (Abb. 13).

Schlußbemerkungen

Die gewöhnliche neurologische Ursache bei Vorliegen einer Zerebralparese mit spastischer Lähmung ist eine Läsion des zentralen motorischen Neurons, also der Pyramidenbahn. Auf die Problematik, die mit diesem vereinfachten Konzept verbunden ist (*Buchenwald, Gambarjan* u. a.), kann hier nicht eingegangen werden. Die Spastik tritt hauptsächlich auf infolge Wegfalls der hemmenden Einflüsse auf die Formatio reticularis, so daß die enthemmten spinalen Reflexe sich in verstärkter Gammaaktivität auswirken können. Die Dehnungswiderstände sind vergrößert, und bei passiven Gelenkbewegungen muß ein taschenmesserartiger Widerstand überwunden werden. Das Taschenmesserphänomen entsteht wahrscheinlich durch Tätigkeit der Golgi-Körper, die bei starkem Zug an der Sehne zu einer reflektorischen Erschlaffung führt.

Tonussteuernde Eigenschaften haben als höchste subkortikale Zentren auch die *Basalganglien:* Dazu gehören das Striatum mit Nucleus caudatus und Putamen und das Pallidum, im weiteren Sinne rechnen auch Nucleus subthalamicus Luysii und Substantia nigra hinzu. Beim Erwachsenen sind die Funktionen und die Ausfallsymptome dieses Gebietes besser bekannt als beim Kind. Sicher scheint, daß hier den Bewegungen ein für das Individuum typisches Gepräge gegeben wird. Der Globus pallidus spielt eine sehr maß-gebliche Rolle für die Aufrechterhaltung eines sog. Haltetonus des Körpers und der Gliedmaßen. Der Globus pallidus wird bei Athetosen gewöhnlich beschädigt gefunden (s. S. 34), dies führt zu einem der Hauptprobleme des Athetotikers: die Unfähigkeit, Stellungen einzuhalten. Dagegen wird die Enthemmung des Globus pallidus infolge Ausfalls der Substantia nigra für den Rigor des Parkinson-Kranken verantwortlich gemacht.

Athetotische Bewegungsformen entwickeln sich jedoch *nur* bei in den ersten Lebensjahren einsetzenden Hirnschäden, weil dann das noch unreife inhibitorische kortikostriothalamische System am empfindlichsten ist *(Lesny)*.

Folgendes Schema gibt grob die angenommenen Verhältnisse beim Erwachsenen wieder (Tab. 4).

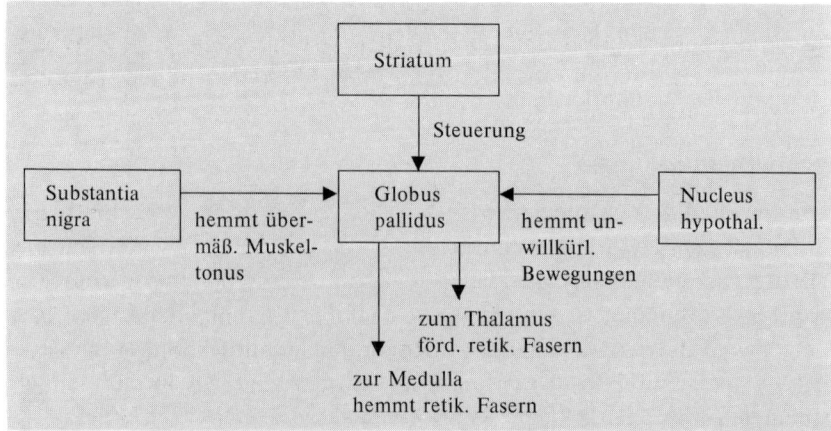

Tabelle 4: Beziehung der Basalganglienkerne zum Globus pallidus.

Medianschnitt durch den Kopf

1. Schädelkalotte
2. Chiasma opticum
3. Hypophyse
4. Schädelbasis
5. Großhirn
6. corpus callosum (Hirnbalken)
7. Epiphyse (Zirbeldrüse)
8. Vierhügelplatte
9. Kleinhirn (Cerebellum)
10. Hirnstamm
11. Rückenmark (Medulla spinalis)
12. Dornfortsatz (Proc. spinalis) eines Halswirbels
13. Halswirbelkörper

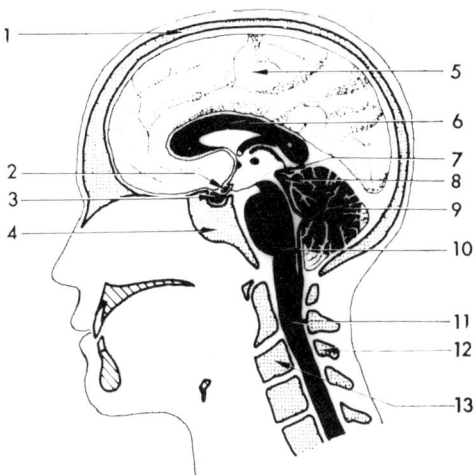

Abb. 14: Dunkle Markierung aller subkortikalen Anteile des ZNS (nach Schadé).

Zentralnervöse Ebenen der motorischen Koordination

Alle Gehirnanteile weisen intensive Quer- und Längsverbindungen auf, so daß kein Teil des Gehirns für sich allein betrachtet werden kann. Dennoch existiert aber ein genetisch bedingter Aufbau vom Niederen zum Höheren.

Der ontogenetisch älteste Teil des zentralen Nervensystems ist die Zervikalregion, die am frühesten funktionsfähig wird. Deshalb sind die frühesten Fötalbewegungen solche der Mund- und Nackenregion *(Hooker, Humphrey)*. Von hier aus schreitet die Reifung kranial- und kaudalwärts fort.

Die stammesgeschichtlich ältesten Hirnanteile (es sind zugleich die lebenswichtigen) bilden die «unteren» Regionen des Gehirns. Es ist üblich, von Hirnebenen zu sprechen. Dabei stellt man sich die wichtigsten Hirnabschnitte: Rückenmark – Medulla oblongata – Nachhirn (Brückenkleinhirnregion) – Mittelhirn – Zwischenhirn – Endhirn übereinander angeordnet vor, obwohl dies nicht ganz der Anatomie entspricht (Abb. 14).

Auf jeder dieser Gehirn-«Ebenen» kann Bewegung initiiert werden. Jedoch haben diese rindenunabhängig koordinierten Bewegungen reflektorischen Charakter. Bewegung beginnt schon in der 8.–9. Fötalwoche. Aber noch die

41

Bewegungen des Neugeborenen sind bestimmt von primitiven reflektorischen Haltungs- und Bewegungsmustern.

Unreife bedeutet unvollkommene Myelinisation: Bei der Geburt sind erst ein Drittel aller Bahnen myelinisiert, der Prozeß ist erst vollendet mit 18 Monaten. Die Pyramidenbahn und die Großhirnassoziationsbahnen sowie auch die Kleinhirnverbindungsbahnen reifen am spätesten.

Die ausreifende Hirnrinde mit ihrer wichtigsten motorischen Leitungsbahn, der Pyramidenbahn, übernimmt erst im Laufe der ersten Lebenswochen die Herrschaft und unterdrückt die niedrigen Reflexaktivitäten. – Die Bahnausreifung schreitet vom Kopf aus fußwärts fort, so daß Hals- und Armbereich viel früher unter kortikaler Kontrolle stehen als die Beine und Füße.

Die kortikale Kontrolle ist, als spätreifende Funktion, besonders anfällig für Störungen (s. S. 18). Deshalb bleiben beim hirngeschädigten Kind die niederen reflektorischen Haltungs- und Bewegungsmuster immer dann bestehen, wenn die Übernahme der Kortikalsteuerung ausbleibt. Dies ist von großer Wichtigkeit bei der Beurteilung eines CP-verdächtigen Säuglings. Ist das Kind in einem Alter, wo die kortikale Kontrolle schon vorhanden sein sollte, so ist der Befund von primitiver Reflexmotorik ein schwerwiegender frühdiagnostischer Hinweis.

Auch im späteren Kindesalter und auch bei hirngeschädigten Erwachsenen kann die Primitivmotorik wieder auftreten, wenn die kortikale Funktion Schaden erleidet.

Es folgt eine Aufstellung der wichtigsten reflexmotorischen Muster mit der Zeit ihres normalen Auftretens bzw. Verschwindens (Tab. 5).

Die Untersuchungstechnik der primitiven Reflexmotorik (s. Untersuchungsbogen der Orthopäd. Univ.-Klinik Münster i. Anhang) soll in diesem Rahmen nur kurz gestreift werden.

Suchreflex

Auf periorale Berührungsreize wendet das Kind den Kopf auf den Stimulus hin und öffnet den Mund.

Mundöffnerreflex (Abb. 15)

Unwillkürliche Mundöffnungen, die häufig bei Greifversuchen der Hände auftreten oder auch optisch ausgelöst sind durch Annäherung eines Gegenstandes (Okulooraler Reflex). Gelegentlich tritt Mundöffnung zusammen mit einer Totalextension auf.

42

	Monate											
	1	2	3	4	5	6	7	8	9	10	11	12
Suchreflex	▬	▬	···									
Saugreflex	▬	▬	···									
ATNR (asymm. tonischer Halsreflex)	▬	▬	···	···								
Nackenstellreflex auf den Körper	▬	▬	···	···								
Körperstellreflex auf den Körper vom												
Schultergürtel, en bloc	▬	▬	···									
mit Rotation	···	▬	▬	▬	▬	▬	▬	▬	▬	▬	▬	▬
STNR (symm. tonischer Halsreflex)	▬	··	···									
Moro-Reflex	▬	▬	···	···								
TLR (tonischer Labyrinthreflex)	▬	▬	···	···								
gekreuzter Streckreflex	▬	···	···									
Fluchtreflex	▬	▬	▬	···	···	···						
suprapubischer Streckreflex	▬	···										
Greifreflex der Hände	▬	▬	▬	···								
Greifreflex der Füße	▬	▬	▬	▬								
Stützreaktion der Beine	▬	▬	▬	···		···	▬	▬	▬	▬	▬	▬
Schreitreflex	▬	··	···									

Tabelle 5: Zeitliche Entwicklung einiger Reflexaktivitäten beim gesunden Kind.

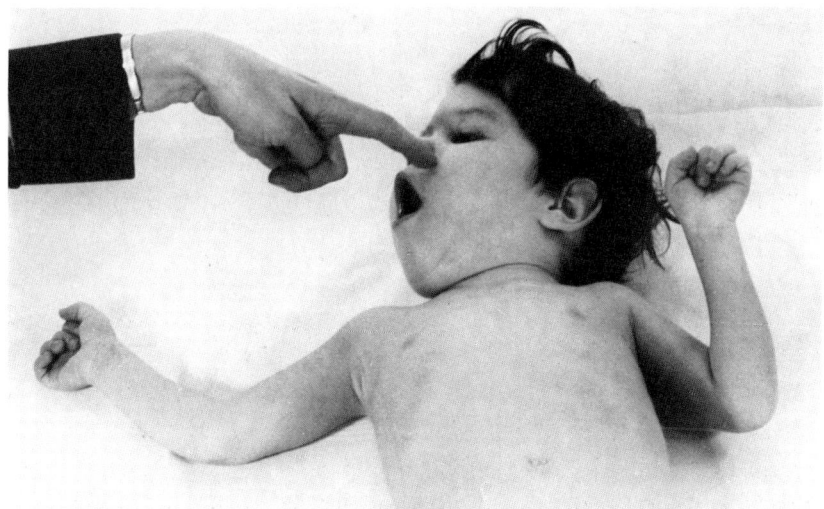

Abb. 15: Suchreflex mit Mundöffnung auf Stimulation der Oberlippe hin, 2jähriges Kind mit Athetose.

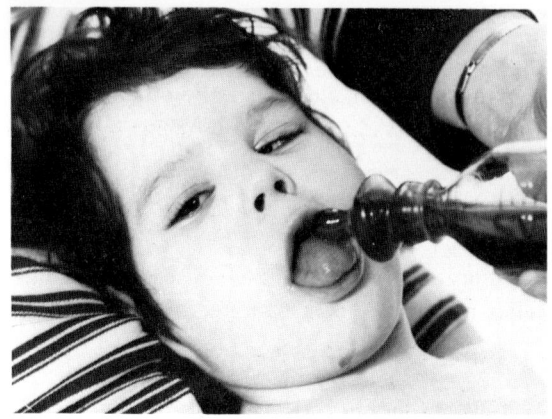

Abb. 16a: Das Trinken geschieht hier mit Hilfe des Saugreflexes, wobei die Zunge den Sauger ausdrückt.

Abb. 16b (Mitte): Spontanes Auftreten des Zungenstoßes, hier gleichzeitig mit ATNR.

Abb. 16c (unten): Beim Beißreflex werden die Kiefer fest zusammengepreßt.

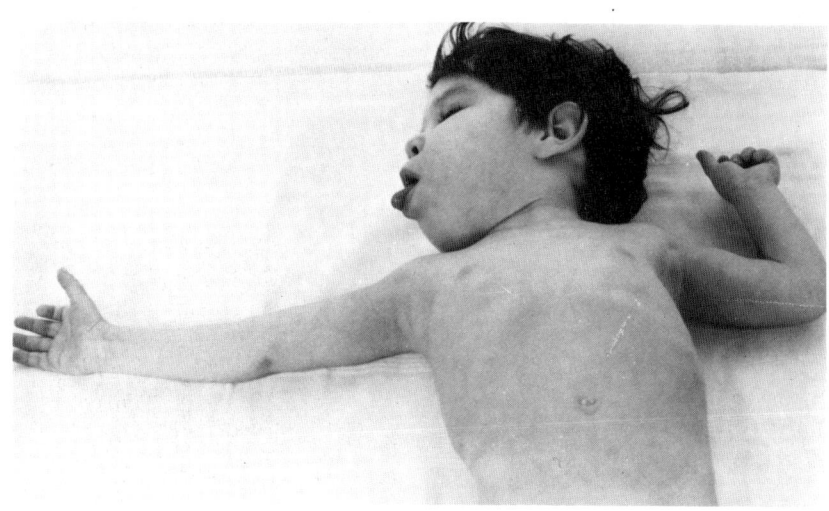

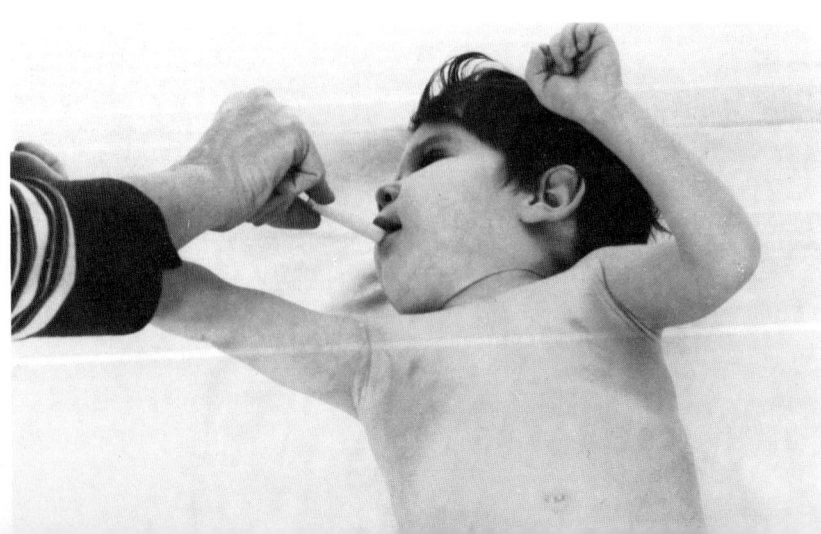

Weitere orofaziale Reflexe: *Saugreflex* (Abb. 16a)

Das Reflexsaugen des unreifen Kindes ist eine hauptsächlich mit der Zunge ausgeführte lutschende Bewegung und unterscheidet sich damit von Saugbemühungen älterer Gesunder, die dabei hauptsächlich die Wangenmuskulatur betätigen.

Der *Zungenstoß* (Abb. 16b) ist das Herausdrängen der Zunge bei Kontakt, wodurch der Mundinhalt hinausgeschoben wird. Auch der *Beißreflex* (Abb. 16c) tritt auf lokale Stimulation auf und führt zu festem Kieferschluß. Der Beißreflex ist unvereinbar mit mahlendem Kauen.

Asymmetrischer tonischer Halsreflex (ATNR) (Abb. 17)

Auf Wendung des Kopfes zur Seite kommt es zur Streckung der gesichtsseitigen Extremitäten und zur Beugung der hinterkopfseitigen. Dabei wird gewöhnlich der gesichtsseitige Arm einwärts gedreht und die Hand zur Faust geschlossen, während die hinterkopfseitige Hand halb geöffnet ist.

Abb. 17a und b: Asymmetrischer tonischer Halsreflex. Dieses Kind zeigt rechts stärker ausgeprägte Strecktendenz, oben stärker ausgeprägte Beugetendenz.

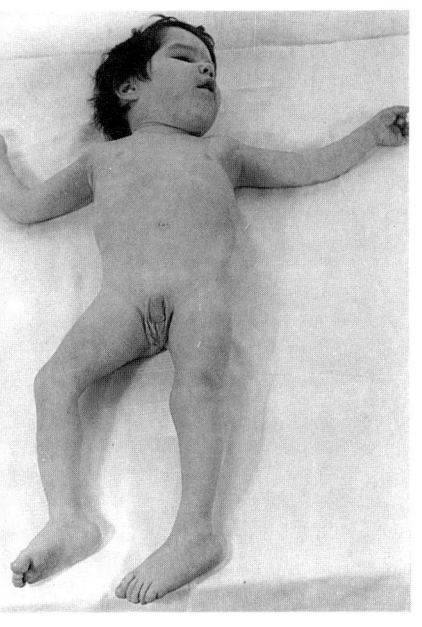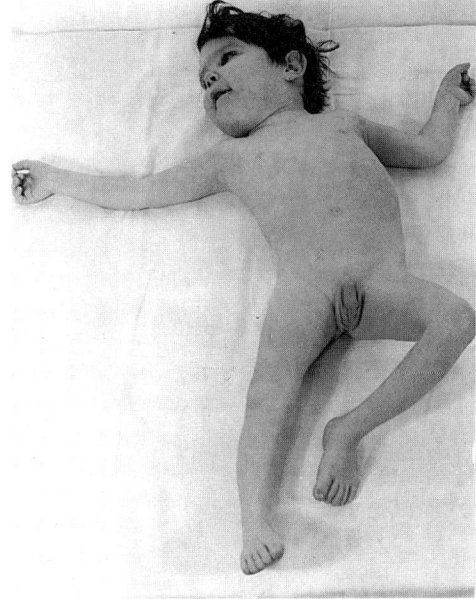

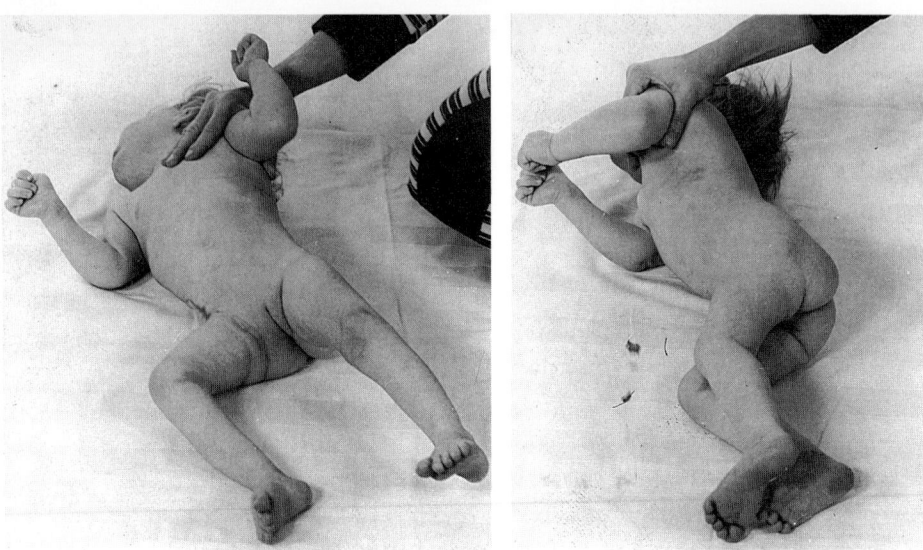

Abb. 18a und b: Stellreflex. Bei passiver Drehung des Schultergürtels dreht sich der Körper en bloc.

Nackenstellreflex

Dieser bewirkt eine Ausrichtung des ganzen Körpers gemäß der Stellung des Kopfes: Beim Drehen des Kopfes zur Seite dreht sich der Körper mit. Ähnliche Ausrichtungen der Körpermasse kommen auch zustande, wenn passiv der *Schultergürtel* oder der Beckengürtel gedreht wird (Abb. 18).

Symmetrischer tonischer Halsreflex (STNR) (Abb. 19)

Bei Rückwärtswendung des Kopfes kommt es zur Streckung der Arme und zur Beugung der Beine. Das Umgekehrte geschieht bei Vorbeugen des Kopfes nach vorn.

Moro-Reflex (Abb. 20)

Reaktion auf Lageverschiebungen des Kopfes oder auch auf Schreckreize (Erschütterungen): Hochfliegen der gestreckten Arme mit gespreizten Fingern.

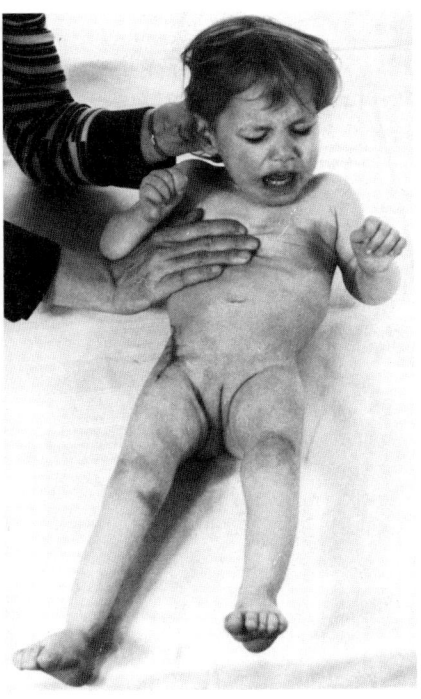

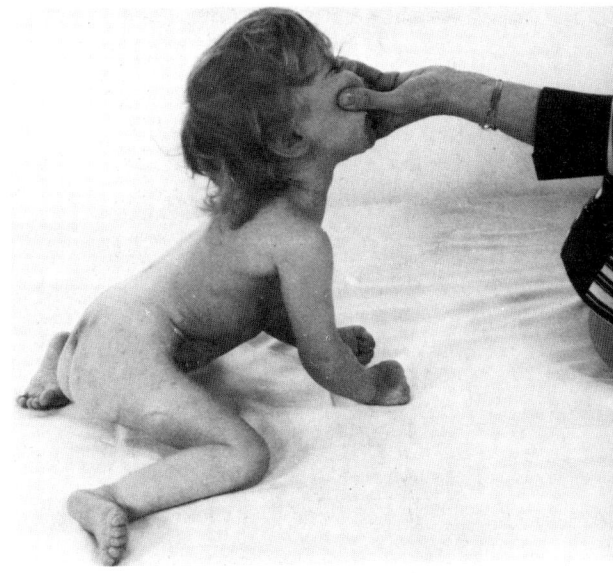

Abb. 19a und b: Symmetrischer tonischer Halsreflex.
a) Bei Vorbeugen des Kopfes Totalflexion der Arme
und Hände und Extension der Beine. b) Bei Zurück-
legen des Kopfes Extension der Arme, Faustschluß,
Flexion der Beine.

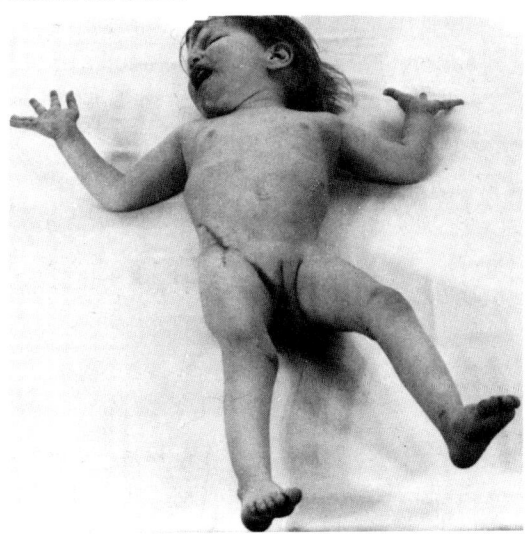

Abb. 20: Moro-Reflex, hier
spontan aufgetreten bei Erregung.

Tonischer Labyrinthreflex (TLR) (Abb. 21 a und b)

Die durch das Labyrinth bedingte Tonusverteilung des Körpers hat ein Maximum und ein Minimum. Gewöhnlich kommt es zu einer maximalen Steigerung im Tonus der Antigravitationsmuskeln, wenn das Gesicht nach oben zeigt (Rückenlage), ein Minimum bei Wendung des Kopfes um 180° (Bauchlage).

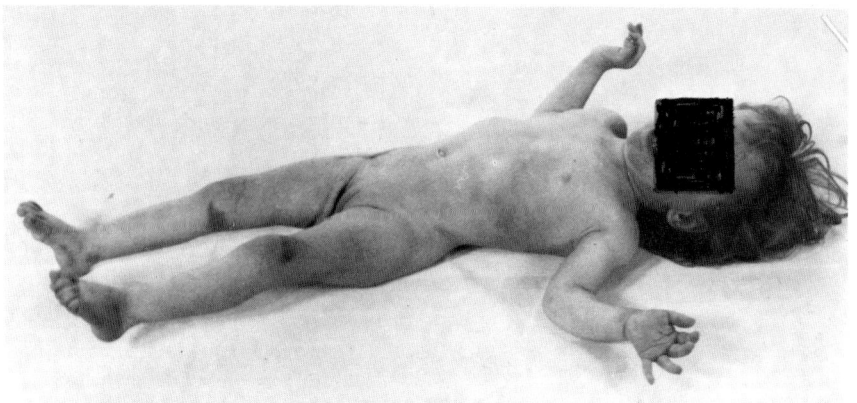

Abb. 21 a: Tonischer Labyrinthreflex, in Rückenlage Extensorspastik von Nacken, Rumpf und Beinen.

Abb. 21 b: In Bauchlage Flexion der Extremitäten, Unfähigkeit zum Kopfheben (2jähriges Mädchen, schwere Spannungsathetose).

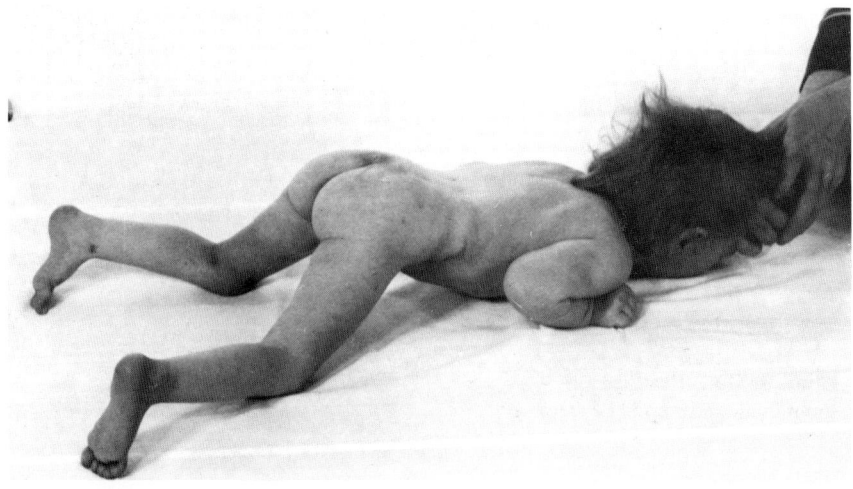

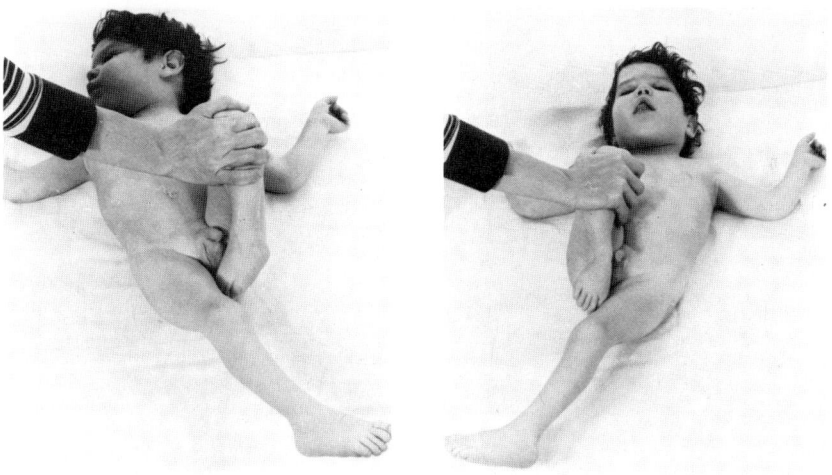

Abb. 22a und b: Gekreuzter Streckreflex: Bei passiver Beugung des einen Beins streckt sich das andere unter Adduktion und Innenrotation.

Abb. 23: Prüfung des Fluchtreflexes durch Stimulation der Fußsohle unter Kontrolle des M. rectus femoris.

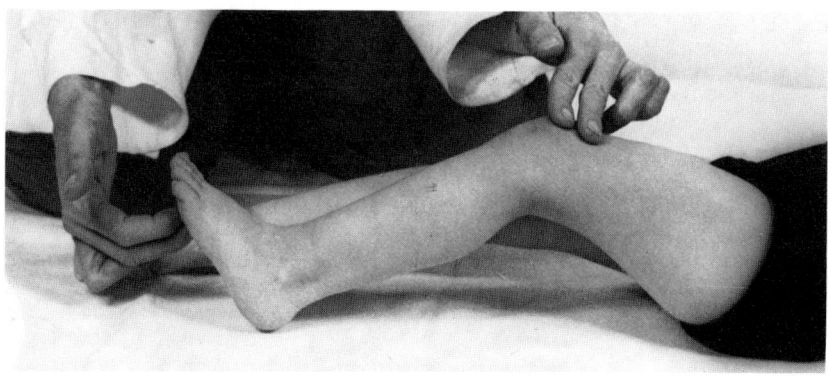

Gekreuzter Streckreflex (Abb. 22)

Bei passiver Beugung eines Beines in Knie und Hüfte wird automatisch das gegenseitige gestreckt.

Fluchtreflex (Abb. 23)

Bei leichter Stimulation der Fußsohle kommt es zu einer totalen Flexionsbewegung des gesamten Beines.

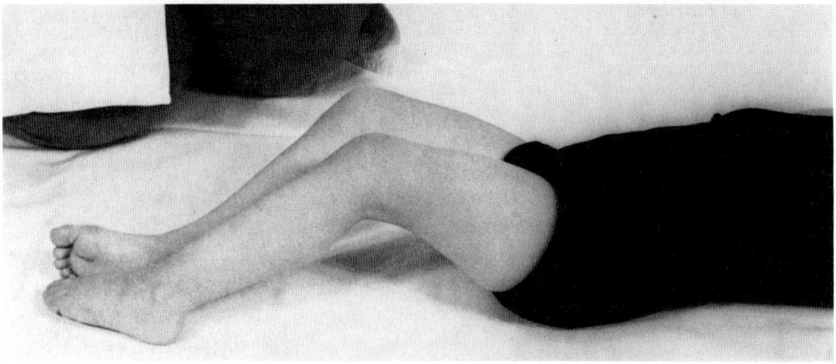

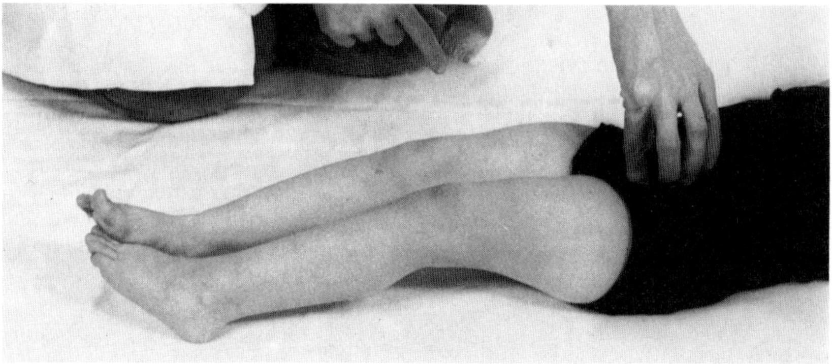

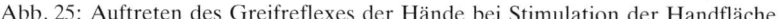

Abb. 24 a und b: Der suprapubische Streckreflex wird ausgelöst durch Druck auf den Oberrand des Os pubis.

Abb. 25: Auftreten des Greifreflexes der Hände bei Stimulation der Handfläche.

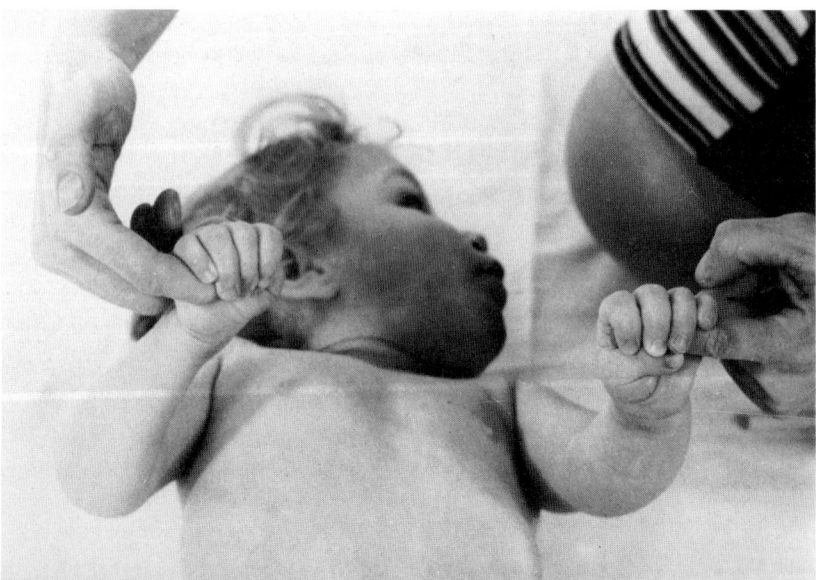

Abb. 26: Auftreten des Fußgreifreflexes durch Stimulation des mittleren Fußballens.

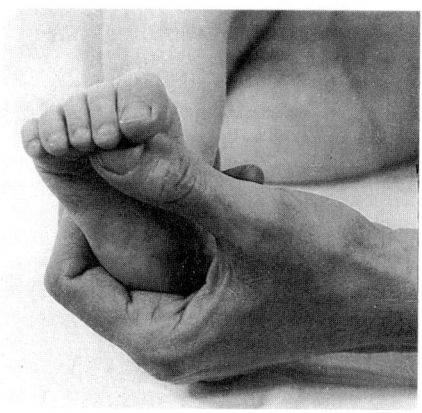

Suprapubischer Streckreflex (Abb. 24)

Beim Druck oberhalb der Symphyse erfolgt Streckung und Adduktion der Beine.

Greifreflex der Hände und Füße (Abb. 25 und 26)

Faustschluß bei Stimulation der Handfläche, wobei der Daumen eingeschlagen wird. Im Bereich der Füße führt Stimulation im Bereich des mittleren Fußballens zum Einkrallen der Zehen.

Stützreaktion der Beine (Abb. 27)

Beim Aufstellen übernimmt das Kind das volle Körpergewicht aufgrund eines totalen Extensionsmusters.

Schreitreflex (Abb. 28)

Das Kind macht rhythmische Schreitbewegungen, die sich vom normalen Gehen dadurch unterscheiden, daß es sich um ein reziprokes Muster, nämlich jeweils um totale Flexion bzw. Extension der Gliedmaßen handelt.

Noch zahlreiche weitere motorische Reflexmuster könnten hier angeführt werden, deren Bedeutung für die Problematik des zerebral bewegungsgestörten Kindes jedoch geringer erscheint.

Die *Eigenleistungen der niederen Zentren des ZNS* sind ganz überwiegend in Tierversuchen erforscht. Je höher die Gattung, desto ausgeprägter ist aber die Hirnrindendominanz, und die Eigenständigkeit dieser Ebenen ist weniger ausgeprägt. Das bedeutet, daß bei Menschen die Aktionsbereitschaft des Rückenmarks in erheblichem Maße von der Tätigkeit höher gelegener

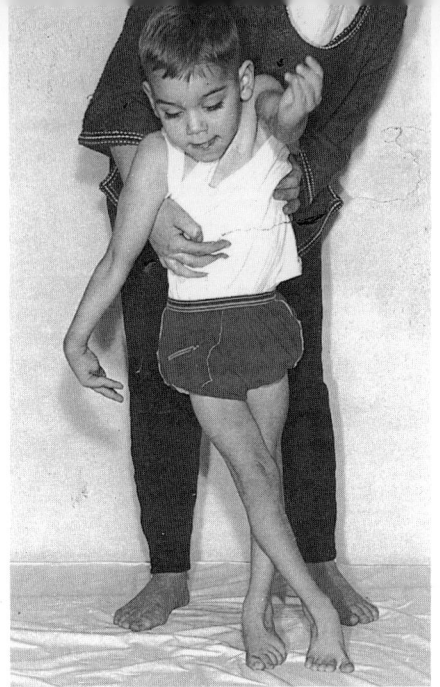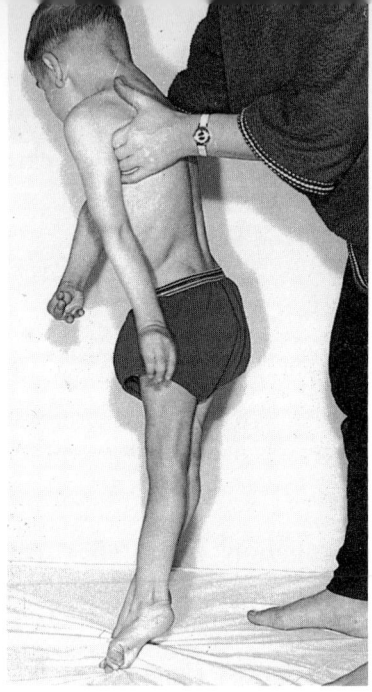

Abb. 27: Die überschießende Stützreaktion der Beine führt bei Annäherung des Kindes an den Boden zur säulenartigen Versteifung der Beine in Adduktion, Extension und Innenrotation.

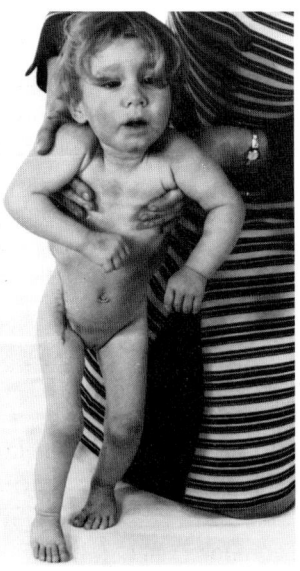

Abb. 28: Kontakt der Füße mit dem Boden führt zum Schreitreflex. 2jähriges Mädchen mit schwerer Spannungsathetose.

Zentren abhängt, so daß beim Querschnitt-Patienten selbst der einfachste segmentale Rückenmarksreflex, der Patellarsehnenreflex, kaum mehr auslösbar sein kann.

Außerdem muß man bei der Beschreibung niederer Koordinationsebenen die hohe Plastizität in der Anpassungsfähigkeit gerade des menschlichen Gehirns in Betracht ziehen.

Unter diesen Vorbehalten sollen nun die motorischen Eigenleistungen verschiedener zentralnervöser Ebenen angeführt werden:

Rückenmark

Auf segmentaler Ebene findet die Koordination der myostatischen Reflexe zur Tonusregulation statt. Außerdem werden Fluchtreflex und gekreuzter Streckreflex segmental organisiert. Suprasegmentale Reflexaktivitäten sind die Stützreaktion der Beine, die eine Kokontraktion von Flexoren und Extensoren bedeutet, sowie der Schreitreflex, der Kratzreflex auf leichte Hautstimuli und die hautbedingten Flexorreflexe, zu denen auch nozizeptive (= Schmerz-)Reize gehören *(Buchwald, Szumsky)*.

Nachhirn (bulbo-spinale Ebene und Brücke)

Dies ist die Ebene der «Enthirnungsstarre»: Bei Abtrennung dieses Gebietes von den darübergelegenen Anteilen tritt maximale Innervation (Rigor) auf, die besonders die Antigravitationsmuskeln betrifft. Aufgrund der Starre ist das Stehen möglich, aber ohne Stell- und Gleichgewichtsreaktionen. Gehen, abgesehen von Schreitbewegungen ist nicht möglich. Die tonischen Halsreflexe (ATNR und STNR) sind maximal positiv, ebenfalls die tonischen Labyrinthreflexe *(Magnus, de Kleijn, Rademaker, Sherrington)*.

Kleinhirn

Dies ist ein Organ der sensorischen Verarbeitung. Es wirkt praktisch auf alle Hirnanteile zurück. Im besonderen hat es zu tun mit Muskeltonuserhaltung, Bewegungskoordination und räumlicher Orientierung. *Eccles* (1966) hat das Kleinhirn bezeichnet als «Irrtumsdetektor für Bewegungsausführung».

Mittelhirn

Auf dieser Ebene werden die Greifreflexe und der Moro- Reflex koordiniert *(Halsey)*. Hier sind auch die Stellreflexe lokalisiert. Vom Labyrinth ausgehende Stellreflexe bewirken Aufrechterhaltung des Kopfes. Stellreflexe vom Hals auf den Körper und vom Körper auf den Körper führen zu einer

Ausrichtung der verschiedenen Körperteile zueinander *(Magnus, Peiper, Hess)*.

Berühmt geworden ist die *Gampersche* Beschreibung eines Mittelhirnwesens, das drei Monate lebte. Es zeigte außer den vorhandenen Stellreflexen eine leidliche Tonusverteilung. Auf Geschmacksreize (süß, sauer) zeigte es mimische Reaktionen. Es hatte eine fast normale Temperaturregulierung. Schlaf- und Wachzustand waren unterscheidbar, und beim Erwachen konnte es gähnen und sich räkeln.

Auch gesunde Neugeborene gelten, zumindest in den ersten drei bis fünf Lebenstagen, als Mittelhirnwesen, danach zeigen sie bereits telenzephale Funktionen.

Zwischenhirn

Hier befinden sich Zentren für vegetative Regulationen: Kreislauf- und Wärmeregulation, Steuerung von Verdauung, Ausscheidung und Sexualfunktionen sowie Steuerung des Wasser-Salz-Haushaltes. Von hier aus werden die motorischen Reaktionen auf sensorische Reize, z. B. Schreck, Reize optischer, akustischer, taktiler Art gesteuert, auch die Mimik und spezifische Ausdrucksbewegungen. Letzteres ist insbesondere eine Funktion des Thalamus, der für die motorische Verhaltenskontrolle verantwortlich ist *(Laufer)*. Der Thalamus ist anscheinend auch der Ausgangspunkt von Hyperkinesen, die deshalb erst nach dem 5. Lebenstag eines Säuglings zur Beobachtung kommen können *(Lesny* 1965).

Subkortikale Ebene (Corpus striatum – Kleinhirn)

Hier liegt eine übergeordnete Zentrale für Muskeltonusregulierung, für die Ermöglichung angepaßter Innervationen, z. B. der Gleichgewichtsreaktionen. Komplexe motorische Koordinationen werden hier gesteuert, z. B. die Fähigkeit, eine erlernte Bewegung zu beginnen und weiterzuführen.

Kortex

Mit Einsetzen der Rindentätigkeit kommt es zu motorischen Aktivitäten, die im Gegensatz zu den reflektorischen als willkürlich bezeichnet werden. Sie zeigen nicht den musterhaften Ablauf und die Reproduzierbarkeit von Reflexaktivitäten. Bewegung entsteht zunächst ebenfalls als Antwort auf einströmende Reize, doch kann die Latenzzeit beträchtlich sein, und der Einstrom kann erinnerungsmäßig gespeichert werden: Dies ist eine Grundvoraussetzung sensomotorischen *Lernens*.

Frühkindliche motorische Entwicklungsstadien

Für die Behandlung eines zerebralparetischen Kindes ist es unentbehrlich, daß die Krankengymnastin die Stadien der normalen motorischen Entwicklung genau kennt. Eine größere Anzahl von entsprechenden Tabellen sind bekannt (*Denhoff, Flehmig, Gesell, Egan* und *Illingworth, Jones, Matthiaß, Twitchell* u. v. a.). Wir führen vorstehend die Tabelle von *Vassella* auf, die Übersichtlichkeit mit Differenziertheit besonders glücklich verbindet (Tab. 6).

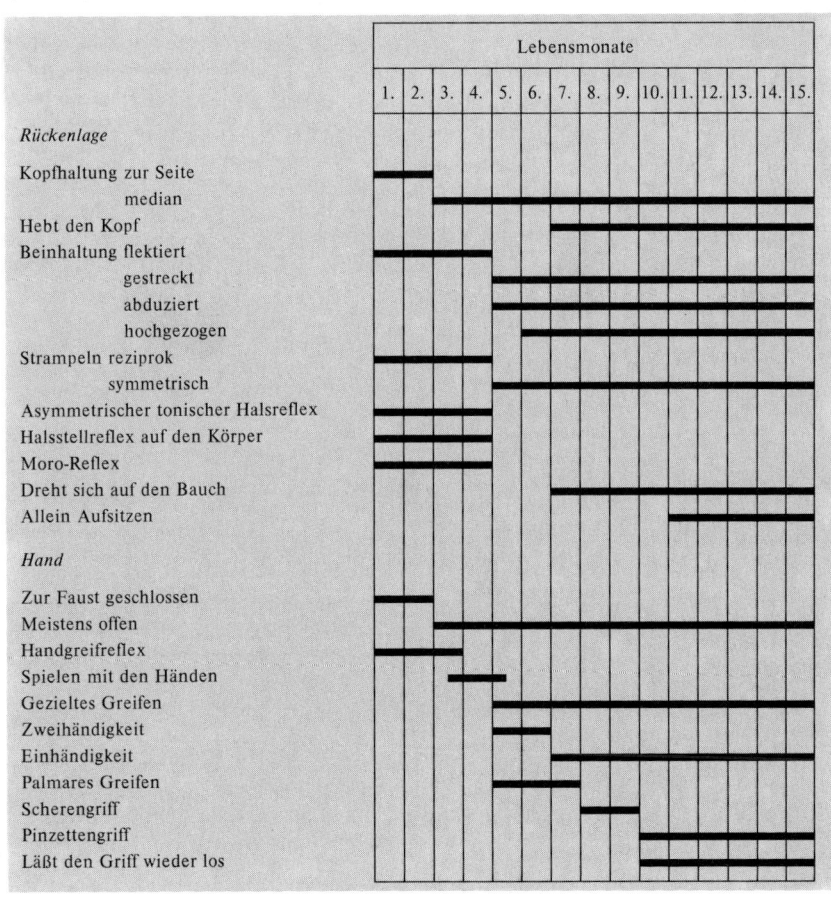

Tab. 6 *(Fortsetzung nächste Seite)*

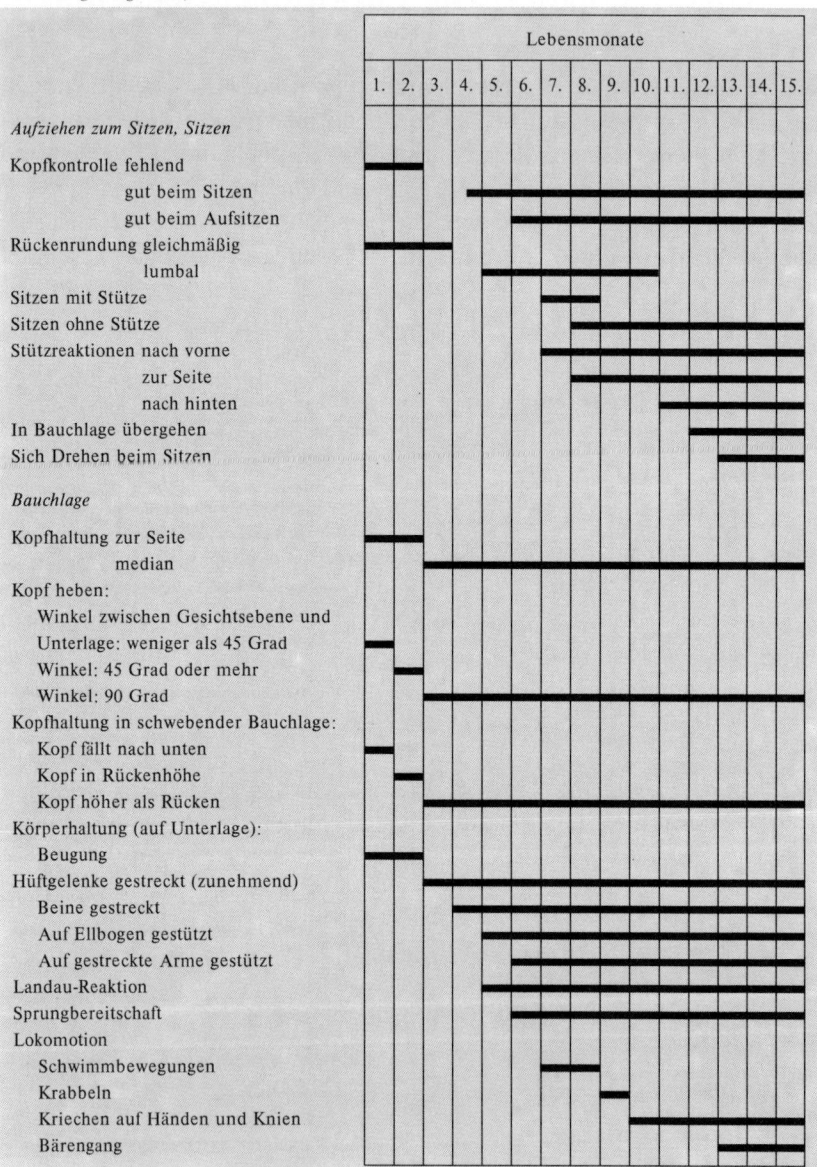

	Lebensmonate

| | 1. | 2. | 3. | 4. | 5. | 6. | 7. | 8. | 9. | 10. | 11. | 12. | 13. | 14. | 15. |

Aufziehen zum Sitzen, Sitzen

Kopfkontrolle fehlend
        gut beim Sitzen
        gut beim Aufsitzen
Rückenrundung gleichmäßig
        lumbal
Sitzen mit Stütze
Sitzen ohne Stütze
Stützreaktionen nach vorne
        zur Seite
        nach hinten
In Bauchlage übergehen
Sich Drehen beim Sitzen

Bauchlage

Kopfhaltung zur Seite
        median
Kopf heben:
    Winkel zwischen Gesichtsebene und
    Unterlage: weniger als 45 Grad
    Winkel: 45 Grad oder mehr
    Winkel: 90 Grad
Kopfhaltung in schwebender Bauchlage:
    Kopf fällt nach unten
    Kopf in Rückenhöhe
    Kopf höher als Rücken
Körperhaltung (auf Unterlage):
    Beugung
Hüftgelenke gestreckt (zunehmend)
    Beine gestreckt
    Auf Ellbogen gestützt
    Auf gestreckte Arme gestützt
Landau-Reaktion
Sprungbereitschaft
Lokomotion
    Schwimmbewegungen
    Krabbeln
    Kriechen auf Händen und Knien
    Bärengang

Tabelle 6: Zeitlicher Bereich, in welchem das entsprechende Zeichen vorhanden ist (± 3–4 Wochen) (nach Vassella).

56

Tab. 6 *(Fortsetzung vorige Seite)*

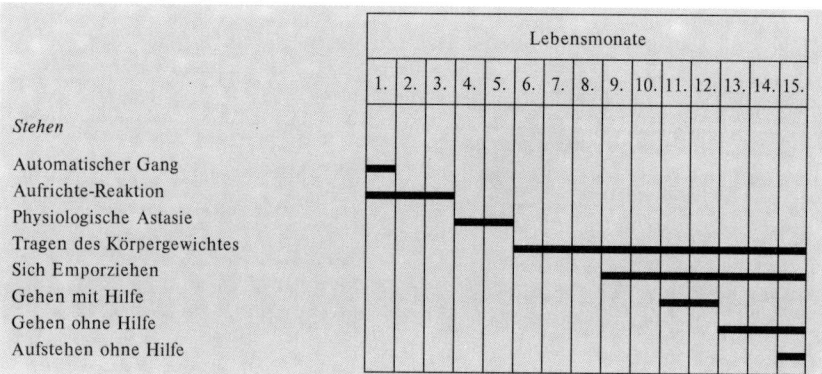

Mit der Kenntnis einer solchen Tabelle ist jedoch das Bewegungsverständnis der Krankengymnastin nicht komplett. Von ebensolcher Wichtigkeit ist es, zu wissen, *wie* das gesunde Kind Bewegungen vollzieht. Jeder komplexe Bewegungsablauf geht in einer typischen Weise vor sich, deren verbale Schilderung außerordentlich schwierig ist. – Nur Beobachtungen an gesunden Kindern und an sich selbst unter ständigem Vergleich mit dem gestörten Kind helfen dabei weiter.

Die Einteilung der Entwicklung beim zerebralparetischen Kind nach *Denhoff* sei hier wiedergegeben. Darin wird der Auffassung Ausdruck gegeben, daß die motorische Störung nicht als die primäre anzusehen ist, sondern nur als einer von mehreren Aspekten der zerebralen Dysfunktion rangiert. Wir dürfen uns bewußt werden, daß das bei uns verbreitetste Verständnis der Problematik der Zerebralparese, die Motorik zu vorrangig sieht. Gewöhnlich ist die Krankengymnastin die einzige Therapeutin des jüngeren Kindes, und oft ist ihr berufsmäßiges Rüstzeug für den Bedarf des Kindes nicht optimal adäquat.

Denhofs Entwicklungstabelle berücksichtigt getrennt vier therapeutische Bereiche (Tab. 7).

Literatur

Agassiz, zit. bei M. Schmidt, s. dort.

Alcock, N. S.: The nature of paresis in cerebral palsy. In: Child Neurology & Cerebral Palsy. Little Club Clinics No. 2. Heinemann, London 1960.

Arey, J. B., Dent, J.: Causes of fetal and neonatal death with special reference to pulmonary and inflammatory lesions. J. Pediatrics 42 1 (1953).

	Statomotorischer Bereich	Handfunktions-Bereich	Hör-/Sprachbereich	Psychisch-emotionaler Bereich
Stadium I (0–3 Mon.) Unorganisiertes Stad. (Reflexaktivität)	Ton. Halsreflexe posit. Unvollkomm. Kopf- u. Rumpfhaltung	Faustschluß Unangepaßtes Greifen	Unreife Reaktion auf Licht und Geräusch. Schwierigkeit des Saugens u. Schluckens	Erfahrung durch Fühlen
Stadium II (4–6 Mon.) Unkoordiniertes Stad. (bewußte Kontaktaufn.)	Sitzen mit Unterstützg. Kaum Fortbewegung	Kaum Greifen	Babbeln Positive Zungenreflexe	Erkennt Mutter
Stadium III (7–10Mon.) Beginn. Koordination	Sitzbalance vorhanden Keine Stehbalance	Betasten, Greifen und Loslassen	Bedingte Zungen- u. Lippenkontrolle. Verbindung von Laut und Bedeutung	Erforschung der nächsten Umgebung
Stadium IV (1–2 J.) Teilweise Koordination	Gehen mit Festhalten Aufrechte Fortbeweg.	Sicheres Greifen u. Loslassen, Hantieren. Taktil-kinästhet. Wahrnehmung	Beißen und Kauen. Wortbezeichnungen für Gehörtes u. Gesehenes	Unterscheidung des Selbst von Umgebung. Blasen- u. Darmkontrolle
Stadium V (3 J.) Volle Körperkontrolle	Sicheres Laufen Körperbewußtsein	Beidhändiges präzises Manipulieren	Kauen und Essen aller Speisen. Atemkontrolle beim Sprechen. Einfache Sätze und Redewendungen	Vertrauen in Personen außerhalb der Familie

Tabelle 7: Frühe Entwicklungsstadien (Denhoff).

Asher, P., Shonell, F. E.: Survey of 400 cases of cerebral palsy in childhood. Arch Dis. Child 25 360 (1950).

D'Avignon, M., Gardeström, L.: Cerebral palsy in children and young persons. Nord. Med. 5955 (1958).

Bardosowa, G., Fric, J., Koralik, M. Vereb, J.: Brain edema in newborn infants as a cause of cerebral palsy. Proceedings 2nd Int. Symp. of Cerebral Palsy 1967 p. 14.

Benninghoff, A.: Lehrbuch der Anatomie des Menschen. III. Nervensystem, Haut und Sinnesorgane. Urban und Schwarzenberg, München und Berlin. 6. Aufl. (1961).

Berendes, J.: Hör- und Sprachstörungen. In: Lindemann, K. Die infantilen Zerebralparesen. G. Thieme, Stuttgart, 1963.

Bläsig, W., Schomburg E.: Das zerebralparetische Kind. G. Thieme, Stuttgart 1968.

Bleck, E. E.: Orthopaedic management in cerebral palsy. Oxford Blackwell Scientific Publ. J. B. Lippincott Philadelphia 1987.

Bobath, B.: Abnorme Haltungsreflexe bei Gehirnschäden. G. Thieme, Stuttgart, 4. Aufl. 1986.

Brothwood, M., Wolke, D., Gamsu, H., Benson, J., Cooper, D.: Prognosis of the very low birthweight baby in relation to gender. Arch. Dis. Child. *61* (1986) 559.

Brown, M. C., Matthews P. B. C.: On the subdivision of the efferent fibers to muscle spindles into static and dynamic fusimotor fibers. In: Control & innervation of sceletal muscle. ed. B. L. Andrews. Livingstone, Edinburgh 1966.

Calvert, S. A., Hoskins, E. M., Fong K. W. u. Forsyth, S. C.: Etiological factors associated with the development of periventricular leucomalacia, Acta Paediatr. Scand. 76 (1987) 254.

Capute, A. J., Palmer, F. B., Shapiro, B. K. et. al.: Primitive reflex profile, a quantitation of primitive reflexes in infancy. Develop. Med. Child Nuerol. *26* (1984) 375.

Caspers, H.: Zentralnervensystem. In: Keidel, Kurzgefaßtes Lehrbuch der Physiologie. G. Thieme, Stuttgart, 6. Aufl. 1985.

Cardwell, V.: Cerebral Palsy. Association for the aid of crippled children, New York 1956.

Christensen, E., Melchior, J. C.: Cerebral Palsy – A clinical and neuropathological study. Clin. Develop. Med. 25, W. Heinemann, London, 1964.

Churchill, J. A.: A study of hemiplegic cerebral palsy. Develop. Med. Child Neurol. 10 453 (1968).

Churchill, J. A., Carlton, J., Berendes, H.: Etiological factors in spastic diplegia. Vortrag Am. Academy of Cerebral Palsy, Miami 1968.

Courville, C. B.: Structural changes in the brain in cerebral palsy. In: Illingworth, R. S. Recent advances of cerebral palsy. Churchill, London 1958.

Crothers, B., Painer, R. S.: The natural history of cerebral palsy. Harvard Univ. Press. Cambridge, Mass. 1959.

Dawkins, M., Mac Gregor, B.: Gestational age, size and maturity. W. Heinemann, London 1965.

Denhoff, E., Robinault, I. P.: Cerebral palsy and related disorders. McGraw Hill Book Comp. New York, Toronto, London 1960.

Douglas, A. A.: Ophthalmological aspects. In: Henderson, Cerebral palsy in childhood and adolescence. Livingstone, Edinburth, 1961.

Eccles, J. C.: Functional organisation of the cerebellum in relation to its role in motor control.

in: Muscular afferents and motor control, ed. R. Granit. Almquist & Wiksell, Uppsala, 1966.

Eldred, E.: Functional implications of dynamic and static components of the spindle response to stretch. Am. J. Phys. Med. 46 129 (1967).

Fawer, C. L., Diebold, P., Calame, A.: Periventricular leucomalacia and neurodevelopmental outcome in preterm infants. Arch. Dis. Child. *62* (1987) 30–36.

Feldkamp, M.: Die Koordinationsstörungen des zerebralparetischen Säuglings und Kleinkindes. der kinderarzt *16* (1985) 636.

Feldkamp, M.: Frühdiagnostik der zerebralen Bewegungsstörungen beim Frühgeborenen. Pädiat. Fortb.-kurse 32 Karger, Basel 1972.

Flehmig, I.: Neurologische Untersuchungen zur Früherkennung zerebraler Bewegungsstörungen bei sogenannten Risikokindern. Mat. Med. Nordmark 22 340 (1970).

Fortuyn, J. D.: Motor functions of the spinal cord. In: Child neurology and cerebral palsy. Little Club Clinics No. 2, W. Heinemann, London, 1960.

Freudenberg, V.: Zystische periventrikuläre Leukomalazie mit und ohne begleitende Hirnblutung. Echoenzephalographische Verlaufsbeobachtung bei Früh- und Neugeborenen. Pädiat. prax. *34* (1986/1987) 469–482.

Gambarjan, L. S.: Motor reactions in destruction of the pyramidal tract, lemniscus medialis and the palladium. In: Proceedings 2nd Internat. Symposium of Cerebral Palsy, Prag, 1967.

Gamber, E.: Bau und Leistungen eines menschlichen Mittelhirnwesens (Arhinencephalie mit Encephalocele). Zugleich ein Beitrag zur Eratologie und Fasersymptomatik. Z. ges. Neurol. Psychiat. 102 154 (1925).

Gauthier, G.: La thérapeutique de la parole dans les cas de paralysie cérébrale Fol. Phon. 10 29 (1958).

Gesell, A., Amatruda, C.S.: Development diagnosis. 2. Aufl. Hoeber, New York, 1964.

Granit, R.: The gamma-loop in the mediation of muscle tone. Clin. Pharmacol. Ther. 5 837 (1964).

Granit, R.: The functional role of the muscle spindle's primary end organs. Sherrington Memorial Lecture. Proceedings Royal Soc. Med. 61 69 (1968).

Granit, R. ed.: Muscular afferents and motor control. Nobel Symposium IJ. Wiley & sons, New York, London, Sydney, 1966.

Green, J. H.: An introduction to human physiology. 2nd ed. London Oxford Univ. Press, New York. Toronto, 1968.

Grimby, L., Hannerz, J.: Differences in recruitment order of motor units in phasic and tonic flexion in «spinal man». J. Neurol. Neurosurg. & Psychiat. 33 562 (1970).

Gruenwald, P.: Subependymal hemorrhage in premature infants. Am. J. Obst & Gyn. 61 1285.

Gruenwald, P.: Infants of low birth weight among 5000 deliveries. Pediatrics 34 157 (1964).

Hagbarth, K. E.: Spinal reflexes in the human lower limbs. J. Neurol. Neurosurg. & Psychiat. 23 222 (1960).

Hallervorden, J., Meyer, J. E.: Cerebrale Kinderlähmung (Früherwerb körperlicher und geistiger Defektzustände). In: Scholz, W. Handbuch der speziellen pathologischen Anatomie und Histologie 13, 4. Teil, S. 195. Springer, Berlin, 1956.

Halsey, J. H., Allen, N., Chamberlin, H. R.: Chronic decerebrate state in infancy. Arch. Neurol. 19 339 (1968).

Hansen, E.: Cerebral palsy in Danmark, Acta psychiat. neurol. Suppl. 146. Kobenhavn, 1960.

Haupt, H.: Die geburtsbedingten Hirnschädigungen des Neugeborenen. Münch. Med. Wschr. 103 837, 894, 959, 1011 (1961).

Haupt, U.: Schwerbehinderte Kinder mit zerebralen Bewegungsstörungen und Sprechstörungen. Verband spast. Gelähmter u. a. körperbeh. Kinder, Düsseldorf, 1971.

Heinisch, H. M., Knoop, U.: Über die Todesursachen bei Frühgeborenen nach den Erfahrungen an der Universitäts-Kinderklinik Köln von 1962–1966. Mschr. Kinderheilk. 117 375 (1969).

Henderson, J. L.: Cerebral palsy in childhood and adolescence. E. u. S. Livingstone, Edinburgh and London, 1961.

Hess, W. R.: Das Zwischenhirn. B. Schwabe, Basel, 2. Aufl., S. 72, 1954.

Holt, K. S.: Assessment of cerebral palsy, Lloyd-Luke ltd., London, 1965.

Hooker, D.: The prenatal origin of behavior. University of Kansas press, Lawrence, 1952.

Humphrey, T.: Postnatal repitition of human prenatal activity sequences with some suggestions of their neuroanatomical basis. In: Robinson, Brain and early behaviour. Acad. Press, London, 1969.

Illingworth, R. S.: Recent advances in cerebral palsy. Churchill ltd., London, 1958.

Ingram, T. T. S., Jameson, S., Errington, J., Mitchell, R. G.: Living with cerebral palsy. Clinics Develop. Med. 14. W. Heinemann. London, 1964.

Ingram, T. T. S.: Pediatric aspects of cerebral palsy. Livingstone, Edinburgh, London 1964.

Isler, W.: Akute Hemiplegien und Hemisyndrome im Kindesalter. Georg Thieme, Stuttgart, 1968.

Janda, V., Stara, V. E.: Comparison of movement patterns in healthy and spastic children. Proceedings 2nd Internat. Symposium of cerebral palsy. Prag, 1967.

Kalbe, U.: Die Zerebralparese im Kindesalter. G. Fischer, Stuttgart, 1981.

Katz, B.: Nerv, Muskel und Synapse. G. Thieme, Stuttgart, 1971.

Kehrer, E.: Die intrakranielle Blutung bei Neugeborenen. F. Enke, Stuttgart, 1939.

Klinghammer, H. D.: Hörstörungen bei cerebralparetischen Kindern. In: Sprachtherapeutische Behandlung spastisch gelähmter Kinder. Hrsg. Verband deutscher Vereine z. Förd. spastisch gelähmter Kinder e. V., Düsseldorf, 1968.

Köng, E.: Änderung der Situation der zerebralen Bewegungsstörungen, beeinflußt durch Prävention und Frühtherapie. In: Michaelis et. al. (Hrsg.), Entwicklungsneurologie. Kohlhammer, Stuttgart, 1984.

Környey, St.: Beiträge zur Entwicklungsmechanik und Pathologie des fötalen ZNS. Arch. psychiat. 72 755 (1925).

Kugelberg, E.: Polysynaptic reflexes of clinical importance. Eletroenceph. Clin. Neurophysiol. Suppl. 22 103 (1962).

Larroche, J. C.: Developmental pathology of the neonate. Excerpta Medica Amsterdam, 1977.

Lesny, I.: The subcortical regulatory motor system in the development an its disorders. Acta Univers. Carol. Med. Monographia XCVI 1980.

Lesny, I.: Sensory disturbances in cerebral palsy. Proceedings 2nd Internat. Symposium of Cerebral Palsy, Prag, 1967.

Lesny, I.: Entwicklungsdiagnostik in der Kinderneurologie. Volk und Gesundheit, Berlin, 1965.

Little Club.: Memorandum on terminology. Little Club Clinics 1 27 (1959).

61

Lucey, J. F., Hibbard, E., Beehrmann, R. E., Esquivel de Gallardo, F. O., Windle, W.: F. Kernicterus in asphyxiated newborn monkeys. Exp. Neurol. 9 43 (1964).

MacGregor, M., Pirrie, D., Shaddick, C. W.: Cerebral palsy in the county of London. Med. Offr. 98 367 (1957).

Magnus R., de Kleinjn, A.: Die Abhängigkeit des Tonus der Extremitätenmuskeln von der Kopfstellung. Pflügers Archiv f. d. ges. Physiol. 145 455 (1912).

Magnus, R., de Kleijn, A.: Die Abhängigkeit des Tonus der Nackenmuskeln von der Kopfstellung, Pflügers Archiv f. d. ges. Physiol. 147 403 (1912).

Malamud, N. et. al.: An etiologic and diagonstic study of cerebral palsy. Med. Progress 65 270 (1964).

Matthiaß, H. H.: Untersuchungstechnik und Diagnose der infantilen Zerbralparese im Säuglings- und Kindesalter. G. Thieme, Stuttgart, 1966.

MacGraw, M. B.: The neuromuscular maturation of the human infant. Hafner, New York, London 1963–1966 (reprint).

Mowat, J.: Ear, nose and throat disorders: Deafness. In: Henderson, J. L.: Cerebral palsy in childhood and adolescence. Livingstone, Edinburgh, London 1961.

Müller, D.: Neurologische Untersuchung und Diagnostik im Kindesalter. Springer, Wien, New York, 1968.

Myers, R. E.: Models of cerebral palsy in the rhesus monkey. Develop. Med. Child Neurol. 11 256 (1969).

Myers, R. E.: Pathogenese asphyiktischer Gehirnschäden bei Feten und Neugeborenen. In: Dudenhausen, Praxis der Perinatalmedizin G. Thieme, Stuttgart, 1984.

Norman, R. M.: Observations on the neuropathology of cerebellar disease in early life. In: Cerebellum, posture and cerebral palsy. Little Club Clinics in Develop. Med. No. 8. W. Heinemann, London, 1963.

Paine, R. S., Oppé, T. E.: Die neurologische Untersuchung von Kindern. G. Thieme, Stuttgart, 1970.

Pape, K. E., Wigglesworth, J. S.: Haemorrhage, ischemia and the perinatal brain. W. Heinemann, London, 1979.

Pedersen, E.: Spasticity. Mechanism, Measurement, Management, C. Thomas, Springfield III., 1969.

Peiper, A.: Die Eigenart der kindlichen Hirntätigkeit. Editio, Leipzig, 1963.

Perlstein, M. A.: Infantile cerebral palsy. Classification and clinical correlation. J. Am. Med. Ass. 149 30 (1952).

Perlstein, M. A., Gibbs, E. L., Gibbs, E. A.: The electroencephalogram in infantile cerebral palsy. Proceedings Ass. Res. Nerv. Ment. Dis. 26 377 (1946).

Rademaker, G. G. J.: Die Bedeutung der roten Kerne und des übrigen Mittelhirns für Muskeltonus, Körperstellung und Labyrinthreflexe. Monogr. d. Gesamtgeb. Neurol. u. Psychiat. H. 44 Berlin, 1926.

Rathke, F. W., Knupfer, H.: Das spastisch gelähmte Kind. G. Thieme, Stuttgart, 1966.

Robinson, R. J.: ed.: Brain and Early behaviour. Development on the fetus and infant. Academic Press London, New York, 1969.

Samilson, R. L.: Orthopaedic aspects of cerebral palsy. W. Heinemann, London, 1975.

Schadé, J. P.: Einführung in die Neurologie. G. Fischer, Stuttgart, 1970.

Schaltenbrand, G.: Erfahrungen aus der stereotaktischen Behandlung extrapyramidaler Bewegungsstörungen bei cerebraler Kinderlähmung. In: Diagnose und Therapie cerebraler Bewegungsstörungen im Kindesalter. Bartmann, Frechen, 1969.

Schmidt, H.: Untersuchungen zur Pathogenese und Ätiologie der geburtstraumatischen Hirnschädigungen Früh- und Reifgeborener. G. Fischer, Stuttgart, 1965.

Schmidt, M.: Teilergebnisse der Intelligenzforschung an cerebralgelähmten Kindern. In: Heilpädagogische Bemühungen um die Rehabilitation spastisch gelähmter Kinder. Hrsg. Verband deutscher Vereine zur Förderung spastisch gelähmter Kinder e. V., Düsseldorf 1965.

Schwartz, Ph.: Die traumatischen Schädigungen des Zentralnervensystems durch die Geburt. Ergebn. Inn. Med. u. Kinderheilk. 31 165 (1927).

Schwartz, Ph.: Birth injuries of the newborn. S. Karger, Basel, New York, 1961.

Sherrington, C. S.: Decerebrate rigidity, and reflex coordination of movements. J. Physiol. 22 319 (1898).

Siegmund, H.: Die Entstehung von Prorencephalien und Sklerosen aus geburtstraumatischen Hirnschädigungen. Wirchows Arch. path. Anat. 241 237 (1923).

Skatvedt, M.: Cerebral palsy. A clinical study of 370 cases. Acta paediat. Suppl. 111 (1958).

Soeken, G.: Pathogenese und Differentialdiagnose der cerebralen Bewegungsstörungen. In: Diagnose und Therapie cerebraler Bewegungsstörungen im Kindesalter. Bartmann, Frechen, 1969.

Stanley, F. J., Alberman, E. D.: The epidemiology of the cerebral palsies. Blackwell Scient. Pulb. Oxford, 1984.

Szumski, A.: Physiology of motor behavior. Am J. Phys. Med. 46 52 (1967).

Taudorf, K., Melchior, J. C., Pedersen, H.: CT-findings in spastic cerebral palsy, clinical aetiological and prognostic aspects. Neuropediatrics *15* (1984) 120.

Thom, H.: Die infantilen Zerebralparesen. G. Thieme, Stuttgart, 1982.

Thompson, G. H., Rubin, I. L., Bilenker, R. M.: Comprehensive management of cerebral palsy. Grune & Stratton, New York, London, 1983.

Tokizane, T., Shimazu, H.: Functional differentiation of human sceletal muscle. C. Thomas, Springfield, III., 1964.

Towbin, A.: The pathology of cerebral palsy. C. Thomas, Springfield, III., 1960.

Twitchell, T. E.: Normal motor development. J. Amer. Phys. Ther. Ass. 45 419 (1965).

Vassella, F.: Die neurologische Untersuchung des Säuglings und Kleinkindes. In: Aspekte der pädiatrischen Neurologie. Pädiat. Fortb. 24 S. Karger, Basel, 1968.

Veith, G.: Morphologie und Pathogenese frühkindlicher Hirnschäden. In: Diagnose und Therapie cerebraler Bewegungsstörungen im Kindesalter. Bartmann, Frechen, 1969.

Vogt, C., Vogt, O.: Zur Lehre der Erkrankungen des striären Systems. J. Psychol. Neurol. (Leipzig) 25 Erg.-heft 3, 1920.

Vossen, A.: Früherfassung zerebral geschädigter Kinder. Deutsches Ärzteblatt 68 3136 (1971).

Wilson, D. A., Steiner, R. E.: Periventricular leucomalacia: Evaluation with MR imaging. Radiology 160 (1986) 507–511.

Windle, W. J.: Role of respiratory distress in asphyxial brain damage of the newborn. Cerebral palsyjournal 27 3 (1966).

Woods, G. E.: Cerebral palsy in childhood, Wright, Bristol, 1957.

2

Entwicklungsneurologische Behandlung und Betreuung der frühkindlichen zerebralen Bewegungsstörung nach dem Bobath-Konzept

M. GOYKE

Einführung in das Bobath-Konzept

Für die krankengymnastische Arbeit mit dem Patienten sind in jedem Behandlungskonzept bestimmte solide Kenntnisse, Techniken und Fertigkeiten zu beachten und zur Anwendung zu bringen.

So auch im Bobath-Konzept, um das es in Folgendem gehen soll. Vollständigkeit ist im Rahmen eines Kapitels in der krankengymnastischen Behandlung der zerebralen Bewegungsstörung im Kindesalter weder beabsichtigt noch zu erwarten. Die geplanten Ausführungen werden jedoch Inhalte darstellen, die *Bertha* und *Karel Bobath* als Prinzipien ihres Behandlungskonzeptes entdeckt, erarbeitet und weitergegeben haben.

Bertha Bobath hat ihre Behandlungsmethode in den 40er Jahren während der Behandlung von erwachsenen Hemiplegikern begonnen und entwickelt. Auf Grund ihrer klinischen Erfahrung, einem außergewöhnlichen Bewegungsempfinden und einer besonderen Beobachtungsgabe erarbeitete sich *B. Bobath* neue Techniken in der Behandlung von Kindern mit zerebralen Bewegungsstörungen.

Der markanteste Ansatz war die Einführung reflexhemmender Ausgangsstellungen. Diese ermöglichten einen neuen wirksamen Umgang mit dem spastischen Hypertonus. *B. Bobath* erzielte auffällig bessere Bewegungsmöglichkeiten beim Patienten, als es mit der bis dahin üblichen Übungsbehandlung möglich war. Bewegungserleichterung und Bewegungsübernahme durch Fazilitation von bestimmten Schlüsselpunkten aus haben sich als wirksame Mittel zur Verbesserung koordinierter Muskeltätigkeit erwiesen. Inhibition und Fazilitation wurden das Fundament der Behandlung.

Je mehr das ganze Kind in den Mittelpunkt der Therapie gerückt wurde, desto intensiver hat sich die Bobath-Methode zu einem dynamischen, ganzheitlichen Konzept gewandelt.

Inzwischen ist wesentlich geworden, wie und wodurch die Handlungsfähigkeit des Kindes in seinen vielfältigen Funktionen beeinträchtigt wird.

Die Prinzipien der Behandlung beruhen aber nach wie vor auf dem Verständnis von zerebralen Bewegungsstörungen:
- den Einflüssen der tonischen Muster auf Quantität und Qualität der kindlichen Motorik und deren Entwicklung;
- der gestörten Koordination der Muskeltätigkeit, die Handlungskomplexe erschwert, verhindert oder in ihrer Ausführung mindert;
- der allem zugrunde liegenden mangelhaften Haltungsbewahrung und deren Einfluß auf die Gebrauchsbewegungen im Alltag.

Heute ist dieses Konzept in der Behandlung von zerebralen Bewegungsstörungen anerkannt, weltweit bekannt und vielfältig erprobt.

Es hat sich als Behandlung auf neurophysiologischer Grundlage nach *Bobath* fundiert und fortlaufend weiterentwickelt.

Normale Haltung und Bewegung

Der Gleichgewichtszustand einer Körperhaltung wird durch Arbeit der körpereigenen Muskelkräfte gegen die Einwirkung der Schwerkraft erreicht. Der gesunde Säugling bringt diese Fähigkeit, sich gegen die Schwerkraft aufzurichten, mit auf die Welt, wenn auch in einer noch ganz unvollkommenen Weise.

Aufrichtereaktionen befähigen ihn, sich zu strecken, die einzelnen Körperteile «übereinander zu stapeln» und Druck auf die Unterstützungsfläche auszuüben. Das Kind lernt über das Stützen, sich aufrecht zu halten und sich in der Aufrichtung zu stabilisieren. So entwickelt sich ein Gefühl für eine stabile, an einer symmetrischen Achse orientierte Körperhaltung.

Dieser Prozeß geschieht zuerst kraftaufwendig, allmählich zunehmend ökonomischer.

Die normale Körperhaltung entfaltet sich zu einer variablen mobilen Stabilität. Diese schafft die Voraussetzung und den Haltungshintergrund für grob-

und feinmotorische Bewegungen. Sie trägt dazu bei, komplexe, gezielte Handlungen auszuführen.

Normale Bewegungen

setzen einen Anreiz zur Bewegung voraus. Sowohl innere wie auch äußere Reize bewirken motorische Antworten beim gesunden Säugling. Es sind Bewegungsreaktionen gegen die Schwerkraft.

Sich bewegen können ist eine Voraussetzung für die Entwicklung von Lageempfinden, für die Entwicklung eines normalen Körperschemas, für die Fähigkeit, sich in seinem Umfeld zu orientieren.

Sich bewegen können ermöglicht die Durchführung von Handlungsplänen.

Neu zu erlernende Bewegungen sind kraftaufwendig. Bei verbesserter Koordination der Muskeltätigkeit verringert sich der Kraftaufwand. Automatisierte Bewegungen werden flüssiger, sie werden auch gezielter, präziser und sicherer und kombinieren sich zu komplexen Handlungsabläufen.

Normale Bewegungen gestalten sich zunehmend variabler in ihrer Ausführung.

Normale Haltung und Bewegung sind nicht voneinander zu trennen. Sie wirken gemeinsam und beeinflussen sich gegenseitig. Normale Haltung und Bewegung entwickeln sich in Qantität und Qualität: von einfachen zu differenzierten Handlungskomplexen, von primitiven physiologischen, musterhaften zu koordinierten motorischen Aktionen.

Normale Haltung und Bewegung entwickeln sich in unterschiedlichen Ebenen; zuerst in der horizontalen, dann in der vertikalen und schließlich in diagonalen Ebenen.

Normale Stabilität, koordinierte mobile Haltung gegen die Schwerkraft erlaubt isolierte, feinkoordinierte Beweglichkeit.

Normale Haltung und Bewegung spiegeln sich in der Entwicklung des gesunden Säuglings wider, sowohl in seiner individuellen Vielfältigkeit, wie auch in seinen Gesetzmäßigkeiten.

Normale Haltung und Bewegung

sind an einen normalen Muskeltonus gebunden. Tonus ist die Eigenspannung der Muskulatur, die den Körper aufrichtet und hält. Tonus ist Grundspannung, die durch einen ständigen zentralen Impulsstrom aufrechterhalten wird. Gleichzeitig wird Spannung auch innerhalb der Muskulatur durch Dehnreize erzeugt, gemessen und als Information an das ZNS weitergegeben. Von dort kommen Anweisungen an die Muskulatur zurück, die Normallage des Körpers im Raum zu regulieren und die Haltungskontrolle zu gewährleisten.

Die Elastizität befähigt die Muskulatur zu angepaßter Arbeitsweise. Muskeln müssen sich adäquat anspannen können und sich widerstandsfrei dehnen lassen.

Die Tonisierung, die für Haltung und Bewegung grundlegend ist, hat also auch eine gewebebedingte Komponente. Bei Zunahme von Größe, Masse und Gewicht straffen sich beim jungen Kind die Weichteilstrukturen auch im Sinne der Tonisierung.

Besonders auffällig ist der Prozeß zur Zeit des Gestaltwandels, der Pubertät.

Normale Haltung und Bewegung bedingen koordinierte Muskeltätigkeit. Die zunehmende Reife des Großhirns ermöglicht angepaßte Aktivität von Agonisten, Antagonisten und Synergisten. So entwickelt sich ein Gleichgewicht, ein Zusammenwirken der Kräfte zwischen den erregenden und den hemmenden Bewegungsimpulsen.

Die physiologische Entwicklung des Säuglings

Das neugeborene Kind zeigt nach seiner Geburt bereits vielfältige motorische Fähigkeiten, die es im Laufe seiner frühkindlichen Entwicklung stabilisieren und koordinieren wird.

Das Neugeborene ist kein «Reflexwesen», deshalb ist es auch nicht an totale Bewegungsmuster gebunden.

Es zeigt außer seiner ausgeprägten Beugehaltung gleichzeitig kräftige Streckbewegungen, Ab- und Adduktion in den Extremitäten, Ansätze zu Seitneige im Rumpf und zu isolierten Bewegungen zwischen einzelnen Körperteilen.

Das gesunde Neugeborene kann den Kopf von einer Seite zur anderen drehen, in Bauchlage eine Schulter gegen die andere bewegen. Differenzierte Hand- und Fingermotorik ist deutlich zu erkennen.

Der gesunde Säugling beginnt die Aufrichtung aus der Bauchlage. Er hebt den Kopf, streckt die Wirbelsäule und bringt im Laufe der ersten drei

Monate seine Ellenbogen unter die Schultern. Je mehr sich die Stabilität entwickelt, desto brauchbarer wird die Stützfähigkeit auf die Arme und umgekehrt. Der Brustkorb hebt sich von der Unterlage ab. Das erlaubt isolierte Bewegungen des Kopfes gegen den stabilen Schultergürtel. Das Greifen mit den Augen, die Orientierung in seiner Umwelt nimmt zu.

In der Bauchlage richtet sich das Kind zunächst über einer großen Unterstützungsfläche auf wie z. B. bei der Amphibienhaltung.

Nacheinander stützen die Hüfte, die Knie, die Fersen und die Zehen in die Unterlage ein, so wird aus der Bauchlage Fortbewegung möglich.

Dies geschieht

nach rückwärts, weil sich der Schultergürtel und die Arme vor den Hüften stabilisieren;

im Kreis um den Bauchnabel, weil sich die Seitneigefähigkeit in Verbindung mit einem guten einseitigen Unterarm- und Handstütz entwickelt hat;

nach vorn, wenn Hüfte und Knie sich sicher in die Unterlage einstemmen können.

Die normale Säuglingsentwicklung zeigt bei individuellem Verlauf Gesetzmäßigkeiten.

Der Säugling entwickelt Stellreaktionen. Er richtet Kopf und Rumpf in harmonischer Weise gegen den Fall auf und ordnet die Extremitäten dem Rumpf zu. So lernt das Kind mit Hilfe von Richt- und Stützreaktionen eine symmetrische Körperhaltung im Raum einzunehmen und zu bewahren, sein Gleichgewicht zu entwickeln.

Gewinnen sensomotorischer Erfahrungen

sind Voraussetzungen für den Prozeß der Hirnreifung sowie für das motorische Lernen.

Für den jungen Säugling ist sein Körper, speziell der Rumpf, von zentraler Bedeutung für diese Entwicklung. Mit ihm macht er durch Berührung und Bewegung seine ersten Erfahrungen mit der Umwelt.

Über die Sinne, die Haut, die Muskeln und Gelenke werden sensomotorische Informationen aufgenommen und als Reize zur Verarbeitung an das ZNS weitergeleitet. Von dort kommen motorische Antworten in Form von Haltungs- und Bewegungsreaktionen zurück. Unwillkürliche Bewegungen, die tonische Aktivitäten auslösen, verlaufen zunächst in primitiven physiologischen Mustern. Sie vermitteln Bewegungserfahrung für Streckung, für

Abduktion und für den Umgang mit der Gewichtsverteilung auf der Unterlage.

Haltungs- und Bewegungsabläufe werden im Gehirn deponiert, koordiniert und jederzeit abrufbar bereitgehalten.

Die sich entwickelnde sensomotorische Erfahrung führt zu einem Bewußtwerden aufrechter Haltung und körperlicher Mitte, zu Sicherheit in der Bewegung und einer klaren Orientierung. Sie bewirkt ein Selbstgefühl.

Entwicklung von Stell- und Gleichgewichtsreaktionen

Stell- oder Richtreaktionen sind automatische Reaktionen, die vom Mittelhirn gesteuert werden. Subkortikale Zentren bestimmen zu einer Zeit das Bewegungsverhalten des jungen Säuglings, zu der das Großhirn noch nicht voll ausgereift, koordinierte Willkürmotorik noch nicht möglich ist.

Stellreflexe sind Schutzreflexe. Es sind primäre Reaktionen, die sofort nach der Geburt beim Neugeborenen wirksam werden. Der Halsstellreflex bewirkt eine Ausrichtung des Rumpfes an der Kopfstellung oder auch eine Korrektur des Kopfes bei Rumpfdrehung.

Dreht man den Kopf des jungen Säuglings zur Seite, so folgt der Körper dieser Drehbewegung bis zur Seitlage nach.

Der Labyrinth-Stellreflex dient der Aufrichtung des Kopfes gegen die Schwerkraft.

Von diesen Auf- und Ausrichtefunktionen abgeleitet nennt man heute die Stellreaktionen häufig Richtreaktionen. Sie befähigen den Körper, eine symmetrische Haltung zu entwickeln, indem sie die einzelnen Körperabschnitte, Kopf und Extremitäten, der Wirbelsäule als Körperlängsachse oder dem Körperschwerpunkt zuordnen.

Die Stellreaktionen aktivieren also keine Einzelgelenke, sie bewirken keine isolierten Bewegungen, sondern sie aktivieren Muskel- und Bewegungsketten, besonders die Rückenstrecker, so daß sich harmonische Haltungen und Bewegungsmöglichkeiten entwickeln.

Da die Aufrichtung gegen die Schwerkraft eine menschliche Ureigenschaft ist, wird sie doppelt abgesichert. Die optische Stellreaktion bewirkt, wie die Labyrinthstellreaktion, unter Augenkontrolle die Einstellung des Kopfes, so daß das Gesicht in eine vertikale Position gebracht wird, unabhängig von der Körperhaltung. Blind oder bei geschlossenen Augen bewirkt die Labyrinthstellreaktion unsere normale Kopfhaltung. Bei Verletzungen des

Innenohrs oder, wegen der funktionellen Nähe zum Labyrinth, bei Klein-
hirnverletzungen bleibt die Kopfkontrolle unter Augenkontrolle gewährleistet.

Die Labyrinth- und die optische Stellreaktion sind nicht an Bodenkontakt
gebunden, der dem Kind die Orientierung liefert. Hebt man es in die Luft, so
stellt sich hier der Kopf gegen die Schwerkraft ein, egal, ob man den Körper
nach vorne, hinten oder zur Seite kippt oder dreht.

Stellreaktionen leiten die Drehbewegung um die Körperlängsachse ein.
Sind Kopfhaltung und Schultergürtel einigermaßen stabilisiert, so entfalten
sich die Körperstellreaktionen auf den Körper. Sie reifen von blockhafter
Koppelung zu differenzierten Bewegungen zwischen Schultergürtel und
Becken, die sich jetzt harmonisch aufeinander einstellen können.

Bei fortschreitender Hirnreife entwickelt sich eine Bewegungskette, in der
sich die einzelnen Wirbel einander zuordnen und unter gegebener Halteakti-
vität des Rumpfes flüssige Bewegungen erlauben: mobile Stabilität.

Das Gleichgewicht gewährleistet die stabile Körperlage im Raum. Das
Labyrinth im engen funktionellen Zusammenhang mit dem Kleinhirn sorgt
für die Aufrechterhaltung des Körpergleichgewichts. Der Reiz, der auf
dieses vestibuläre System einwirkt, ist die Schwerkraft. Das ZNS erhält über
das Labyrinth Informationen über die Stellung des Körpers im Raum, über
den Neigungswinkel des Kopfes und gleicht daraufhin die Körperhaltung
den Lageveränderungen an.

Bei zunehmender Hirnreife übernimmt auch das Auge weitgehend die
Lagebestimmung des Körpers und der Gliedmaßen im Raum.

Auch Hautreize sind für das Haltungs- und Bewegungsempfinden mitverantwortlich. Fehlt die Sensibilität z. B. der Fußsohlen beim Stehen oder der
Handflächen beim Stützen, so fällt der Mensch um.

Die Tiefensensibilität, das Lageempfinden der Gelenkstellung, ist für die
Haltung gegen die Schwerkraft mitverantwortlich und fördert den Gleichge-
wichtssinn.

Eine andere Weise, auf sich plötzlich verändernde Geschwindigkeit zu
reagieren, ist die Parachute-Reaktion, ein Teil der Sprungbereitschaft. Das
Gleichgewicht wird wieder hergestellt, indem die Arme als Hebel ausgefah-
ren werden.

Den Rumpf gegen den Fall zu biegen oder zu drehen geschieht automatisch-
reflektorisch, aber durchaus nicht immer harmonisch, wenn die Geschwindigkeit, die der Körper erfährt, abgebremst werden soll.

Kippreaktionen zeigen vor allem die Bedeutung des Einstemmens in die Unterstützungsfläche. Die nach unten gekippte Seite streckt vermehrt, die nach oben gekippte Seite beugt sich vermehrt, um den Körper auf der schiefen Unterlage zu halten.

Die Reaktion gegen den Fall ist als eine Leistung des vestibulären Systems Voraussetzung für die Haltungs- und Bewegungsbewahrung. Sie kann und muß während der Therapie in ihren vielfältigen Formen eingeübt werden.

Erreichen von «Meilensteinen»

Die normale frühkindliche Entwicklung verläuft entsprechend der Hirnreife in bestimmten Wachstumsphasen. Markante Stufen werden hier als **Meilensteine** bezeichnet, die der Säugling und das Kleinkind in den ersten Lebensjahren *nacheinander* erreicht.

Das Kind lernt greifen, sitzen, krabbeln, aufstehen, gehen, laufen, hüpfen und klettern. Jede dieser Etappen im Reifungsprozeß ist auch Voraussetzung für die nächste Entwicklungsstufe.

Jeder Meilenstein ist ein Bewegungskomplex, den ein Kind in der frühkindlichen Entwicklung erreicht. In Bezug auf die Behandlungsschritte in der Therapie ist es wichtig, sich diese vorbereitenden Etappen vor Augen zu führen, weil sie die Erarbeitung der entsprechenden Koordinationsmuster beinhalten. Sie sollen am Beispiel des Umdrehens aus Bauch- und Rückenlage um die Körperlängsachse verdeutlicht werden:

Gewichtsverlagerung des Körpers von der Mitte *nach lateral* bewirkt eine *belastete lange* und eine weniger oder *unbelastete kurze Rumpfseite*. Diese muskuläre aktive Verkürzung erkennt man an der Bildung von Falten an der oberen Körperseite.

Wird das Drehen eingeleitet, so *streckt* sich der Arm der gewichttragenden Seite *vor der Gewichtsübernahme* in Elevation. Auf der freiwerdenden Seite verläuft die Faltenbildung von der Achsel zur Taille abwärts.

Leitet der Kopf die Gewichtsverlagerung in die Rückenlage ein, so beugt er sich nach hinten. Das Kind benutzt ein primitives, wenig differenziertes Bewegungsmuster.

Voraussetzung für die harmonische Umdrehbewegung, die von den Armen her eingeleitet wird, sind *differenzierte* Haltefähigkeit des Kopfes gegen die Schwerkraft und *Stütz-* und *Bewegungsaktivitäten zwischen* den *Schultern* und zwischen *Kopf* und Schultergürtel.

Wird die Umdrehbewegung zu einem späteren Zeitpunkt von den Beinen her eingeleitet, so gelingt das nur in einer koordinierten Weise, wenn mobile *differenzierte Beckenbewegungen* vorbereitet worden sind; wenn das Kind z. B. aus Rückenlage zu einem früheren Zeitpunkt seine Knie oder Füße greifen konnte und damit das Becken gegen den Thorax von der Unterlage abheben gelernt hat. Außerdem muß das Kind die Amphibienhaltung eingenommen haben, eine Hüfte belastet und fußwärts eingestemmt, die freie Hüfte schulterwärts bewegen können.

Hat das Kind Richtreaktionen des Körpers auf den Körper und Stützreaktionen entwickelt, so leitet z. B. der Schultergürtel das Umdrehen ein. Das Becken folgt in einer harmonischen differenzierten Weise, aber nicht als primitive en-bloc-Bewegung nach.

Wichtiger noch sind in einer harmonischen Statomotorik des jungen Säuglings Fähigkeiten zu beobachten, die sich *gleichzeitig* entwickeln. Im Hinblick auf die Behandlung ist den nacheinanderfolgenden, mehr noch den gleichzeitig ablaufenden motorischen Fähigkeiten große Aufmerksamkeit beizumessen.

Einige Beispiele sollen es deutlich machen.

Etwa im 3. Monat

hält der Säugling Blickkontakt mit der Mutter. Er spielt mit seinen Händen. Seine Körperhaltung wird symmetrisch, der Kopf bleibt in der Mittelstellung. Er stützt sich in Bauchlage auf seine Unterarme.

Im 6. Monat

seiner Entwicklung lernt das Kind sich in der horizontalen Ebene zu drehen, weil es in Bauchlage und Rückenlage Gleichgewicht entwickelt.

Es faßt in Rückenlage seine Beine an und hebt den Kopf (aktive ventrale Kette), während es ebenfalls seine Fersen in die Unterlage einzustützen und die Hüften bei gebeugten Knien zu strecken beginnt. Es sitzt mit nach vorn abgestützten Händen in einer guten Hüftbeugung und Abduktion der Beine.

Die Positionsänderung aus der horizontalen in die vertikale Ebene erweitert den Gesichtskreis und die Kontaktaufnahme mit der Umwelt.

Um den 9. Monat

bleibt es kaum noch in Bauch- und Rückenlage. Das Kind sitzt stabil mit gestrecktem Rücken und zeigt gute Stütz- und Gleichgewichtsreaktionen im

Sitzen, es dreht sich in den Vierfüßlerstand. Es krabbelt auf allen Vieren. Mit den Armen zieht es sich zum Stand hoch. Es kann sich auch auf dem Popo rutschend vorwärts bewegen.
Das Kind benutzt diagonale Bewegungsmuster.
Die Umwelt wird in die Weite und in die Höhe erkundet.

Im 12. Monat

krabbelt das Kind mit Gleichgewichtsreaktionen koordiniert und flink. Es geht in den Bärenstand oder kommt über den Halbkniestand hoch. Der aufrechte Stand ist fest und frei; es kann sich aber aus dieser Position kaum fortbewegen. Es probiert unsicher, seine ersten Schritte zu machen, geht aber seitlich an der Wand entlang.
Gleichzeitig spielt es konzentriert im Sitzen, greift kleinste Gegenstände geschickt mit zwei Fingern.
Es beginnt, wenige einfache Worte zu sprechen. Sein passiver Wortschatz ist beachtlich. Es horcht und flüstert und entdeckt; es lernt Neues.

Etwa im 18. Monat

geht das Kind frei. Es setzt sich in die Hocke und kommt wieder zum Stand hoch. Von einer Bank kann es herunterklettern, aber auch kurzfristig auf einem Bein stehen. An einer Hand gehalten, beginnt es Treppen zu steigen.
Das Kind kann Materialien unterscheiden und Gegenstände zuordnen. Es trinkt allein aus einer Tasse und beginnt, mit dem Löffel zu essen. Es zieht sich Kleidungsstücke aus.

Nach und nach wird sich das Kind seine gesamte Willkürmotorik aneignen und sie steuern lernen. Mit Freude, Phantasie und Aufmerksamkeit durch Abwechslung wird es sich altersentsprechend ein Empfinden für Haltung und koordinierte Bewegung erwerben.
Für die Behandlung bewegungsgestörter, zerebral geschädigter Kinder hat die statomotorische Entwicklung Vorbildcharakter. Deshalb wird sie modifiziert, den eigenen individuellen Möglichkeiten des Kindes angepaßt, nachvollzogen.

Beobachtungen über die Entstehung von zerebralen Bewegungsstörungen

Ein junger Säugling, der eine Entwicklungsstörung aufweist, zeigt häufig eine sehr typische Problematik.

Primär fällt auf, daß es in seiner Haltungsbewahrung an Stabilität fehlt. Im allgemeinen ist der Rumpf *hypoton*. Das Kind erscheint bewegungsarm, es fehlt ihm der natürliche angeborene Bewegungsdrang.

In Rückenlage kann es seinen Kopf nur mangelhaft gegen die Schwerkraft und in Mittelstellung halten. Die Oberarme bleiben auf der Unterlage abgelegt, so daß die Hände kaum ins Gesichtsfeld kommen können.

Die vorderen Rippen wölben sich nicht, sondern «fließen» flach seitlich auseinander. Die schräge Bauchmuskulatur erscheint insuffizient. Das Bekken liegt unbeweglich.

Die Entwicklung einer stabilen, symmetrischen Rückenlage, aus der das Kind kräftige Strampelbewegungen machen kann, ist erschwert. So können die Oberschenkel nur ungenügend gegen die Schwerkraft gehalten werden, um einen Hand-Auge-Knie-Kontakt und eine Hand-Auge-Fuß-Beziehung herzustellen. Gelegentlich liegen die Beine auch in Außenrotation (Froschhaltung) auf der Unterlage auf.

In Bauchlage hat der Säugling Mühe, den Kopf zu heben. Die Arme können nicht unabhängig vom Körper bewegt und nach vorn genommen werden. So entwickelt sich keine ausreichende Stützfähigkeit auf die Unterarme. Der Brustkorb stabilisiert sich nicht in der Aufrichtung und wird zu wenig von der Unterlage abgehoben. Die Innenränder der Schulterblätter stehen wie Flügel vom Thorax und von der Wirbelsäule ab. Die Hüften bleiben vermehrt in Beugung, Knie- und Fußgelenke erscheinen unbeweglich. Gewichtsverlagerung nach lateral ist im Rumpf mangelhaft, isolierte Beinbewegungen können nur schwer ausgeführt werden. Das Kind empfindet die Bauchlage als unangenehm und wehrt sich dagegen.

Mit diesen ungünstigen Voraussetzungen kann das Kind eine symmetrische Körperhaltung und stabilisierende Streckaktivität gegen die Schwerkraft kaum entwickeln.

In Schwebehaltungen fehlt es an Aufrichtereaktionen. Wenn das Kind aufgenommen, getragen, bewegt wird, fällt eine ungenügende Anpassungsfähigkeit der Körperhaltung auf. Statt dessen zeigen sich immer öfter und stärker Fixationen, die den Mangel an Haltungsbewahrung kompensieren sollen. Es besteht ein enger Zusammenhang zwischen Hypotonie und Haltungsmangel.

Das Kind fixiert sich in hypertonen Mustern, *es entwickelt sich Spastik.*

Dehnungswiderstand wird spürbar und bewirkt endgradige Bewegungseinschränkungen.

Die Arme zeigen stereotype Beugemuster, wobei die distaleren Gelenke oft stärker in der Beweglichkeit blockiert sind, als die proximal gelegenen Körperteile. Die Beine zeigen in allen Gelenken, besonders in Rückenlage und im Stand, deutliche Strecktendenzen in Verbindung mit einer Abspreizhemmung im Hüftgelenk, während sie in Beugehaltungen, im Vierfüßlerstand oder im Sitzen, ein Beugemuster mit Innenrotationstendenz erkennen lassen.

Synchrone, schablonenhafte Bewegungen, Kloni und Reflexaktivitäten, die auf spinaler Ebene ablaufen, sind Zeichen für die Entwicklung einer frühkindlichen zerebralen spastischen Parese. Will der Säugling ca. ab 5. Monat willkürliche Bewegungen ausführen, verstärkt sich die Spastik. Ebenso, wenn das Kind mit Anstrengung die hypertone Steifheit seiner stärker betroffenen Körperteile in der Bewegung zu überwinden sucht. Gleichzeitig zeigen sich assoziierte Reaktionen als stereotype Bewegungsmuster.

Assoziierte Reaktionen oder andere enthemmte Haltungsreaktionen sind stets mit Spastik verbunden. Bei mangelnder Kontrolle durch den Kortex und fehlender Feineinstellung der muskulären Anpassungsfähigkeit treten musterhafte Haltungsreaktionen in übersteigerter Intensität auf. Diese führen zu einer fühlbaren Zunahme des Flexor- oder Extensortonus oder zu vorgetäuschten Bewegungen, die in ein pathologisches Muster entgleisen. Antagonistische Muskelgruppen kontrahieren sich simultan. Willkürliche Aktivitäten der gesunden Seite sind Auslöser für assoziierte Reaktionen in den betroffenen Körperregionen.

Das Ausmaß der assoziierten Reaktionen ist um so größer und länger anhaltend, je deutlicher die Spastik ist.

Assoziierte Reaktionen treten auf, wenn das Kind Bewegungen ausführt, indem es den Widerstand der spastischen Muskulatur mit Kraft zu überwinden versucht. Konzentration auf die spastische Extremität verstärkt die Spastik der betroffenen Region, z. B. löst Aktivität der unteren Extremitäten (Rennen) assoziierte Reaktionen auch der oberen Extremitäten aus und verhindert zweckgerichtete Gebrauchsbewegungen, z. B. beim hemiplegischen Arm.

Ursache für viele Fehlhaltungen, Kontrakturen, Deformitäten, ist die Steigerung der Spastik infolge assoziierter Reaktionen. Diese machen sich nur in nicht gewichttragenden Körperregionen bemerkbar; sie zeigen sich besonders in frei schwebenden Extremitäten, z. B. in den nicht gewichttragenden Beinen. Wenn z. B. der jugendliche Diplegiker Klavier spielt, nimmt die Spastik (Adduktion, Innenrotation, Kniestreckung und Spitzfußstellung) zu. In den gefährdeten Extremitäten können sich keine assoziierten Reaktionen entwickeln, wenn diese Extremitäten sich aufstützen, wenn sie mehr Gewicht tragen als ihr Eigengewicht.

Auch sichere *athetotische Merkmale* entwickeln sich zu Beginn des 2. Lebenshalbjahres, wenn das Kind durch Hören und Sehen und Erfassen von Zusammenhängen zu willkürlichen Bewegungen motiviert wird.

Mangelhafte Stabilität des Rumpfes zeigt sich im Fortbestehen primitiver tonischer Reflexaktivität wie z. B. dem Moro-Reflex oder der modifizierten Schreckreaktion und dem Galant-Reflex. Die ungenügende Haltungsbewahrung verleitet dazu, durch Fixation des Kopfes in Opisthotonushaltung und des Schultergürtels in Retraktion auf der Unterstützungsfläche Stabilität zu ersetzen. Dies führt bei einseitiger Gewohnheitshaltung und der Schädigung ungleich betroffener Körperseiten zu einer asymmetrischen Körperlage. Die physiologische tonische Aktivität im Bewegungsverhalten des Kindes persistiert, dominiert, entgleist in pathologische totale Muster. Das Kind wird in seiner statomotorischen symmetrischen Entwicklung blockiert und behindert. Bewegungsunruhe, intermittierende Spasmen und die Beobachtung, daß der Kopf und der Schultergürtel mehr von der Entwicklungsstörung betroffen sind als Becken und Beine, sind weitere typische Zeichen einer in Erscheinung tretenden Athetose.

Der Mutter werden vorher schon besonders die Schluck- und Saugschwierigkeiten ihres Babies aufgefallen sein. Das Bestehenbleiben der oralen Reflexe kann sich prägend auf eine ungünstige Sprachentwicklung auswirken.

Darstellung wesentlicher Techniken und zentraler Begriffe des Bobath-Konzeptes

Inhibition und Fazilitation

Die markantesten Techniken, die im Bobath-Konzept angewendet werden, sind Inhibition und Fazilitation. Sie dienen der Verbesserung des Tonus in Haltung und Bewegung und einer anpassungsfähigen Koordination des Muskelzusammenspiels unter Suppression tonischer Muster zum Zwecke einer größeren motorischen Handlungsfreiheit.

Inhibition bedeutet Hemmung

Sie wird innerhalb dieses Konzeptes da eingesetzt, wo *pathologisches* Bewegungsverhalten dem Patienten Grenzen setzt, den Handlungsspielraum einschränkt, die statomotorische Entwicklung behindert. Die Inhibition wird hauptsächlich bei Spastik, Rigidität und beim Auftreten intermittierender Dyskoordination angewandt.

Gehemmt wird, um den totalen, stereotypen spastischen Mustern entgegenzuarbeiten, sie aufzubrechen und dadurch Weichen zu stellen für automatische Reaktionen und eine größere aktive Beweglichkeit. Deshalb wird die Inhibition im allgemeinen in Verbindung und wechselseitig mit der Fazilitation benutzt.

In besonderen Fällen bei schwerer Spastik kann Inhibition als vorbereitende Maßnahme relativ isoliert vor die Fazilitation geschaltet werden, um das Kind aus seiner Unbeweglichkeit zu lösen und Beweglichkeit vorzubereiten.

Bei Haltungsfixationen wird ebenfalls gehemmt. Unter *Fixation* versteht man das Blockieren einzelner benachbarter Körperabschnitte, so daß sie nicht unabhängig voneinander gegen die Schwerkraft bewegt werden können. Die Ursache ist Insuffizienz des Haltetonus, die eine ungenügende Stabilisation des Rumpfes bewirkt und Blockaden zur Folge hat. Die Hemmung wird notwendig, wenn sich Richtreaktionen auf den Kopf und Körper nur mangelhaft entfalten können und sich Kompensationen entwickeln; z. B. kann so das aktive Sitzen vorbereitet werden.

Der Begriff Kompensation wird hier im Sinne einer Ersatzhandlung gebraucht, z. B. bei Ausweichbewegungen wegen mangelnder Stabilität kippt der Rumpf bei Gewichtsverlagerung zur Seite (*Duchenne*) oder in Hüftbeugung verstärkt ab, statt sich über der neuen Unterstützungsfläche aufzurichten. Die Hemmung des Absinkens bahnt gleichzeitig Aufrichtung an.

Hemmung und Bahnung ergänzen sich.

Der Handlungsradius vergrößert sich, das Kind erfährt durch die Hemmung mehr Bewegungsvariationen.

Fazilitation

bedeutet Erleichterung, Förderung, zur Aktivität verhelfen.

Es werden Haltung und Bewegung, Richtreaktionen, Stütz- und Gleichgewichtsreaktionen fazilitiert.

Zunächst wird die Gewichtsverlagerung erleichtert, die Gewichtsübernahme gefördert, damit sich der Körper oder ein Teil des Körpers über der jeweils neuen Unterstützungsfläche aktiv aufrichten kann.

In der Säuglingsbehandlung steht die Fazilitation der Streckaktivität gegen die Schwerkraft im Vordergrund. Die Aufrichtung der Wirbelsäule ist vorrangig, damit sich der Thorax stabilisieren und Rumpf- und Kopfkontrolle sich entwickeln können. Ebenso wird die Aufrichtung des Beckens vorbereitet. Die Stabilisation des Rumpfes bildet den Haltungshintergrund für die Entwicklung des Stützens und des Greifens. Sie bereitet das mobile Sitzen vor.

Gleichzeitig nimmt die Intensität der Streckaktivität und die Sicherheit der Haltungsbewahrung zu. Die Fazilitation der Rotation beginnt in der horizontalen Ebene. Das Kind lernt, sich aktiv zu drehen.

Gleichgewichtsreaktionen bahnen sich zunächst über einer großen Unterstützungsfläche an.

Die Entwicklung komplexer Funktionsverbindungen wird durch die Aufrichtung in die vertikale Position bei stabiler Haltungsanpassung ermöglicht.

Bei Entwicklungsverzögerungen werden, durch das Fazilitieren von Haltungsbewahrung und Bewegungsabläufen, Bewegungssequenzen durch Wiederholung erfahrbar gemacht und dem Kind verdeutlicht.

Der Therapeut reduziert seine Hilfen in dem Maße, wie die Aktivität des Kindes unter seinen Händen zunimmt bzw. übernommen werden kann.

In diesem Sinne bedeutet Fazilitation Hilfe zur Entfaltung der kindlichen Eigenaktivität.

78

Lokale Stimulation

dient der Tonuserhöhung. Sie wird angewendet zur Verbesserung der reziproken Innervation von Agonisten und Antagonisten sowie der Innervation der Synergisten zur Aktivierung der Kokontraktion.

Lokale Stimulation wird also dort nicht benutzt, wo Spastik zu finden ist.

Bei Kindern mit ataktischen und athetotischen Merkmalen, die einen hypotonen Haltungstonus aufweisen, helfen diese Techniken, die Stabilität zu verbessern; ebenso dort, wo mangelhafte sensorische Erfahrung und eine gestörte propriozeptive Reizverarbeitung vorhanden ist.

Durch Summation von Reizen werden insuffiziente Muskeln, auch die des Spastikers, aktiviert und die Tiefensensibilität verbessert.

Die wichtigsten Techniken der lokalen Stimulation sind:

a) Anwendung von Druck-Zug und Widerstand,
b) Placing als Haltearbeit gegen die Schwerkraft,
c) Tapping.

Diese Behandlungstechniken werden in Verbindung mit der Inhibition und Fazilitation benutzt oder kurzfristig für sich in die Behandlung einbezogen.

Die Stimulationen dürfen nicht dazu führen, daß Bewegungen in pathologische Muster entgleisen oder assoziierte, stereotype Muster provoziert werden.

Taktile kutane Stimulation

dient der Verbesserung der Oberflächensensibilität. Bürsten, rubbeln, reiben, drücken wird angewendet zum Bewußtmachen oder Gefühlgeben von Haltungs- und Bewegungsempfinden am Rumpf oder an den Extremitäten.

Kutane Stimulation kann auch desensibilisierend wirken, z. B. bei der Mundbehandlung.

Druck und Zug vermitteln durch die Verbesserung der Tiefensensibilität Orientierung für das Körpergefühl und Lageempfinden für Gelenkstellungen. Sie helfen, mobile Stabilität und stabile Mobilität erfahrbar zu machen.

Widerstand reduziert Spastik in den Agonisten durch Tonussteigerung in den Antagonisten sowie durch die Mobilisation synergistischer Aktivitäten.

Placing ist eine Stimulationstechnik, die an den Extremitäten, vorwiegend an den Armen durchgeführt wird. Dabei soll während einer kontrollierten Bewegung spontan vom Kind Haltearbeit übernommen werden. Dies setzt einen annähernd normalen Haltetonus der Muskulatur voraus und die Fähigkeit zu exzentrischer muskulärer Arbeit.
In die freischwebenden Extremitäten dürfen keine pathologischen Muster einschießen.

Tapping bewirkt eine Tonusänderung im Sinne von Aktivitätssteigerung einzelner Muskeln oder Muskelgruppen, indem propriozeptive und taktile Reize gesetzt werden. Durch räumliche und zeitliche Summation dieser Reize wird die Fähigkeit, sich zu kontrahieren, bei sogenannten schwachen Muskeln gesteigert. Diese Taps erfolgen zuerst rhythmisch; wenn eine stabilisierende Wirkung sichtbar wird, langsamer und mit unterschiedlich langen Pausen, um den Effekt möglichst zu erhalten.

Inhibitionstapping ist eine Stimulationstechnik, die Muskeln aktivieren hilft, die sich auf Grund ihrer hypertonen Antagonisten nicht ausreichend kontrahieren können.

Drucktapping: Propriozeptive Reize wirken stabilisierend auf Gelenkstellungen, indem Ko-Kontraktion ermöglicht wird.

Alternierendes Tapping wird günstigerweise nach dem Druck-Tapping angewandt. Es bewirkt, daß die verbesserte Haltearbeit der Muskulatur auch in der Bewegung gegen die Schwerkraft angepaßt und kontrolliert übernommen werden kann.

Streichtapping wird durch feste schnelle Striche direkt am Muskelbauch ausgeführt, um einen tonusaufbauenden Effekt auszulösen.
Alle Stimulationstechniken können abnorme Reaktionsmuster hervorrufen. Deshalb ist es bei Kindern mit zerebralen Bewegungsstörungen wichtig, die Reize sehr kontrolliert und dosiert anzuwenden.

Schlüsselpunkte

sind Kontrollpunkte, von denen aus der Muskeltonus und die Koordination von Haltung und Bewegung beeinflußt werden.
Es wird zwischen proximal und distal gelegenen Schlüsselpunkten unterschieden. Proximal gelegene Schlüsselpunkte sind der Kopf, die Wirbelsäule, der Brustkorb, die Schultern, das Becken und die Hüftgelenke. Sie erlauben eine intensive Kontrolle über Haltung und Bewegung. Deshalb

sind sie hervorragend dazu geeignet, dem Kind Gefühl für seine Körperhaltung zu vermitteln und es propriozeptive und sensomotorische Erfahrungen machen zu lassen.

Mit Hilfe der Schlüsselpunkte werden keine passiven Bewegungen ausgelöst. Die Reaktion auf den Reiz am Kontrollpunkt erfolgt nicht am Schlüsselpunkt selbst, sondern an entferntliegenden oder angrenzenden Körperabschnitten.

Je mehr Kontrolle über Haltung und Bewegung vom Kind selbst übernommen werden kann, desto distaler dürfen und sollten die Schlüsselpunkte gewählt werden.

Die distalsten Kontrollpunkte liegen an Händen und Füßen.

Die gewünschten Bewegungsreaktionen, die am Schlüsselpunkt ausgelöst werden, sind auch abhängig von der Stärke, dem Tempo oder dem Ausmaß der Kontrolle.

Um die gleichen Reaktionen zu bekommen, dürfen nicht ausschließlich die gleichen Schlüsselpunkte benutzt werden. Es ist wichtig, die Kontrolle individuell dem Kind und dem Schwierigkeitsgrad der Aktivität anzupassen, d. h. mit dem Gebrauch von Schlüsselpunkten variabel umzugehen.

Mit Hilfe der Schlüsselpunkte werden sowohl Haltung und Bewegung fazilitiert, wie auch eine pathologische oder unerwünschte stereotype Reaktion gehemmt.

Befundaufnahme

Die Befundaufnahme ist Basis und Voraussetzung für eine gründliche und individuelle Behandlung des bewegungsgestörten Kindes. Deshalb muß sie mit besonderer Sorgfalt durchgeführt werden.

Es empfehlen sich folgende Fragestellungen:
– Was kann das Kind?
– Wie bewegt sich das Kind?
– Wann und warum hat es bestimmte pathologische, primitive oder kompensatorische Verhaltensmuster?
– Welches sind die Hauptprobleme des Kindes?

Es empfiehlt sich für den späteren Vergleich, die Daten schriftlich oder durch Fotos ergänzt festzuhalten. Dazu benutzt man üblicherweise ein Schema, einen Befundbogen, der die statomotorische Entwicklung des Kindes vorgibt.

Wichtig ist eine positive Ausdrucksweise in der Beschreibung der Fähigkeiten des Kindes und seiner Grenzen. Das Kalenderalter sollte mit dem motorischen Alter in Bezug gesetzt werden. Z. B. darf die Befundaufnahme eines Schulkindes nicht mit der Entwicklungstabelle eines 15 Monate alten Säuglings, der gerade zu gehen begonnen hat, enden.

Jeder Befund muß vollständig durchgeführt, aber nicht schon bei der ersten Kontaktaufnahme beendet werden. Es kann für das Kind eine zu große Belastung sein, z. B. zu schnell und zu weit ausgezogen zu werden. Damit es sich nicht entblößt vorkommt, muß ein Schutzraum geschaffen und erhalten werden, so daß man miteinander vertraut werden kann.

Die Befundaufnahme darf deshalb auch auf dem Schoß der Mutter beginnen oder in einer angemessenen Entfernung des Therapeuten zum Kind.

Angefaßt, bewegt, gedreht und in ungewohnte Lagen gebracht zu werden, ist ein Eingriff in die persönliche Sphäre, deshalb sollten sich Therapeuten über die Wirkung ihrer Hände am Kind bewußt sein. Der Untersuchende soll mit seinen Händen einen sicheren, freundlichen und vertrauensvollen Eindruck hinterlassen.

Der Befund als Grundlage der Behandlungsplanung erfaßt das Kind als Persönlichkeit immer ganzheitlich, obgleich die Krankengymnastik speziell auf die Verbesserung der sensomotorischen Fähigkeiten ausgerichtet ist.

Die Ansprache orientiert sich am Verständnis des Kindes. Sie darf nicht auf seine mangelhaften oder unterentwickelten motorischen Möglichkeiten bezogen bleiben.

Es sollte zunächst das Verhalten, dann die Haltungs- und Bewegungsfähigkeit des Kindes präzise beschrieben werden, nicht aber ohne weiteres, unbedacht, sofort interpretiert werden. Das geschulte Wahrnehmungsvermögen des Therapeuten und solide Kenntnisse von normaler Haltung und Bewegung helfen hier, Fehler zu vermeiden.

Der Therapeut darf sich nicht damit begnügen, aufzuzeigen, was das Kind nicht kann, sondern hat zu beschreiben, was es statt dessen und wie es etwas tut.

Der Befund erfaßt sowohl die Quantität in der statomotorischen Entwicklung wie auch deren Qualität.

Das Wesentliche der zerebralen Bewegungsstörung ist sowohl der abnorme Muskeltonus wie auch die Koordinationsstörung der Muskeltätigkeit. Deshalb kommt der Bewertung der Tonusqualität bei der Befundaufnahme für die Behandlungsplanung eine besondere Bedeutung zu.

Während der Ruhetonus für die Behandlung nur von geringem Interesse ist, spielt der Einfluß des Aktivitätstonus eine ganz entscheidende Rolle für Haltung und Bewegung. Auch auf die Ausdauer und das Ausmaß der Bewegungsfähigkeit, für den Gebrauch von Schutz-Richt- und Gleichgewichtsreaktionen hat er einen wesentlichen Einfluß.

Im Befund wird klar aufgezeigt, welche Möglichkeiten der Eigenaktivität das Kind spontan oder mit geringer Hilfe zur Verfügung hat, ob und wie es seine Bewegungsmöglichkeiten ausnutzt.

Wir unterscheiden z. B. zwischen primitiven Bewegungsmustern, die physiologisch sind und in einer bestimmten frühen Entwicklungsstufe allgemein vorkommen, und zwischen pathologischen Mustern in Haltung und Bewegung, die als Entgleisung angesehen werden können und in der normalen Entwicklung so nicht vorkommen.

Kompensatorische Bewegungsmuster, die einen Mangel an Stabilität und Aufrichtungsfähigkeit erkennen lassen, müssen ebenfalls vermerkt werden. Dort, wo sich zusätzliche Behinderungen, wie z. B. unter anderem Krampfleiden in der Behandlung ungünstig bemerkbar machen, sollten sie in der Behandlungsplanung berücksichtigt werden.

Der Gebrauch von Hilfsmitteln kann ebenfalls ein besonderer Punkt in der Behandlungsplanung werden.

Wesentlich ist, daß der Befund die Hauptprobleme des Kindes deutlich macht und seine jeweiligen Bedürfnisse direkt berücksichtigt. Deshalb sollten Befund und Behandlung einen festen und aktuellen Bezug zueinander haben und behalten.

Behandlungsziele

Generell sind die Ziele in der krankengymnastischen Behandlung auf die Verbesserung der Selbständigkeit des Kindes hin ausgerichtet.

Der sensomotorische therapeutische Ansatz gilt den Tonus- und Koordinationsverhältnissen für den Haltungs- und Bewegungshintergrund des Kindes, damit seine Handlungsfähigkeiten erweitert und erleichtert werden können.

Die ganzheitliche Sicht in der Behandlung des bewegungsgestörten Kindes hat Bezug auf eine quantitative und qualitative Zunahme aller seiner Fähigkeiten auf motorischer, geistiger, emotionaler und sozialer Ebene.

Spezielle Ziele orientieren sich an der normalen frühkindlichen Entwicklung. Es können jene Funktionskomplexe sein, die als Meilensteine bezeichnet werden.

Z. B.: Das Kind soll greifen-sitzen-stehen-gehen lernen aber auch hüpfenklettern und rennen.

Die Verbesserung der Stütz-Richt- und Gleichgewichtsreaktionen sind automatisch in diesen handlungsorientierten Funktionen enthalten. *B. Bobath* hat in ihrer Unterrichtstätigkeit immer besonders darauf hingewiesen, daß sich die Behandlung des einzelnen Kindes individuell an seinen speziellen Bedürfnissen auszurichten hat.

Behandlung als Interaktion

In der Behandlung als Interaktion zwischen *Therapeut und Kind* sind allgemein gültige Prinzipien zu bedenken und besondere Überlegungen für den Therapieablauf anzustellen. Die Wahl der Maßnahmen bezieht sich auf den speziellen krankengymnastischen Befund.

Behandlungsansatz ist die sensomotorische Vorbereitung von Bewegungsabläufen. Handhabungen unterschiedlichster Art, wie Gewichtsverlagerung, die Basis sichern, Druck oder Zug anwenden, Gewicht übernehmen lassen, verhelfen dem Kind dazu, sensorische Eindrücke wahrzunehmen und durch motorische Impulse zu beantworten.

Das Gefühl für Haltung und Bewegung, welches das Kind dabei aufnimmt, erspürt und verarbeitet, muß von ihm akzeptiert werden. Das geschieht durch eine langsam wachsende Erfahrung, daß Bewegt-werden und Sichbewegen nichts Bedrohliches sind. Es lernt, sich bei der Behandlung sicher und deshalb wohl zu fühlen. Eine für das Kind überschaubare, als kontrolliert erfahrene Haltung, lockt Bewegung hervor, die der Therapeut unter seinen Händen als aktive Übernahme und Mitarbeit des Kindes erlebt. Zu diesem Zeitpunkt ist es wichtig, die Inhibition möglicher motorischer Entgleisungen zu übernehmen, stereotype Bewegungsmuster nicht zuzulassen, die neugewonnenen motorischen Möglichkeiten durch oftmaliges Wiederholen zu festigen. Das Kind wird auf diese Weise ermutigt, Bewegungsabläufe eigenständig zu übernehmen, Handlungen auszuführen.

In demselben Maße wie das Kind seine motorischen Fähigkeiten erprobt, liegt der Schwerpunkt der Behandlung beim Therapeuten in der «Überwachung» der Bewegungssequenzen. Das heißt, daß er die Kontrolle der Haltungsbewahrung in Grenzsituationen begleitet.

Wesentlich ist, daß dem Kind eine spontane Bewegungsübernahme nicht nur erlaubt, sondern angeboten wird.

Der Therapeut wird das Kind in diesem Stadium der spontanen Eigenaktivität zu mehr Variabilität in der Durchführung von handlungsorientierten Bewegungsabläufen bringen, um die guten Ergebnisse zu festigen und Freude an der Bewegung zu schaffen.

Daraus ergibt sich, daß Hilfen deutlich angeboten, akzeptiert, in dem Maße aber zurückgenommen werden müssen, wie das Kind unter den Händen Eigenaktivität entfaltet. Es ist selbstverständlich, daß diese Hilfen aber dort zuverlässig wieder verstärkt zur Verfügung stehen, wo sich der Schwierigkeitsgrad bei komplexen Bewegungen erhöht.

Die Hand des Therapeuten

übt auf das Kind einen entscheidenden Einfluß in der Behandlung aus. Deshalb sollen hier einige Überlegungen über die Wirkung der Hände angestellt werden:

– Die Hand nimmt Kontakt auf und muß vom Kind akzeptiert werden. Das gelingt meistens, wenn sie Unterstützung und Sicherheit anbietet, wenn sie Verständnis zeigt und ruhig wirkt.
– Die Hand gibt Anweisungen, deshalb muß sie deutlich sein und klare Zeichen setzen. Sie führt in die Bewegung hinein, sie gibt eine Richtung an oder ein Tempo vor. Sie begrenzt einen unbekannten Raum und schafft einen überschaubaren Rahmen für die Bewegung.
– Sie bremst oder verhindert unerwünschte pathologische Reaktionen. Dazu muß sie bewußt und gezielt, manchmal mit Kraft, eingesetzt werden.
– Die Hand nimmt Informationen entgegen. Sie muß wahrnehmen, ob sie verstanden wird, wann und worauf sie antworten soll.

Die Hand des Therapeuten führt und läßt sich vom Kind führen.

Kurz zusammengefaßt haben die Hände am Kind verschiedene Aufgaben gleichzeitig aber mit wechselnden Akzenten zu bewerkstelligen:

Sie hemmen pathologische Muster, die Bewegungsentwicklung hindernden Kompensationen und die Beweglichkeit blockierenden Fixationen.

Sie bahnen und erleichtern Haltung und Bewegung.

Sie nehmen Informationen auf und sorgen dafür, daß sie verwertet werden.

Elternarbeit

Voraussetzung für den optimalen Ablauf und den Erfolg der Therapie eines bewegungsgestörten Kindes ist, daß sich eine vertrauensvolle Zusammenarbeit mit den Eltern, der Mutter bzw. der Bezugsperson des Kindes entwickelt. Dazu muß ein guter Kontakt aufgebaut werden zwischen Therapeut, Mutter und Kind. Gleichzeitig gehört dazu eine grundlegende positive Einstellung von Therapeuten und Eltern zum behinderten Kind wie auch zur Therapie des Kindes.

Der Therapeut wird der Mutter zuhören und so Informationen aus dem häuslichen Bereich erhalten, die er in seinen Therapieplan einbauen kann. Umgekehrt wird die Mutter vertraut gemacht mit den Fähigkeiten wie auch mit den Schwierigkeiten, die ihr Kind hat beim Sich-bewegen, beim Spielen, beim Essen – im Alltag überhaupt. Die Mutter sollte verstehen, was der Therapeut während der Behandlung tut, warum er auf bestimmte Dinge besonderen Wert legt, was und warum etwas vermieden und gefördert werden sollte. So lernt die Mutter die Prinzipien der Behandlung für ihr eigenes Kind zu akzeptieren, zu übernehmen und zu unterstützen. Deshalb sollte die Mutter das Kind nicht zur Therapie abgeben oder bei der Therapie nur zuschauen. Der Therapeut sollte zunächst die Mutter anleiten, wie das Kind aufgenommen, getragen oder hingesetzt, an- und ausgezogen, gefüttert wird. Die vielen Handhabungen des alltäglichen Lebens können beim Kind so gestaltet werden, daß schädliche und das Kind schädigende Haltungen vermieden und förderliche oft angeboten und wiederholt werden. Dazu darf man auch der Mutter gegebenenfalls klar und deutlich die Hände führen und sie fühlen lassen, in welche Richtung oder mit welchem Druck oder Zug Haltung oder Bewegung des Kindes unterstützt werden.

In dieser Weise kann die Mutter auch lernen, bestimmte vorbereitende Bewegungsabläufe mit ihrem Kind zu Hause durchzuführen. Dies ist deshalb so bedeutsam, weil motorisches Lernen durch Wiederholung geschieht. Oft ist es für die Mutter wichtig und auch hilfreich, die normale frühkindliche Entwicklung kennenzulernen und von daher zu verstehen, welche vorbereitenden Aktivitäten nötig sind, damit das Kind z. B. das Greifen, das Sitzen oder das Stehen erlernt. Schwerpunktänderungen und Wechsel in der Behandlungsdurchführung müssen deshalb mit der Mutter besprochen und ihr erklärt werden.

Führt die Mutter ein Tagebuch, in dem sie besondere Vorkommnisse im Bewegungsverhalten des Kindes festhält, so sollte der Therapeut nicht versäumen, auf diese Aufzeichnungen einzugehen und sie mit der Mutter zu besprechen.

Schwierigkeiten, die Mutter, Kind oder der Therapeut miteinander haben können, müssen nicht nur vom Therapeuten allein und einseitig zu lösen versucht werden. Mitunter besteht die Hilfe, die der Therapeut geben kann, darin, die Mutter an eine kompetente Anlaufstelle zu verweisen, z. B. an Sozialarbeiter, Psychologen, den Facharzt oder andere spezialisierte Personen, die im Umfeld des zerebralgeschädigten Kindes tätig sind.

Interdisziplinäre Zusammenarbeit

Teamarbeit spielt im Bobath-Konzept eine besondere Rolle. Sie gehört zu den Voraussetzungen für jeglichen Therapieerfolg.

Zum Team gehören unterschiedliche Berufsgruppen wie z. B. Arzt, Krankengymnastin, Beschäftigungstherapeutin, Logopäde, Kindergärtnerin oder Lehrer, gegebenenfalls der Psychologe ect. in ständigem Kontakt mit den Eltern.

Wesentlich ist, sagt *B. Bobath,* daß jede Person, die mit dem Kind in therapeutischer Sicht zusammenarbeitet, sowohl die Probleme wie auch die Fähigkeiten dieses Kindes gleichermaßen erkennt. Alle diese Personen sollten kooperieren, miteinander die gleichen Ziele verfolgen, damit dem Kind, das sie therapieren und mit dem sie umgehen, individuell in seinen Bedürfnissen geholfen wird.

Dazu übernimmt vorzugsweise der Therapeut die Führung, der mit dem im Vordergrund stehenden Problem zur Zeit am besten umgehen kann.

Jedes Team-Mitglied soll sich dessen bewußt sein, daß seine einzelnen Tätigkeiten untereinander im Zusammenhang und in Wechselwirkung zueinander stehen. Macht das Kind z. B. in der Therapie mehr sensomotorische Erfahrungen und verbessert sich seine Beweglichkeit, so nimmt der Lernzuwachs auf allen Gebieten zu, und jeder nimmt den Erfolg wahr.

Das Kind hat keine andere Möglichkeit zu lernen, als durch Wiederholung Erfahrung zu sammeln. Eine Verstärkung der einzelnen Therapien untereinander im Umgang mit dem Kind, zu Hause oder in der Schule, erlaubt diesem allmählich eine Übernahme des Gelernten in das alltägliche Leben.

Es wird so ein ganzheitlicher Lernzuwachs ermöglicht.

Dazu gehört eine große Flexibilität der Therapeuten und Bezugspersonen des Kindes und die Bereitschaft, die Aufarbeitung der Probleme des zere-

bral geschädigten Kindes zu teilen, Erfahrungen auszutauschen, Strategien abzustimmen.
Teambesprechungen und möglichst auch Hausbesuche sind daher nicht nur nützlich, sondern unerläßlich.

Praktische Beispiele

Abb. 1: Rückenlage eines 6 Monate alten Säuglings.
Das Kind hat eine symmetrische Haltung auf dem Tisch. Der Rumpf wirkt hypoton. Das Kinn drückt auf das Brustbein. Die Schulter ist hochgezogen. Die Oberarme liegen auf der Unterlage auf. Der Bauch erscheint groß und weit, die Hüftgelenke sind enggestellt. Die Füße halten sich aneinander fest.
Es ist wichtig, dem Säugling in der Behandlung Haltungs- und Bewegungserfahrung anzubieten. Dazu müssen Therapeuten auf unterschiedlichem Niveau arbeiten. Sie sollten

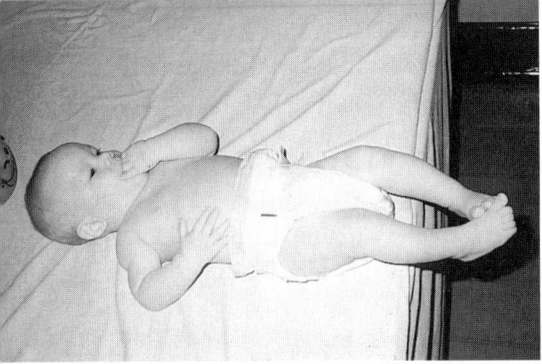

– Lücken auffüllen, die das Kind in seiner statomotorischen Entwicklung aufweist;
– Altersgerechte Tätigkeiten in die Behandlung einbeziehen;
– Den kommenden Entwicklungsschritt vorbereiten.

Gleichzeitig wird Quantität und Qualität im Bewegungsverhalten beachtet, aber auch ein angemessenes Tempo im Bewegungsverhalten nicht vergessen.

Abb. 2: Die Behandlung auf dem Schoß bietet dem Säugling eine natürliche Art, sich dem Bewegtwerden anzupassen, Richt- und Stützreaktionen zu entwickeln.
Druck von den Schultern in Richtung Hüften stabilisiert den Schultergürtel: der Nacken

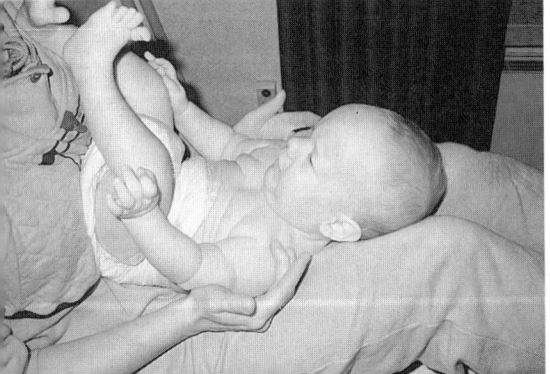

verlängert sich, die Hände öffnen sich. Es kommt eine Hand-Augen-Knie-Beziehung zustande. Das Kind erfährt eine symmetrische Körperhaltung. Die Hüften liegen höher als der Schultergürtel. Die Gewichtsverlagerung auf eine Schulter geschieht, indem die Therapeutin jeweils einen Oberschenkel absenkt, auf dem das Kind liegt.

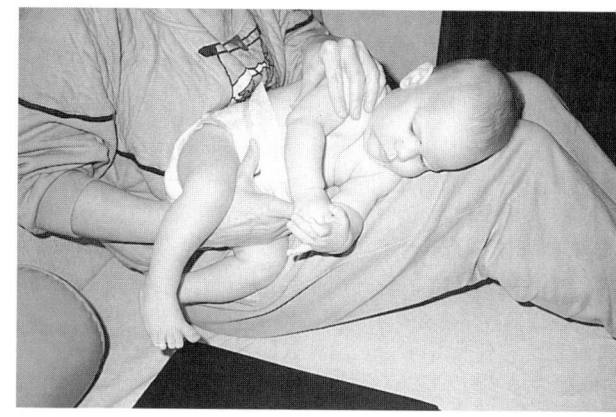

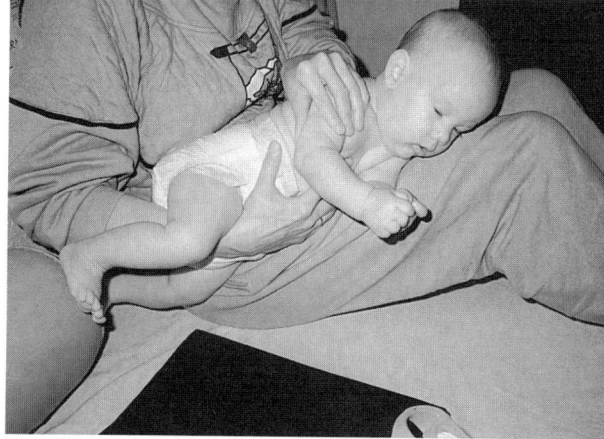

Abb. 3a bis c: Das Drehen über die Seitenlage bis, wenn möglich, zur Bauchlage. Es bewirkt Stellreaktionen des Kopfes auf den Körper und eine belastete lange, Gewicht tragende Körperseite. Das Kind nimmt seine symmetrische Körperhaltung gegen den Fall mit.

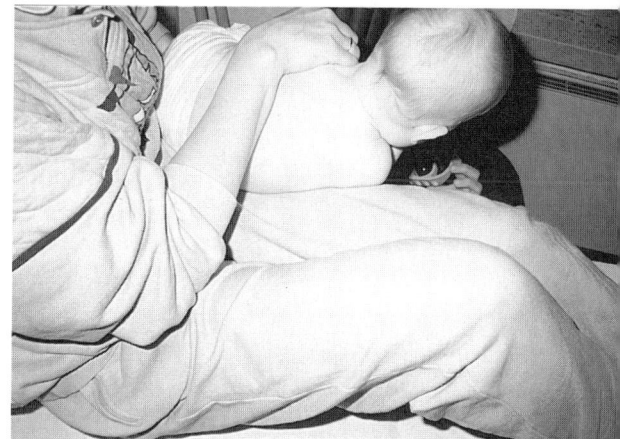

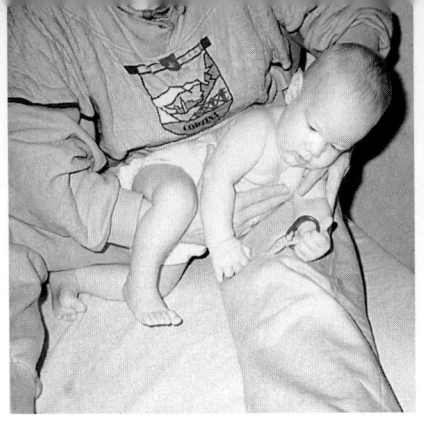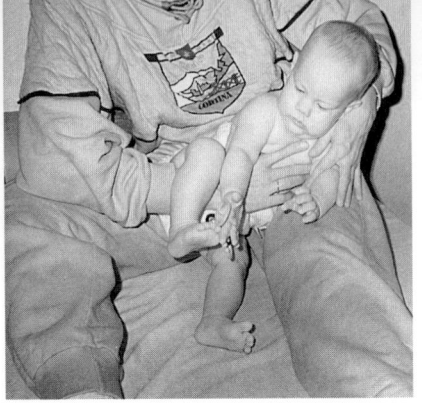

Abb. 4a und b: Mobilität aus der Seitlage bereitet das Sitzen vor. Die Unterarme müssen zum Stützen gebracht werden, damit der Schultergürtel lernt sich aufzurichten.
4a: Über der Gewicht tragenden unteren Thoraxseite soll sich der Körper aufrichten, ohne die Bewegungsfreiheit der Beine zu verlieren.
4b: Die Therapeutenhand am Rumpf agiert wie ein «bewegliches Korsett». Es gibt dem Rumpf so viel Halt, daß freie Armbewegungen spontan möglich werden.

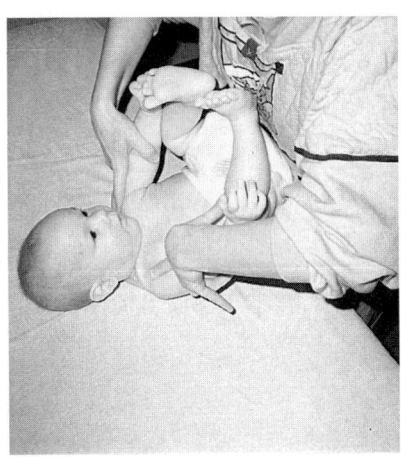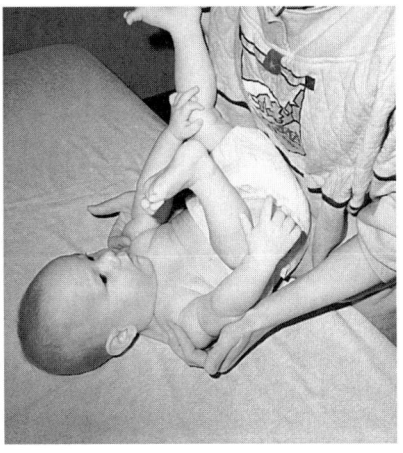

Abb. 5a und b: Um Greifen zu können, muß sich der Thorax stabilisieren. Er muß Gewicht tragen. Der Nacken muß sich verlängern und der Kopf in Mittelstellung gehalten werden können. Die Hände öffnen sich und kommen in das Gesichtsfeld.
5a: Der Schultergürtel trägt Gewicht, weil das Becken höher gehalten wird.
In dieser Ausgangsstellung kommt ein guter Kontakt zwischen Kind und Therapeut zustande.
5b: Stabilisiert sich der Thorax, so entwickelt das Kind eine symmetrische Körperhaltung, die Arme können sich gegen den Rumpf und vor dem Rumpf frei bewegen.

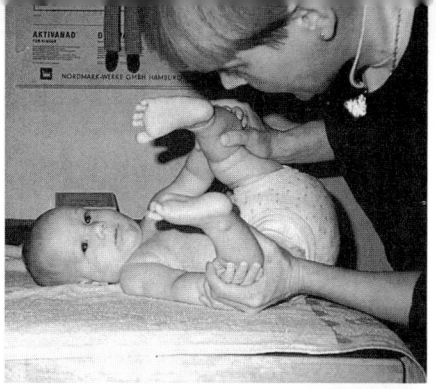

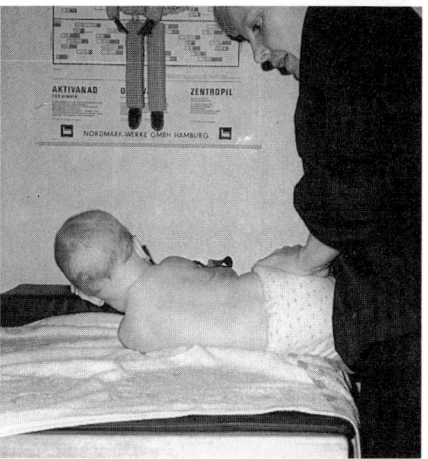

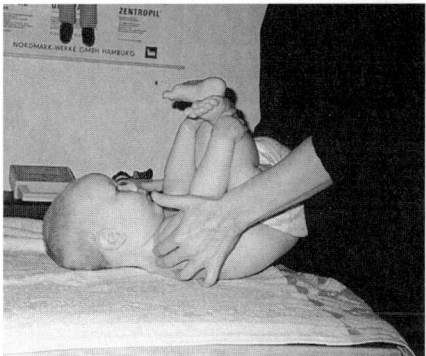

Abb. 6a bis d: Eine Hand-Augen-Fußbe-
ziehung herstellen bringt Streckung in den
Nacken. Eine volle Belastung auf den
Thorax vermittelt das Gefühl für eine symmetrische Körperhaltung.
Die Sitzhaltung wird vorbereitet: Rücken-
streckung bei gebeugten Hüften. In der
Behandlung findet aus jeder guten Position heraus Bewegung statt, zuerst nach
lateral aber auch diagonal um den Rumpf
zu stabilisieren und Kopfstellreaktionen
frei zu setzen.

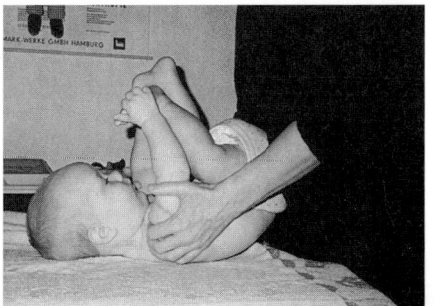

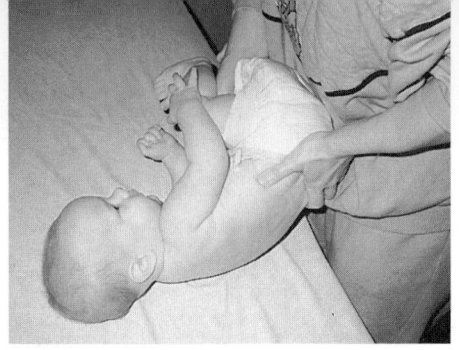

Abb. 7a und b: Schulterstütz auf dem Behandlungstisch.
7a: Der einseitige Schulterstütz leitet die Stellreaktion auf den Körper ein.

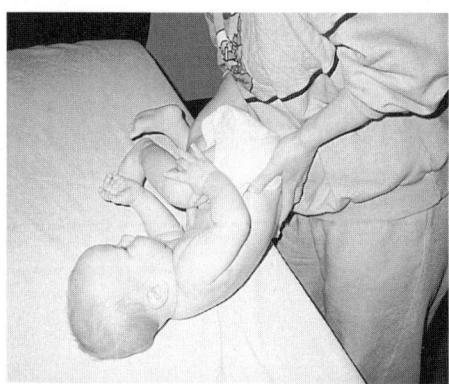

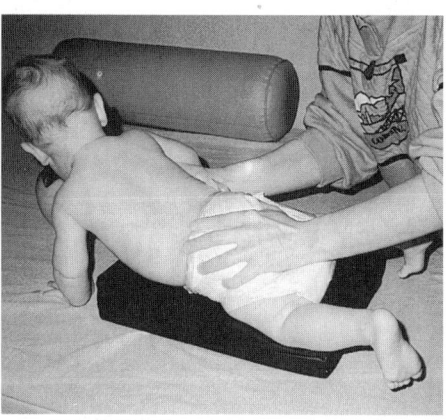

Abb. 8a und b: Am Beispiel – Stütz aus der Bauchlage ist gut zu erkennen, daß die Entwicklung der Aufrichtung sich zuerst zephalokaudal, dann transversal und diagonal vollziehen muß, dann wird das Kind in der Bauchlage handlungsfähig, es kann spielen.
8a: Einseitiger Handstütz wird hier aus der Bauchlage über die laterale Gewichtsverlagerung vorbereitet.
8b: Gewichtsverlagerung nach lateral muß durch eine Sicherung der Basis (am Becken) ermöglicht werden. Sie bringt Aufrichtung in die Wirbelsäule und verlängert den Nacken.

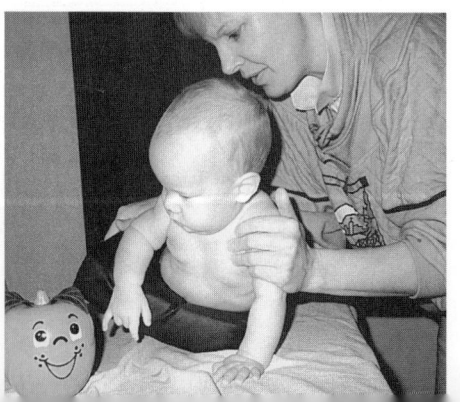

Abb. 9a bis c: Halbhohe Positionen schaffen einen Übergang in die vertikale Haltung. Die Hand der Therapeutin
– gibt dem Rumpf Halt,
– prüft die Stärke der Fixation des Kopfes (Kinn) am Brustbein,
– verlagert Gewicht und bewirkt Stellreaktionen des Kopfes auf den Körper,
– vermittelt dem Kind ein Gefühl für die symmetrische Körperhaltung in der Aufrichtung.
Die Therapeutin benutzt unterschiedliche Schlüsselpunkte. Durch fein dosiertes Drucktapping wird der Haltungstonus im Rumpf aufgebaut, so daß der Säugling seine Fixationen (Kopf am Brustbein) loslassen kann und Richtreaktionen ermöglicht werden.

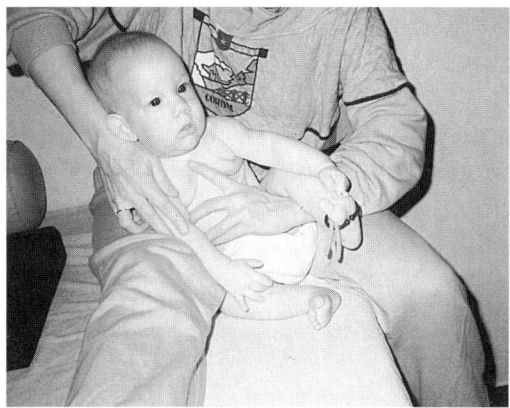

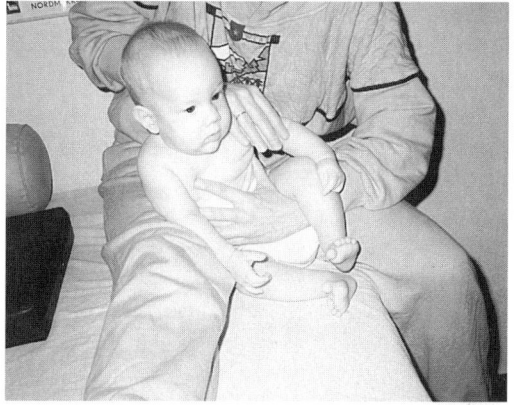

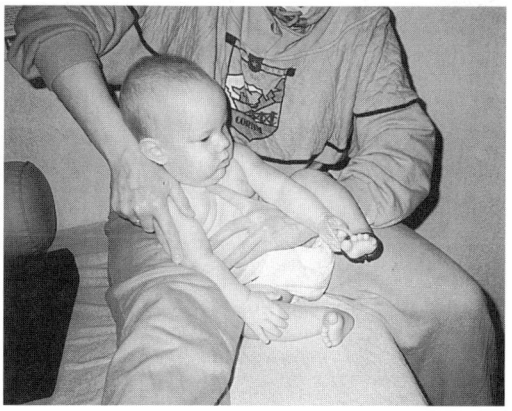

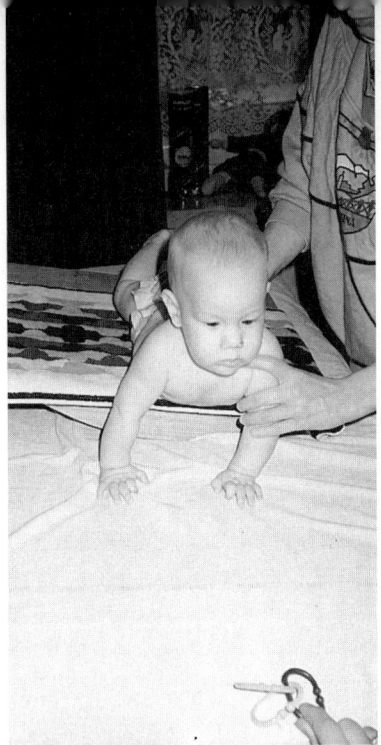

Abb. 10a und b: Gewichtsverlagerung auf dem Schaukelbrett. Der rechte Arm ist einwärts gedreht, die Handwurzeln sind stärker belastet als die Handaußenkante der linken Hand. Das Kind greift mit den Augen, bevor es mit der Hand greift.
Um die Rumpfkontrolle zu verbessern, muß die Stützfähigkeit auf den Schultergürtel angebahnt werden.
Die Schulter der Gewicht tragenden Seite sollte tiefer stehen, als die Schulter der unbelasteten Körperseite.

Abb. 11: Eine fein abgestimmte, diskrete Gewichtsverlagerung am Rumpf nach lateral und diagonal ist wichtig, um die Rumpfkontrolle zu verbessern. Die Einwärtsdrehung der Arme verrät eine noch unzureichende Schultergürtelstabilität. Die Hand am Rumpf bahnt die Gewichtsverlagerung und nimmt gleichzeitig Informationen auf über die Qualität der Haltefähigkeit.

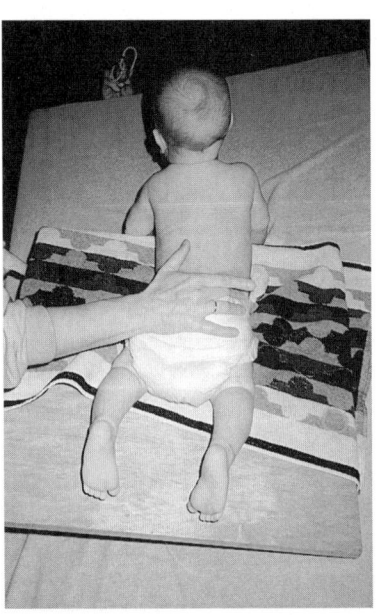

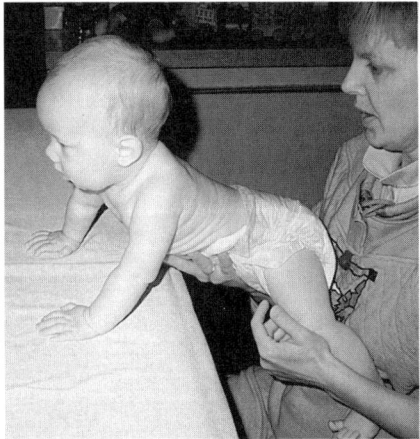

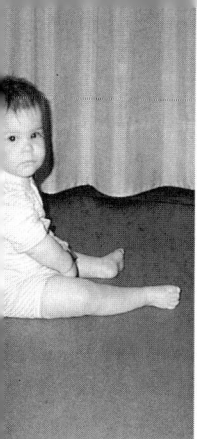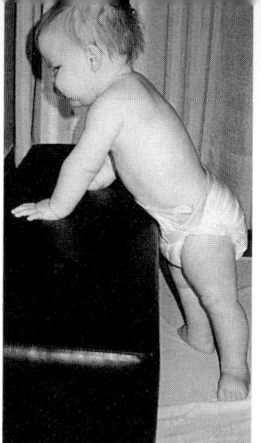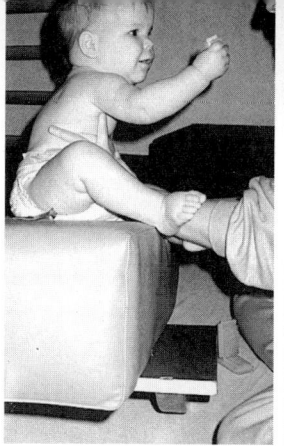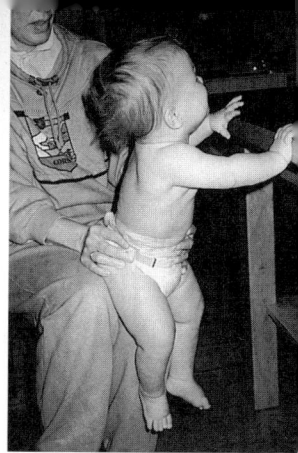

Abb. 12a bis d: Der einjährige Knabe sitzt mit geradem Rücken und abduzierten Beinen frei. Er zeigt wenig Eigenaktivität und vermeidet jede selbständige Gewichtsverlagerung aus dieser Position. Merkmale des kindlichen Sitzens:
– Rücken aufgerichtet, Kopf in Mittelstellung frei beweglich;
– Schultergürtel mobil auf dem stabilen Thorax;
– Hüften gebeugt und abduziert;
– Gewichtsverlagerung im Rumpf nach lateral muß möglich sein;
– Knie mobil.

Sitzen können bedeutet immer, beim Sitzen mobil zu sein. Dazu muß das Kind sein Körpergewicht verlagern können, sich selbst hinsetzen lernen. Das übt der gesunde Säugling, indem er seinen Rumpf mit Hilfe der Arme über das Becken zurück schiebt.

In der Behandlung ist die Kontrolle der Bewegungsübergänge wichtiger als die Position selbst. Gleichzeitig entsteht aus jeder Position mobile Haltung, wenn Bewegungsübergänge ermöglicht und oftmals wiederholt werden.

Kleine Bewegungsschritte unter Kontrolle zu halten erfordert u. a. auch, daß der Therapeut möglichst viele angrenzende Positionen kennt und dem Kind in alle möglichen Richtungen hin Bewegungserfahrung ermöglicht.

Wenn im Rumpf der Hypotonus nicht durch Stabilität ersetzt wird, stellen sich Fixationen ein, deren Folgen auch in anderen Körperpartien fühlbar und sichtbar werden.

12b: Hingestellt trägt das Kind sein Körpergewicht über einer großen Basis. Auffällig sind die nach außen gestellten Füße, deren Innenkanten stark belastet sind, ein Zeichen für mangelhafte Hüftstabilität und insgesamt schlechtes Gleichgewicht.

Diesem Kind sollten in der Behandlung vielfältige Zwischenpositionen angeboten werden, die es von selbst nicht einnimmt.

12c: Richtreaktionen des Körpers auf den Körper sind Bestandteile des Sitzen-Könnens. Vorbereitet wird der mobile Sitz durch Gewichtsverlagerung im Sitzen auf jeweils eine Hüfte. Das Kind reagiert auf die deutliche Gewichtsverlagerung
– mit Abduktion und Beugung der frei werdenden Hüfte,
– indem es seinen Kopf aufrichtet.

12d: Die Instabilität des Rumpfes zeigt sich an der eingeschränkten Aufrichtung des Rückens, den instabilen Schulterblättern, der inaktiven Kopfhaltung, die Schulter erscheint hochgezogen. Das einjährige Kind macht keine Versuche sich hochzuziehen.

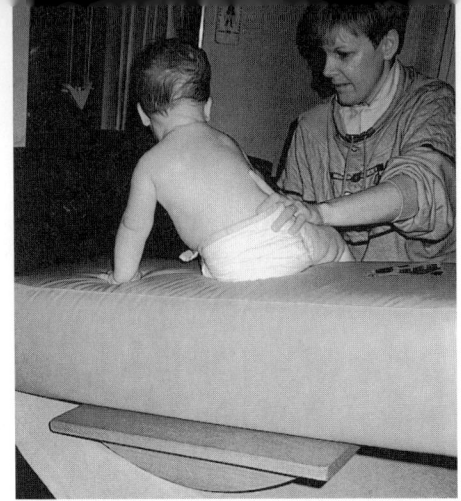

Abb. 13a bis c: Sich gegen eine mobile Unterlage stabilisieren können erfordert eine gut abgestimmte Anpassungsfähigkeit der diagonalen Rumpfarbeit. Ein Gleichgewicht zu finden zwischen Stützen, sich über der Basis aufzurichten und eigenständig Gewicht zu verlagern sind die Voraussetzgung für handlungsorientierte Aktivitäten.

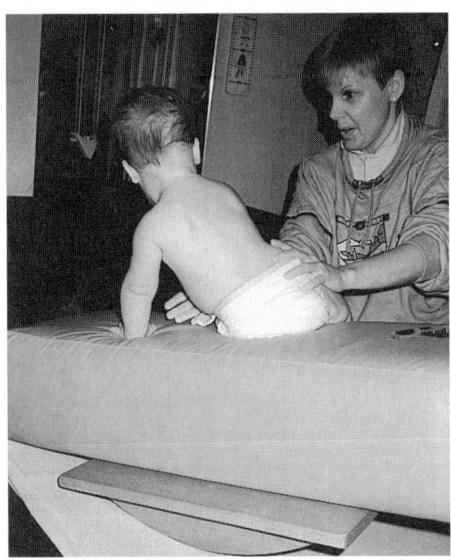

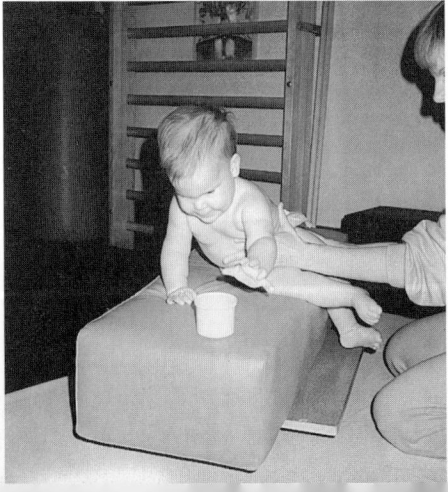

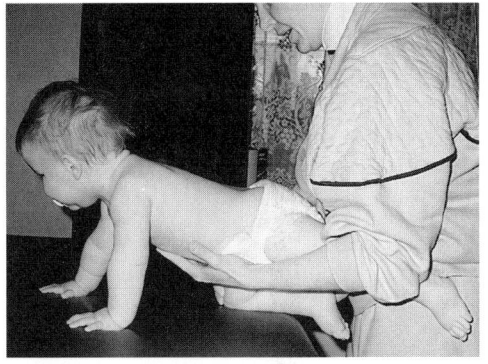

Abb. 14a bis d: Die Stützaktivität im «Dreibeinstand» ermöglicht dem Kind von hier aus, in den Seitsitz zu kommen und sich selbständig hinzusetzen.

Die Kontrolle des Rumpfes und der Stützaktivitäten von unterschiedlichen Schlüsselpunkten aus vermittelt dem Kind Bewegungserfahrung und verbessert Stütz- und Gleichgewichtsreaktionen.

Das Gewicht wird aus der horizontalen Ebene vorwiegend nach hinten unten verlagert. Axialer Druck auf die Gelenke hilft Gewicht tragen vorzubereiten.

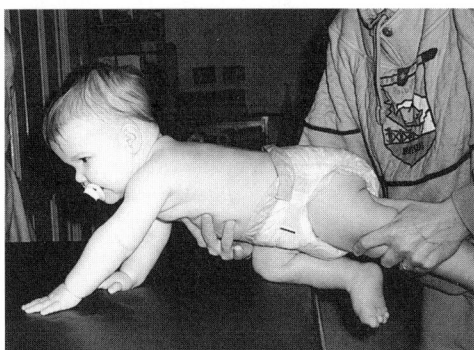

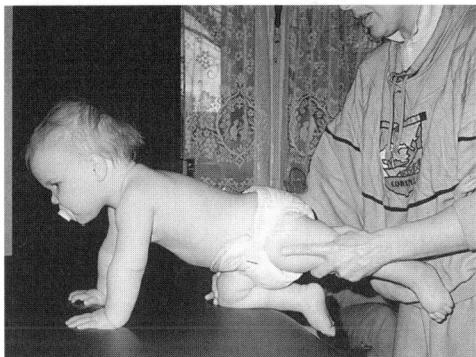

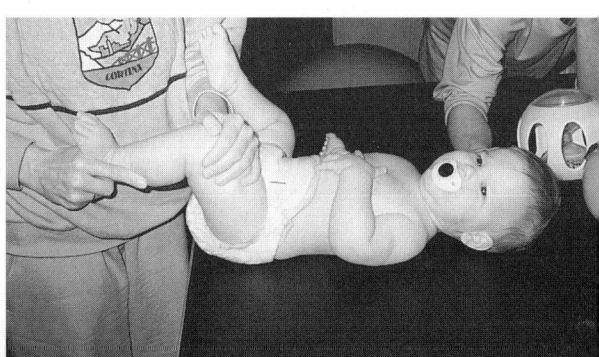

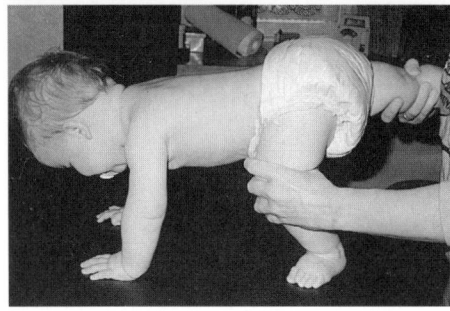 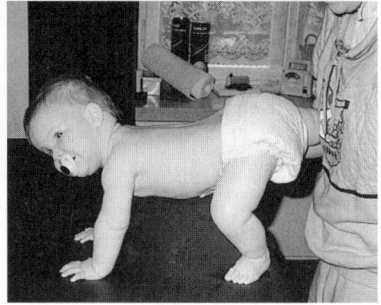

Abb. 15a: Die Gewichtsübernahme auf den Fuß transportiert Körpergewicht auf den Schultergürtel und aktiviert den Rumpf zu verstärkter Haltearbeit. Das Aufstehen über den Bärenstand wird vorbereitet. Dem einjährigen Kind werden neue sensomotorische Erfahrungen vermittelt.

Abb. 15b: Ein wichtiger Punkt ist das Ingangsetzen eines Lernvorganges. Denn Motorik wird nicht durch einen speziellen Impuls allein ausgelöst. Der Motorik liegt immer ein zentraler Plan zugrunde, der durch Verschaltungen, Rückkoppelungen und hemmende Einflüße gezielte Bewegungen möglich macht. Deshalb müssen die Behandlungstechniken so eingesetzt werden, daß eine Funktionsverbesserung meßbar wird.

Abb. 16a und b: Die Hüftkontrolle verbessern bedeutet, die Hüften zu stabilisieren. Nur so können sie auf das Gewicht tragen vorbereitet werden. Dabei ist zu beachten, daß die Hüften nicht nur im Stand und nicht erst im Stand Körpergewicht tragen. Für alle Sitzpositionen bedeutet Hüftkontrolle die Hüften in Flexion mit Abduktion zu stabilisieren. Für die Standpositionen müssen die Hüften in Extension mit Abduktion vorbereitet werden. Dabei ist zu wissen, daß sich im Hüftbereich keine mobile Stabilität entwickeln kann, ohne eine gute Beckenmobilität in allen Ebenen.

16b: Der Kniestand wird durch Druck von der Hüfte auf das Kniegelenk stabilisiert, so daß der andere Fuß vorgesetzt werden kann. Das Kind richtet sich über der neuen Unterstützungsfläche auf. Die deutliche Hüftstreckung der Standbeinseite vergrößert die Basis und macht Bewegung über der Basis möglich.

Hüftstabilität benötigt eine gute Streckvorlage, die durch die Hand am Becken angebahnt wird.

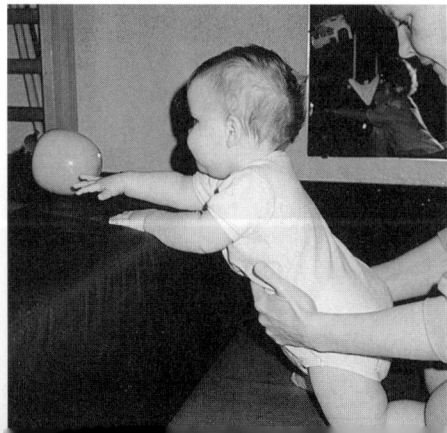 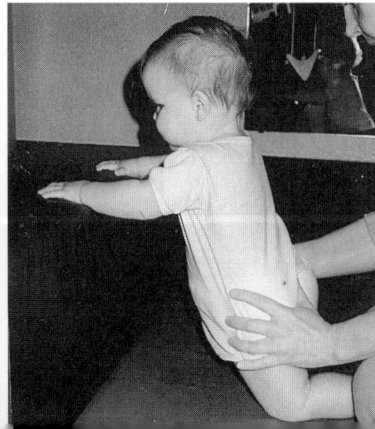

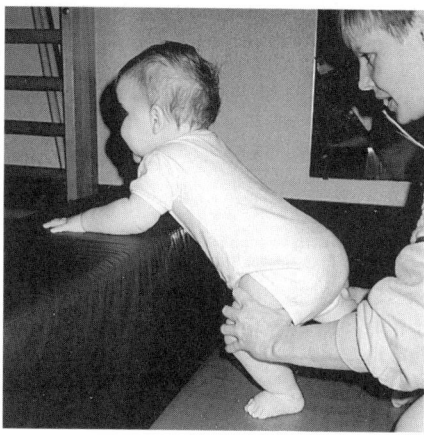

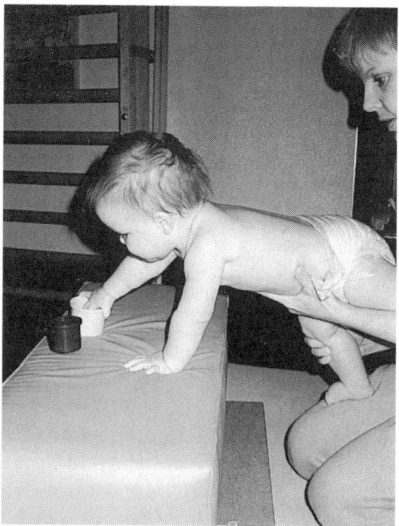

Abb. 17: Stand mit gebeugten Hüften entspricht dem Bärenstand.
Gewicht tragen auf mobilen Füßen muß vorbereitet werden.
Gewichtsverlagerung in Schrittstellung.
Axialer Druck vom Knie zum Fußgelenk bietet ein deutliches Gefühl für die Basis und Sicherheit für den Transport des Körpers in die Aufrichtung. Er dient der Spastikreduzierung in den Beinen, der Hüftstabilität und der Mobilität des Beckens für den Schritt.
Abb. 18a bis c: Der Entwicklungsschritt vom Sitzen zum Stehen vollzieht sich über den Bärenstand. Die Beine sollen Körpergewicht bei gebeugten Hüften, gebeugten Knien und mobilen Füßen übernehmen. Das gelingt nicht ohne eine gute diagonale Rumpfkontrolle. Das Gewicht übernehmende Bein bekommt Führungshilfe. Der einseitige Handstütz fördert die diagonale Rumpfkontrolle vom Schultergürtel aus. Der einseitige Hüftstütz bahnt die diagonale Rumpfarbeit vom Becken her an.

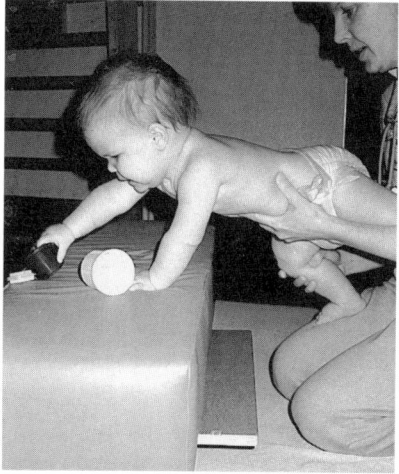

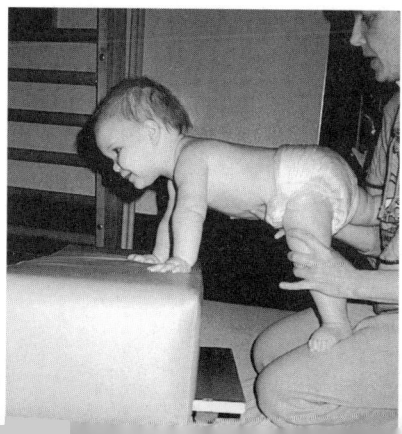

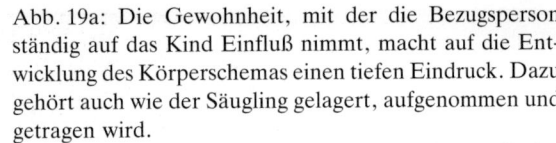

Abb. 19a: Die Gewohnheit, mit der die Bezugsperson ständig auf das Kind Einfluß nimmt, macht auf die Entwicklung des Körperschemas einen tiefen Eindruck. Dazu gehört auch wie der Säugling gelagert, aufgenommen und getragen wird.

Das Kind wird so getragen, daß es seine Haltung, die der Körpermitte zugeordnet ist, bewahren kann. Die Wirbelsäule und der Bauch werden stabilisierend unterstützt. An den hochgezogenen Schultern erkennt man eine mangelhafte Stabilität des Brustkorbes.

Abb. 19b: Wird der Säugling in Bauchlage getragen, so erleichtert man die Streckung der Wirbelsäule und ermöglicht dem Kind die Aufrichtung des Kopfes gegen die Schwerkraft.

Abb. 19c und d: Je mehr natürliche Möglichkeiten gefunden werden, ein Kind zu tragen, desto mehr sensomotorische Erfahrungen werden dem in seiner Entwicklung verzögertem Kind geboten.

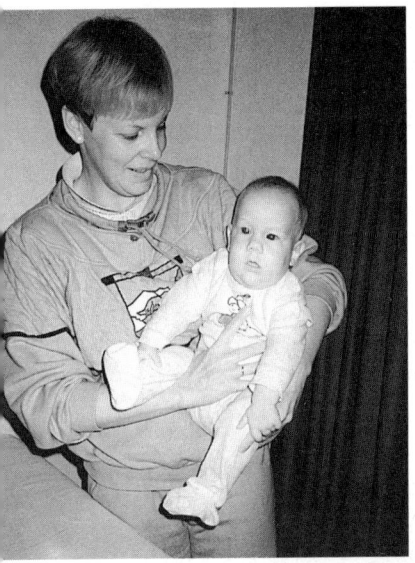

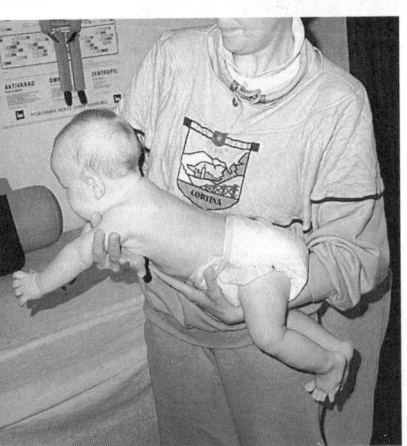

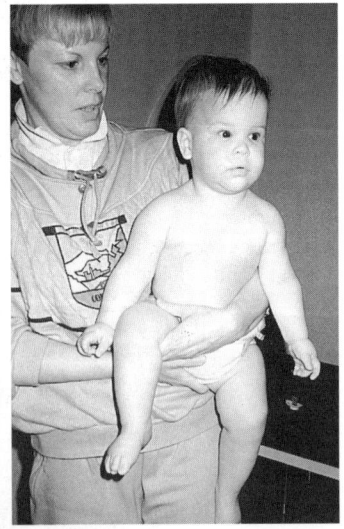

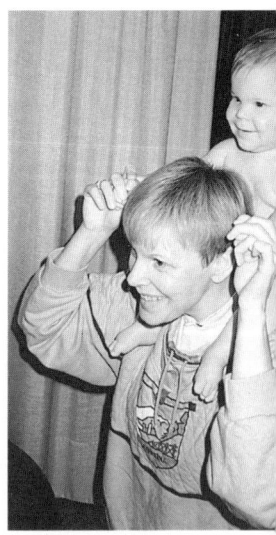

Abb. 20a bis c: Maria, 8jähriges Mädchen, schwere Spannungsathetose. Die Haltungsbewahrung im Sitzen wird sowohl auf einer festen als auch auf einer mobilen Unterstützungsfläche angebahnt. Dadurch wird dem Kind eine selbständige Aktivität unter Augenkontrolle ermöglicht.

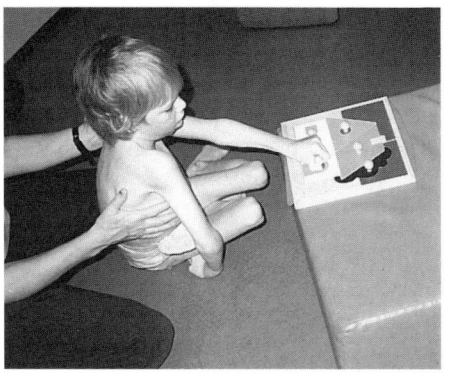

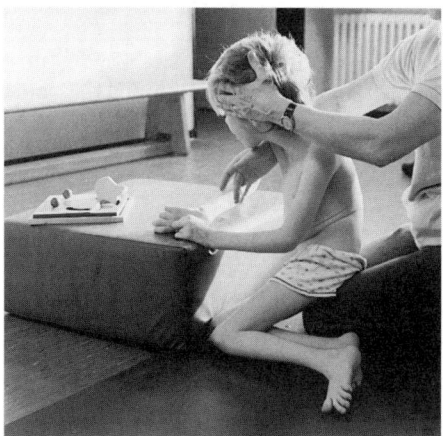

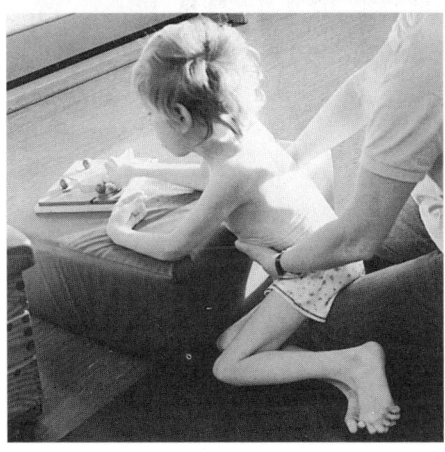

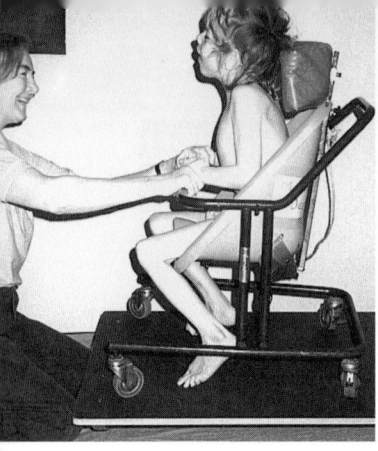
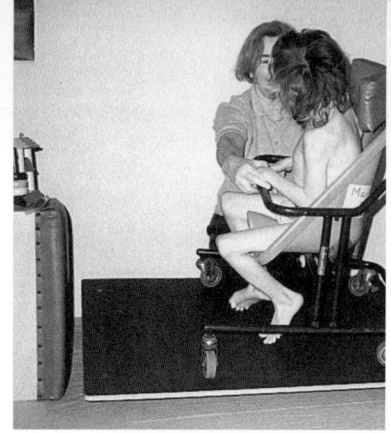
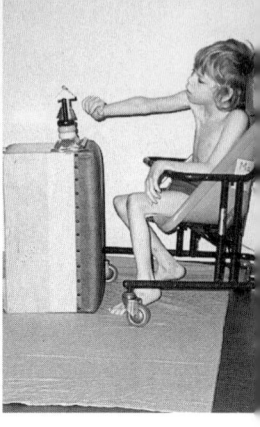

Abb. 21a bis c: Stellreaktionen, auf einem Schaukelbrett provoziert, sollen eine symmetrische Körperhaltung anbahnen und manuelle Aktivitäten unter Augenkontrolle bewirken.

Abb. 22a und b: 9jähriger Knabe mit spastischer Tetraparese.

Der Knabe kann sich im Rollstuhl selbständig fortbewegen.

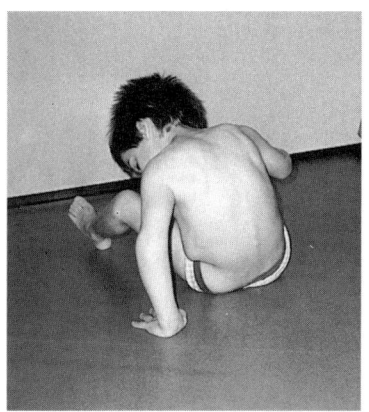

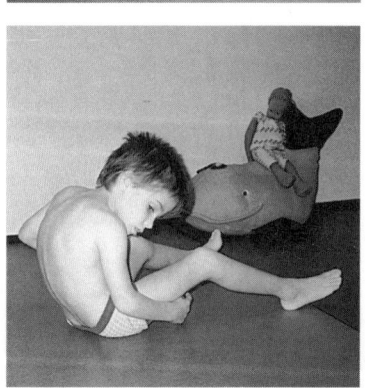

Er sitzt auf einem Stuhl oder einer Kiste frei, gebraucht Hilfe um auf- und abzusteigen.

Beim Ausziehen kann er sich die Brille abnehmen und den Pullover über den Kopf ziehen, wenn vorher die Ärmel ausgezogen worden sind.

Der Knabe steht mit gebeugten Armen, dort wo er sich festhalten kann, mit gebeugten Hüften und Knien und nach außen gestellten Füßen. Weder Vierfüßlerstand noch Kniestand können gehalten werden.

Sitz auf dem Boden:

Die relative Strecktendenz der Beine in einer angedeuteten Langsitzposition bewirkt eine Spitzfußtendenz in den Fußgelenken und ein nach hinten gekipptes Becken. Dadurch muß sich die Wirbelsäule kompensatorisch kyphosieren und der Kopf den Körperschwerpunkt über der Unterstützungsfläche halten. Die Kniebeugung kann auf eine Verkürzung der ischiokruralen Muskulatur hinweisen. Der hervorstehende untere Rippenrand links und die extrem kyphosierte Wirbelsäule weisen auf eine Hypotonie des Rumpfes hin.

Mangelhafte laterale Gewichtsverlagerung im Sitzen erkennt man daran, daß der Hosenrand auf der linken Hüftseite verschwindet; die linke Hüfte kann bei einer Kreisbewegung nach links nicht angehoben werden.

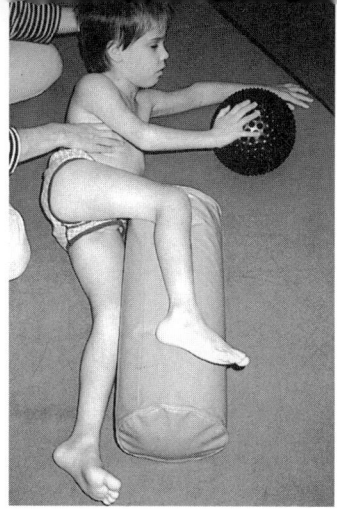

Abb. 23a bis d: In der Seitlage wird eine mobile Hand-Augen Beziehung durch den Ball hergestellt. Um Schultergürtel, Kopf und Arme beweglich zu machen, muß sich das Becken als Basis stabilisieren.

23a und b: Für Kinder, die sich überwiegend in Beuge- und Streckmustern bewegen, ist die Seitlage in der Therapie eine günstige Ausgangsstellung.

23c: Vielfältige isolierte Bewegungen können zwischen
– Kopf- und Schultergürtel,
– den Armen und dem Schultergürtel
– der unteren Gewicht tragenden und oberen mobilen Schulter,
– dem Schultergürtel und dem Becken,
– einer belasteten langen und einer verkürzten oberen Rumpfseite
möglich gemacht werden.

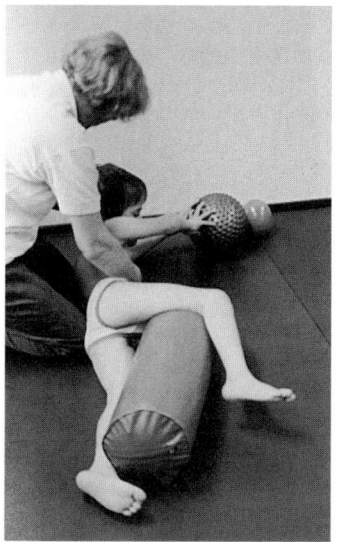

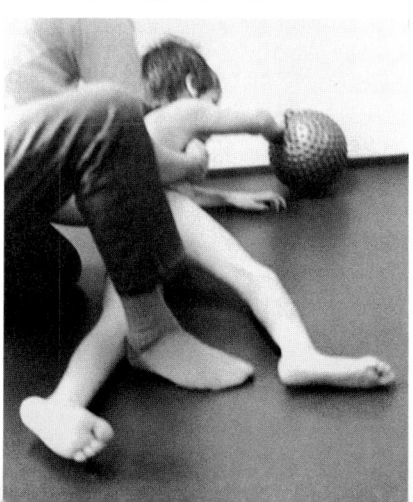

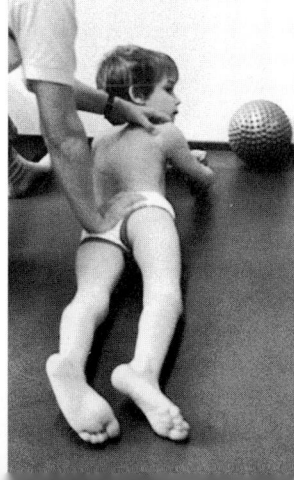

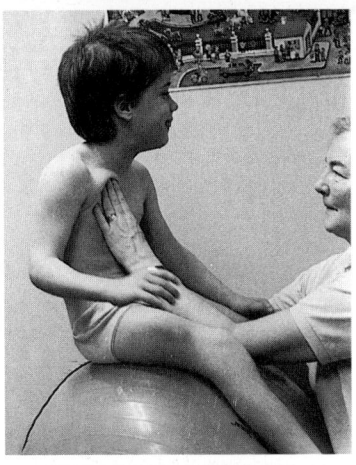

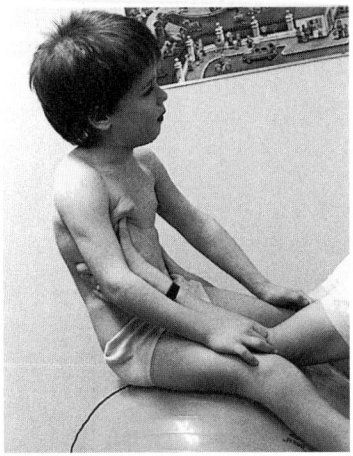

Abb. 24a und b: Sitzen können erfordert
- Aufrichtung des Rumpfes bei freier Beweglichkeit des Kopfes und der Arme,
- Aufrichtung des Rumpfes bei gebeugten Hüften und
- freier Beweglichkeit des Beckens und der Beine (s. auch S. 95).

In der Behandlung muß Sitzen ermöglicht werden, indem sich die Knie beugen können und das Becken nach vorn gebracht werden kann, um die Bedingungen für die Aufrichtung des Rumpfes zu schaffen. Gewichtsverlagerung im Sitzen auf dem Ball erfolgt nach lateral, hinten, vorn und diagonal.

Das Kind wird von der Mitte aus in eine bestimmte Richtung und in die Mitte zurück gebracht. Beide Hüften halten Kontakt mit der Unterlage.

Zur Verbesserung der Sensomotorik muß der Therapeut dem Kind Gelegenheit zu vielseitigen sensomotorischen Erfahrungen bieten. Sie ermöglichen dem Kind Orientierungen, geben Haltungshintergrund und bewirken Stabilität. Dazu gehören z. B. exterozeptive und propriozeptive Stimulationen:

- Druck des Rumpfes auf die Unterlage geben;
- auf einer schrägen Ebene die Schwerkraft auf den Rumpf einwirken lassen;
- Gelenkdruck durch Stützen (wie bei der Schubkarre) spürbar machen;
- axialen Gelenkdruck geben, der in besonderer Weise Gefühl für Stabilität vermittelt und die Stützfähigkeit verbessert;
- einen festen Griff anwenden, der Sicherheit und Orientierung bietet;
- Drucktapping anwenden, das mehr als ein Gelenk in den Stabilisierungprozeß einbezieht.

104

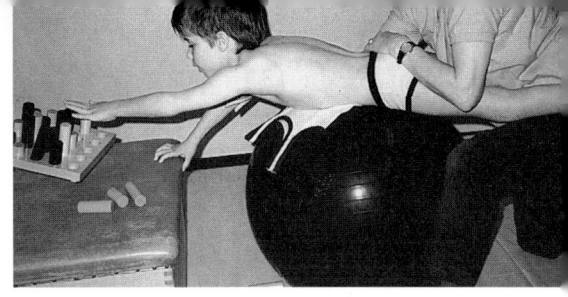

Abb. 25a und b: Bauchlage mit gestreckten und in Hüftbreite abduzierten Beinen bereitet das Stehen vor. Die Wirbelsäule soll auch auf einer mobilen Unterlage eine angepaßte aufrechte Haltung bewahren. Die eingeschränkte Stabilität des Schultergürtels zeigt, daß der Nacken die Aufrichtung noch nicht übernehmen kann.

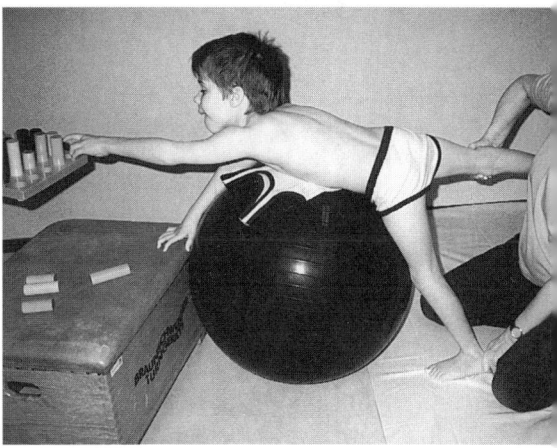

Abb. 26a und b: Das Körpergewicht wird sowohl auf die Ferse wie auch auf die Außenkante des Fußes verteilt.

Gewicht, das nur auf der Fußinnenkante liegt, wird vom Fuß nur passiv übernommen. Beide Hände an der gleichen Stelle zu haben, d. h. beide Knie oder beide Schultern als Kontrollpunkte zu wählen, macht Probleme, wenn das Körpergewicht nach oben oder nach lateral transportiert werden soll. Die Basis, über der bewegt wird, kann nicht ausreichend abgesichert werden und bleibt instabil. Die Folgen davon können sein: Passivität, Ausweichbewegungen oder Fixationen.

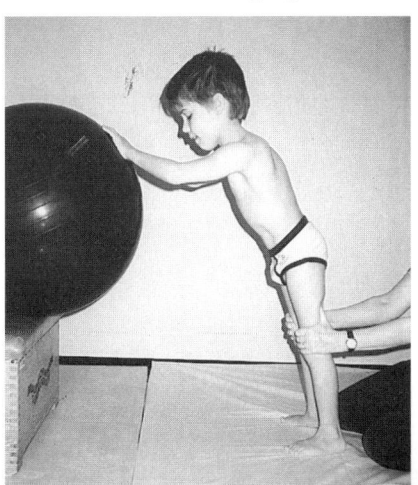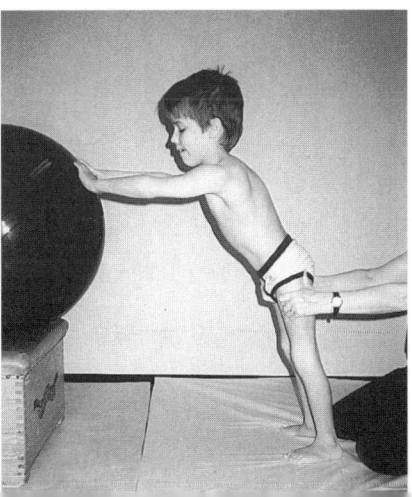

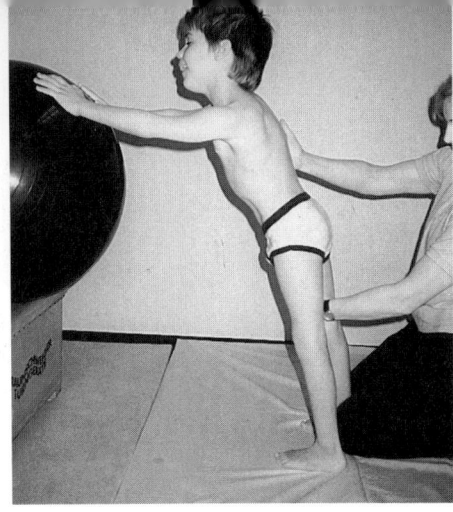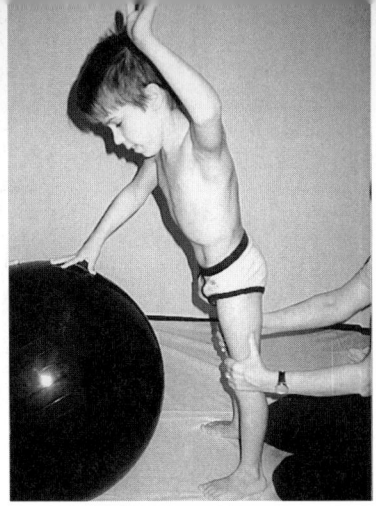

Abb. 27a und b: Zum Stehen-Können werden gestreckte Hüften und in Streckung mobile Knie- und Fußgelenke benötigt, die achsengerecht zu einander angeordnet sind.
Das Körpergewicht muß vorsichtig über beide Füße und nach vorn transportiert werden.
Die Streckvorlage der Beine soll vom Rumpf übernommen und zu diagonaler aktiver Haltearbeit aufgebaut werden.
Das Kind soll lernen, sein Körpergewicht voll auf seinen Beinen zu tragen, so daß die Hände (Arme) vom Gewichttragen frei werden.
Die das Körpergewicht tragenden Hände sollen frei und handlungsfähig werden. Sie drehen, schieben und rollen den Ball in unterschiedliche Richtungen, so daß Gewicht verlagern und Gewicht übernehmen variabel werden.

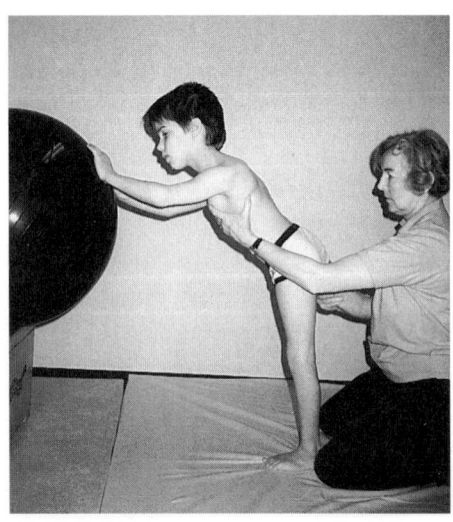

Abb. 28: Das Gehen wird hier im Einbeinstand und in Schrittstellung vorbereitet. Die aufrechte Haltung über einem stabilen Bein muß vom Körper übernommen und mobil gehalten werden.

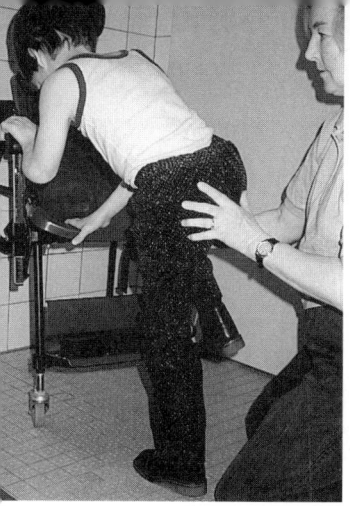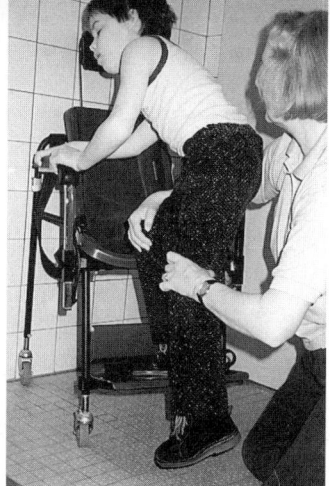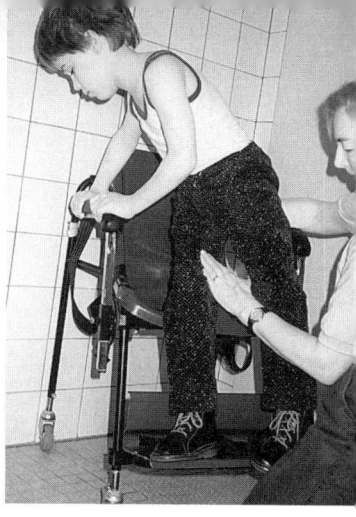

Abb. 29a bis c: Das Auf- und Absteigen auf den Toilettenstuhl wird in den Behandlungsplan mit einbezogen. Hier werden Stützreaktionen und isolierte Bewegungen alltagsbezogen angewendet. Dem Kind wird mehr Selbständigkeit ermöglicht.

Abb. 30a und b: Wegen mangelhafter Balancefähigkeit ist Hantieren im freien Stand kaum möglich. Eine achsengerechte Gewichtsübernahme ist noch nicht vorhanden und muß angebahnt werden.

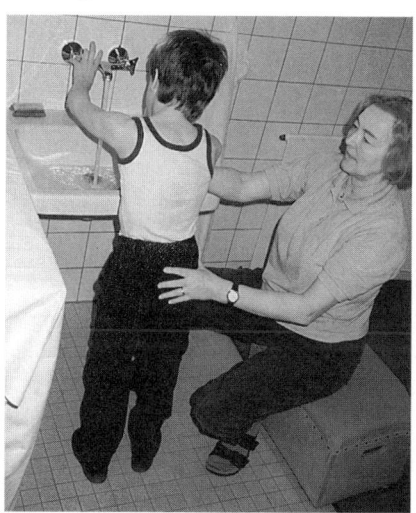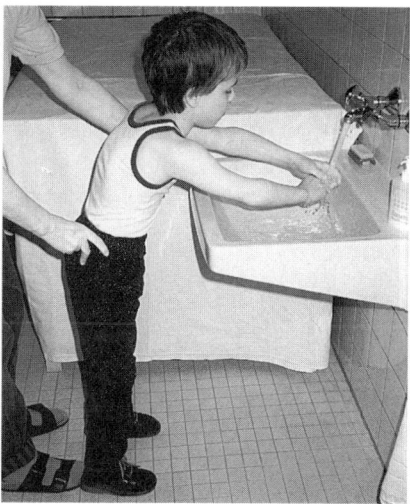

107

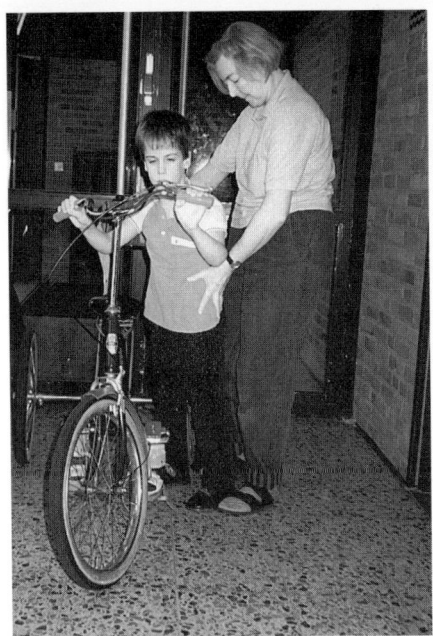 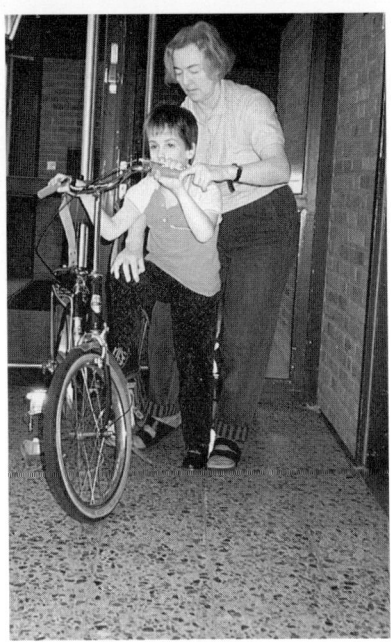

Abb. 31a bis c: Radfahren auf einem Spezialdreirad erweitert nicht nur den Aktionsradius des Kindes. Es verschafft ihm eine beträchtliche Kombination von Lernmöglichkeiten.

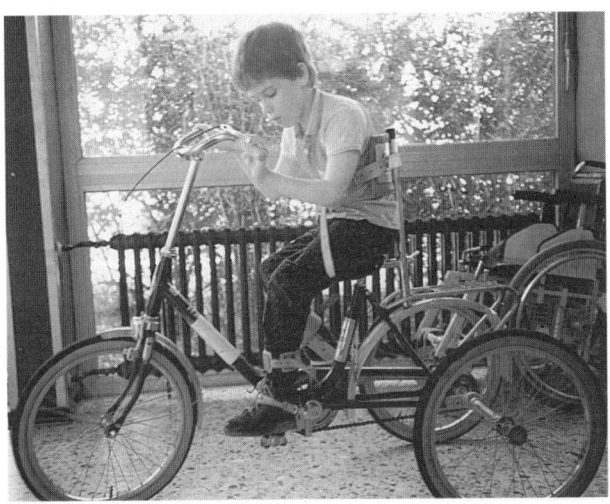

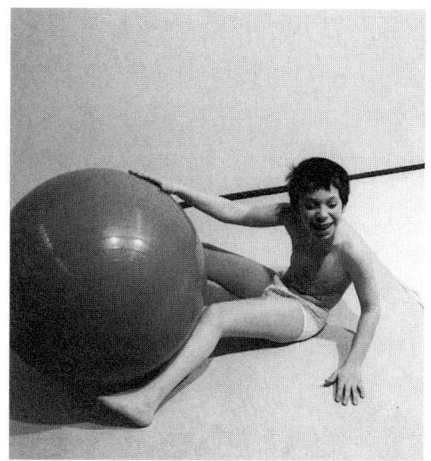

Abb. 32: Schüler mit spastischer Diparese.

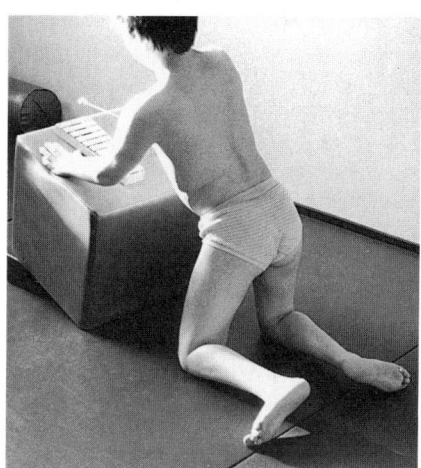

Abb. 33: Das Erarbeiten der Stützfähigkeit und die Verbesserung der Stützfunktion
a) setzen zu hohen Muskeltonus herab. Sie verringern die Spastik, wenn mehr als Eigengewicht getragen wird.
b) setzen zu niedrigen Muskeltonus herauf. Sie bewirken eine bessere Stabilisation aller am Gewicht tragen beteiligten Gelenke.
c) ermöglichen eine Koordination von Ago- und Antagonisten der stützenden Extremität.
   Es kann sich mobile Stabilität entwickeln.
Daraus ergibt sich, daß Stützen über einer «starren Säule» nicht möglich ist.

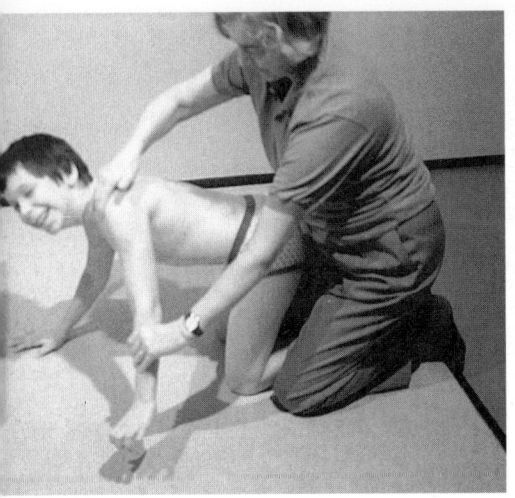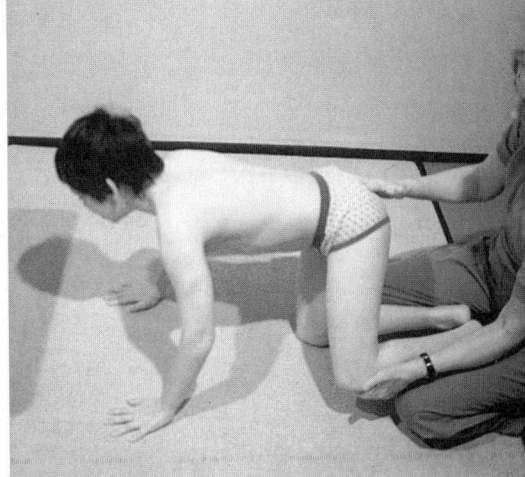

Abb. 34a und b: Zu einem mobilen Vierfüßlerstand gehört ein stabiler Stütz:
Der Schultergürtel soll sich auf dem Thorax frei bewegen können.
Der Kopf soll sich unabhängig vom Schultergürtel halten und bewegen können.
Eine rhythmische Mobilisation des Schultergürtels hilft, den Block zwischen Kopf und
Schultergürtel und zwischen rechter Schulter und linker Schulter zu lösen und verbessert
die Stabilisation des Rumpfes. Gleichgewichtsreaktionen im Vierfüßlerstand werden
angebahnt.
Über dem Schlüsselpunkt Knie wird
– die Einstemmfähigkeit der Standbeinhüfte
– und die Beweglichkeit des Beckens angebahnt.
Die Hüftstabilität in Beugung und Abduktion wird verbessert.
Koordination zwischen der Mobilität des Schultergürtels und der Motilität im Becken-
Beinbereich erfordern einen flexiblen Haltungshintergrund im Rumpf.
Wegen einer mangelhaften Einstemmfähigkeit der rechten Hüfte und Schulter richtet
sich die linke Körperseite unzureichend über der neuen Unterstützungsfläche auf. Die
Gewicht tragende Seite verlängert sich nicht, die freie Körperseite verkürzt sich nicht.
Primitive Bewegungen, die vornehmlich musterhaft in einer Ebene ablaufen, bewirken,
daß sich das Kind häufig fixiert. Aufgrund der Hypotonie hat sich keine ausreichende
Stabilität im Rumpf entwickelt. Deshalb muß hier in der Behandlung besonders darauf
geachtet werden, diagonale und rotatorisch angelegte Bewegungen anzubahnen. Sie
wirken stabilisierend und hemmen qualitativ mindere primitive Muster.

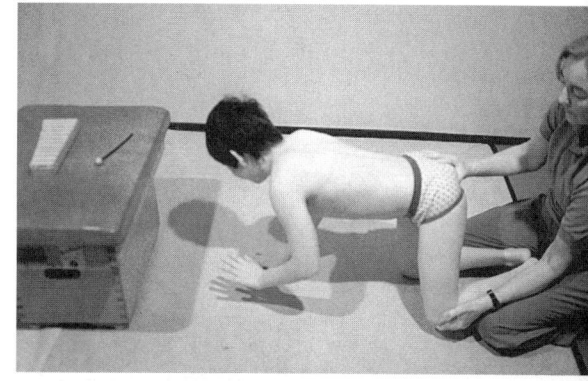

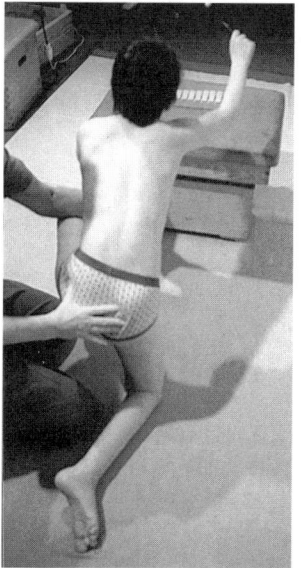
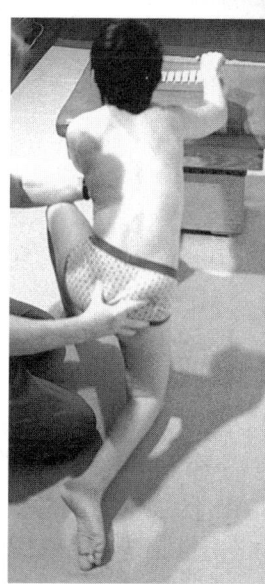

Abb. 35a bis d: Die Einstemmfähigkeit der Hüften muß in allen Ebenen
angebahnt und ermöglicht werden.
Der Übergang zur vertikalen Position
erfordert statt Seitneige eine diagonale
Stabilität des Rumpfes.

Man erkennt die Unsicherheit der Haltung an der Fixation des Kopfes zwischen den Schultern und der mangelhaften Stabilisation der Schulterblätter
am Thorax.

Je mehr sich das Schulterblatt am
Brustkorb stabilisiert, desto weiter
kann der Arm ausgreifen. Die Sicherung der Basis ist eine starke Hilfe zur
Aufrichtung gegen die Schwerkraft.
Mobilität über einer sicheren Basis erlaubt das «Loslassen» von Fixationen.

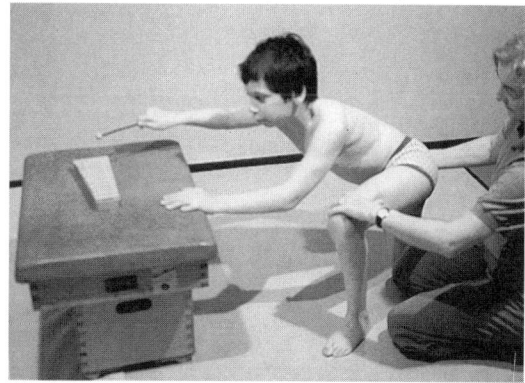

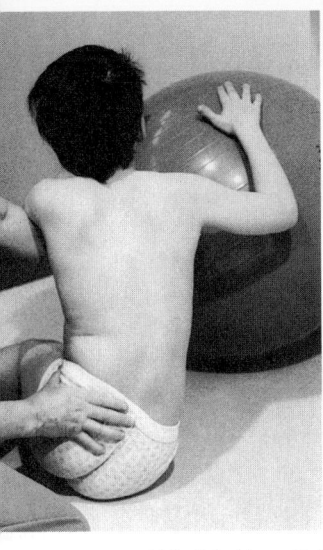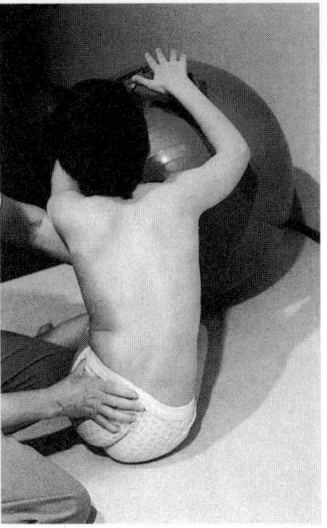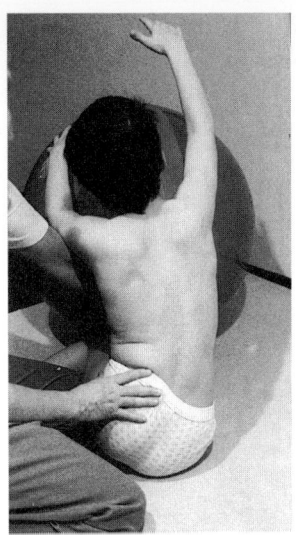

Abb. 36a bis c: Seitsitz vor dem großen Ball hilft mit, den Rumpf in Aufrichtung zu aktivieren.

Deutliche Gewichtsverlagerung nach lateral und die Verkürzung der unbelasteten Seite begünstigt das Gewichttragen auf der belasteten Hüfte.

Die Hemmung der Depression des Schultergürtels und gleichzeitiger Tonusaufbau am Rumpf führt zum Loslassen der Fixation des Kopfes zwischen den Schultern und zu einer verbesserten Stabilisation der Schulterblätter am Rumpf.

Die Arme werden freier und beweglicher.

Abb. 37a und b: Jugendlicher Diplegiker, geht flink an zwei Unterarmstützen. Seitsitz rechts frei möglich. Die starke Verkürzung der seitlichen Rumpfmuskulatur wird noch durch die Kopfhaltung und das Ausheben des linken Armes unterstützt.

Anstelle einer Torsion der Wirbelsäule wird die Haltungsbewahrung im Seitsitz links durch Lateralisation und durch die Vergrößerung der Basis mit Hilfe des Abstützens möglich gemacht.

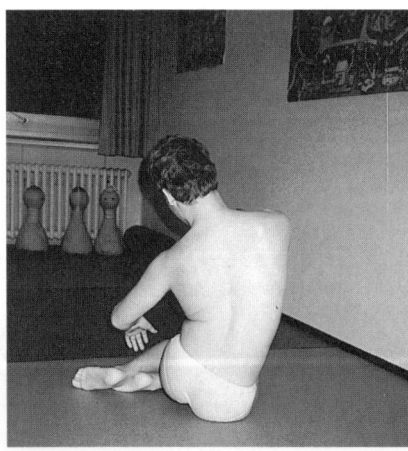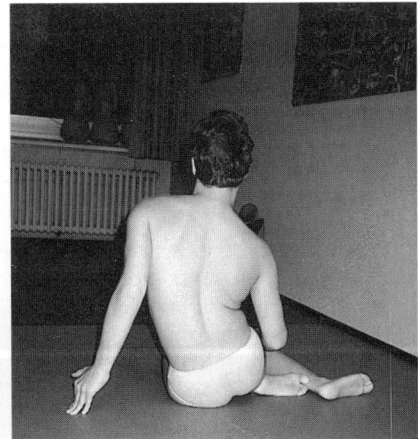

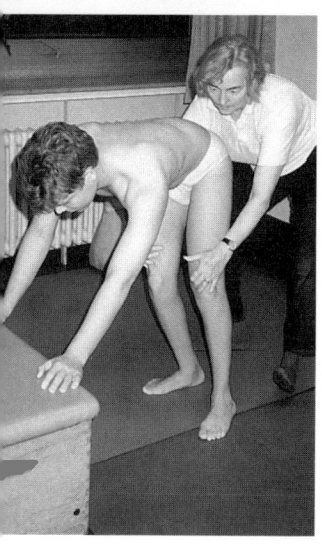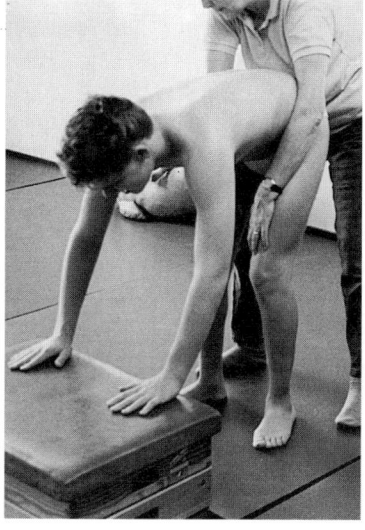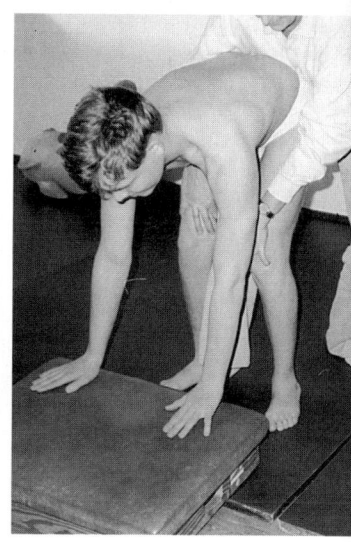

Abb. 38a bis c: Die Verbesserung des Stehens und Gehens sowie der Erhalt der Mobilität sind Ziele der krankengymnastischen Behandlung bei diesem Jugendlichen. Die Beine sollen vermehrt Körpergewicht tragen. Im angepaßten Bärenstand wird der Haltungshintergrund des Rumpfes durch Gewichtsverlagerung aktiviert. Der Stütz auf jeweils ein Bein reduziert Spastik. Leichte Beugeaktivität gegen die Schwerkraft aktiviert die Synergisten.

Gewichtsübernahme auf die Fersen und die Fußaußenkanten mobilisiert die Stützarbeit der Beine und aktiviert die Hüftstabilität von unten her.

Abb. 39: Eine andere Form der Vorbereitung zum Stand ist die Bauchlage auf einer schrägen Rolle.

Der Schultergürtel wird durch das Stützen, der Beckengürtel von den Beinen her durch Gewichtsverlagerung aktiviert. Die Hemmung der Spitzfußneigung und die Vorbereitung der Zehen zum Gewichttragen mobilisiert den Fuß unter Belastung.

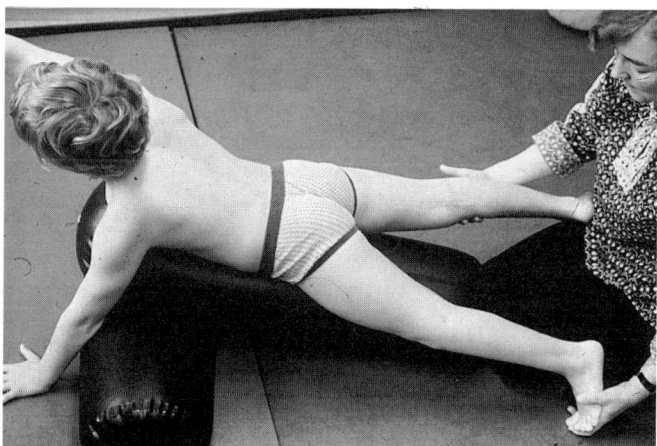

113

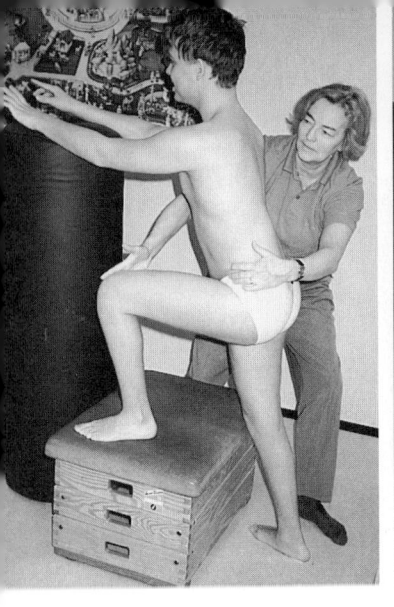 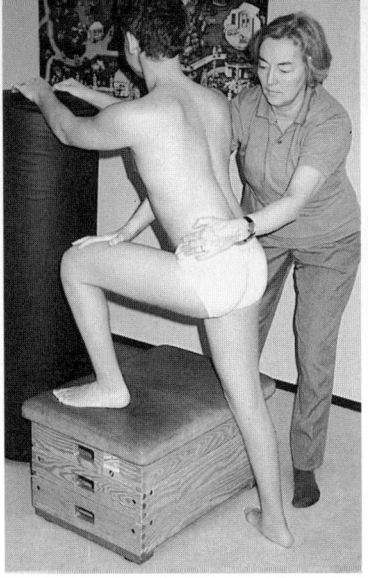 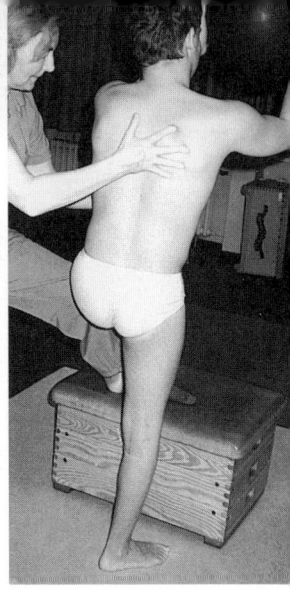

Abb. 40a bis c: Mobilität über einem aufgebrochenem Beinmuster bewirkt Aufrichtung, diagonale Rumpfarbeit und die Aktivierung der kleinen Glutäen zur Verbesserung der Hüftstabilität, bis das Körpergewicht ohne Mithilfe der Arme von der unteren Extremität übernommen werden kann. Die Hemmung der Adduktion sorgt für eine große Basis, über der sich der Körper aufrichtet.

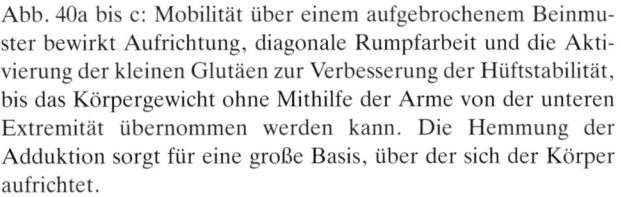

Abb. 41a: Die Hände und das angebeugte Bein stehen auf der Kiste.
Das Körpergewicht soll diagonal verlagert und somit mobiles Gewicht tragen auf dem Standbein ermöglicht werden.

Abb. 41b: Das Gewicht tragen im Einbeinstand muß mit gestreckter und gebeugter Standbeinhüfte vorbereitet werden.
Teilschritte zur Verbesserung der Koordination zwischen Rumpf und Extremitäten bereiten den Stand vor.

114

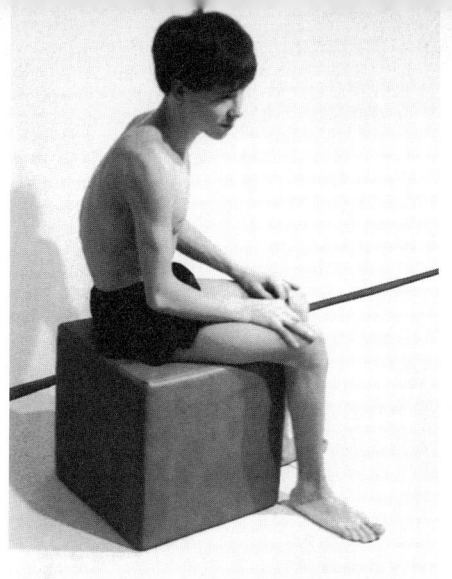
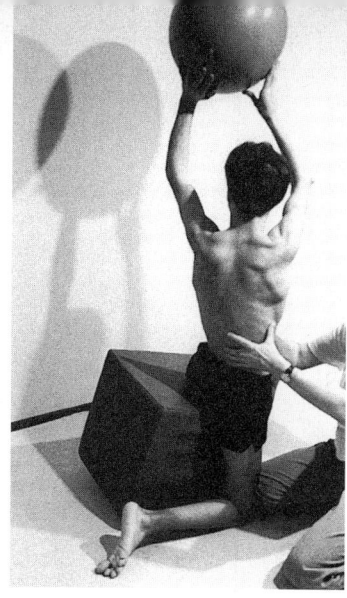
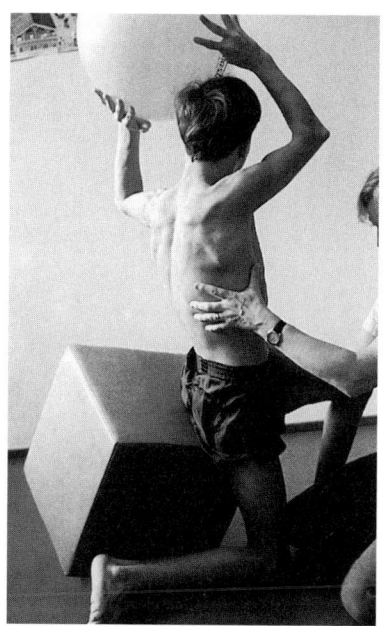

Abb. 42a bis c: 15jähriger jugendlicher Te-
traplegiker. Geht frei, aber mit stark auffälli-
gen Kompensationsmustern im Rumpf und
mit spastischen Beinmustern. Um die Gehfähigkeit zu erhalten, soll der Rumpf in Aufrichtung stabilisiert, die Spastik im Becken-
Beinbereich reduziert werden.

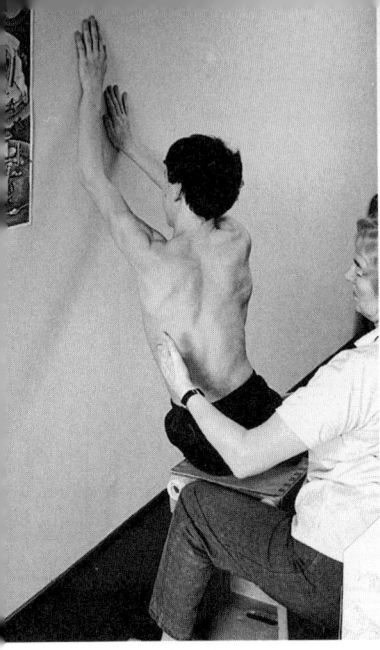
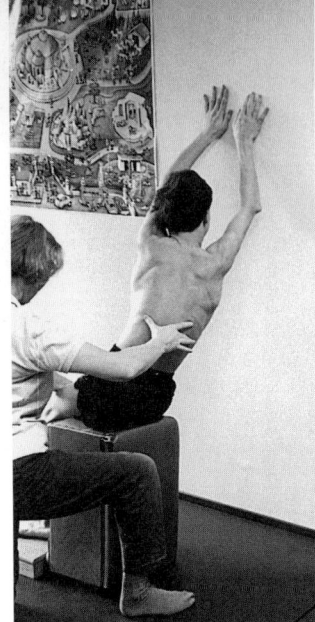

Abb. 43a bis d: Ge-
wichtsverlagerung in
möglichst viele Rich-
tungen führt zur Anpas-
sungsfähigkeit des
Rumpfes in Aufrich-
tung. Es ist auch darauf
zu achten, daß das Bek-
ken in harmonischer
Weise in die Beweglich-
keit des Rumpfes ein-
bezogen wird.

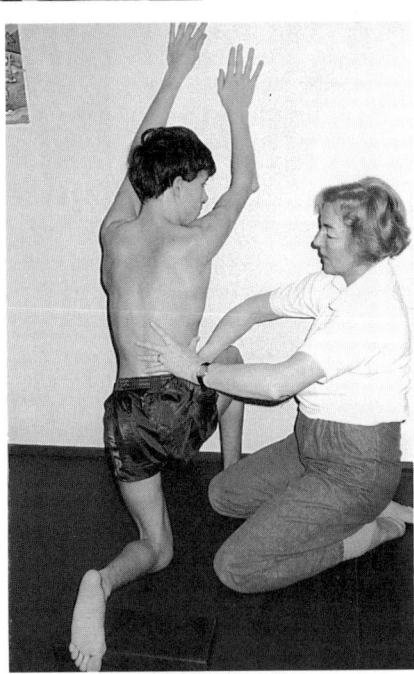
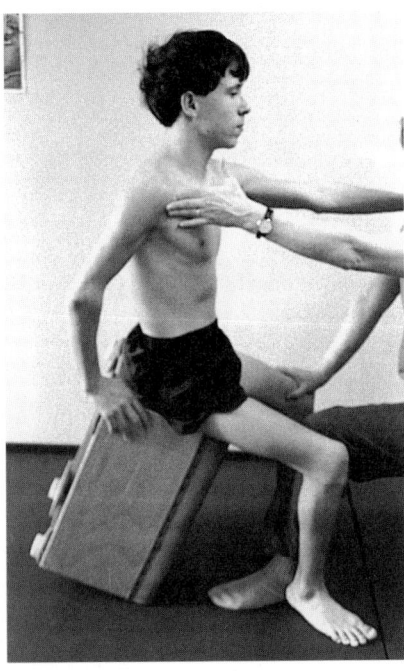

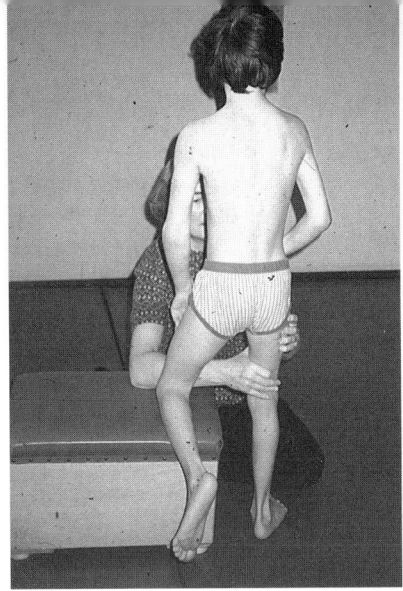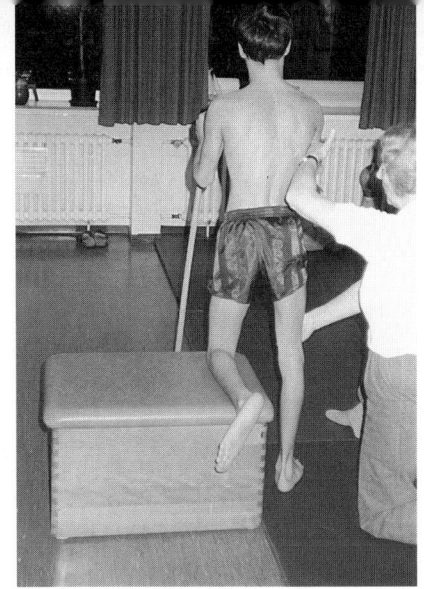

Abb. 44a und b: Auf einem Bein aufgerichtet stehen können wird mit und ohne Stockhilfen bei vorsichtiger Gewichtsverlagerung in rhythmischem Takt angebahnt. Wird die Gewichtsverlagerung übernommen, so ändern sich die Schlüsselpunkte und die Hilfen werden graduell abgebaut. Eine tragfähige Fußbelastungsfläche ist die Basis, über der sich der Körper lotgerecht aufrichten und sein Gleichgewicht finden kann.

Abb. 45a und b: Neben der aufrechten Haltung des Rumpfes, als Voraussetzung freier Arm- und Handfunktionen, ist die Verminderung der Spastik im Becken-Beinbereich wesentliches Ziel innerhalb einer Behandlung. Kleine Gewichtsverlagerungen und Gewichtsübernahme in aufgebrochenen, isolierten Beinmustern verringern die Spastizität und erlaubten Anpassung an eine mobile Unterlage. Die Hemmung der Innenrotation und Adduktion des vorgestellten Beines stabilisiert die Basis und erleichtert die Aufrichtung.

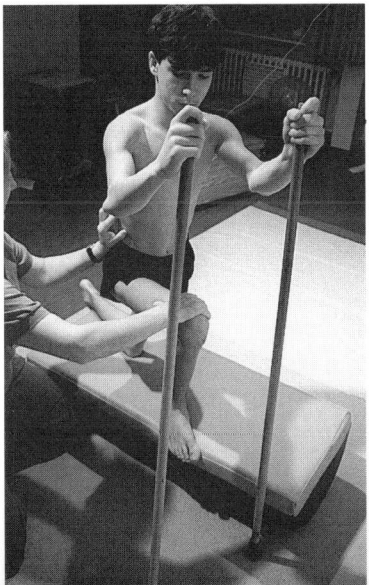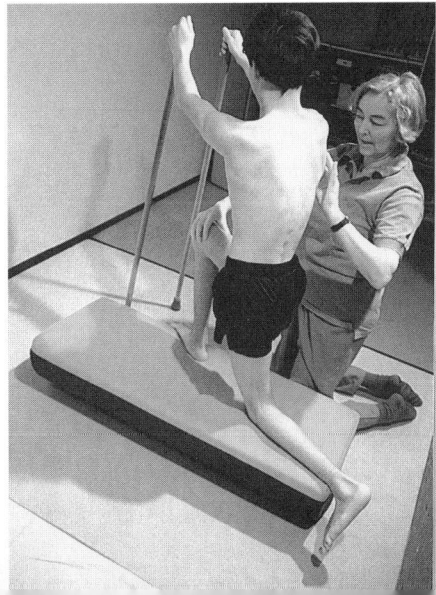

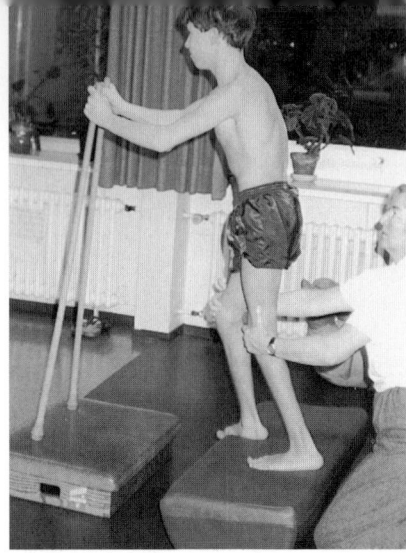
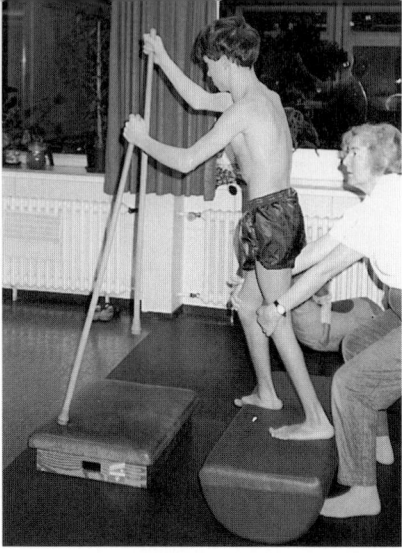

Abb. 46a und b: Schrittstellung auf mobiler Unterlage fordert eine anpassungsfähige Rumpfhaltung heraus.

Das Auf-der-Stelle-Gehen mit den Besenstielen aktiviert den Schultergürtel zu reziproken Bewegungen und hemmt gleichzeitig eine Retraktion der Ellenbogengelenke.

Die Rotation in der Aufrichtung wird auf diese Weise vorbereitet.

Abb. 47: Gewicht tragen auf dem Standbein stabilisiert die Standbeinhüfte, gibt eine Körpererfahrung für Aufrichtung und mobilisiert den Fuß unter Belastung.

Abb. 48: Jugendliche Diplegiker, die nicht frei stehen können und sich an zwei Unterarmstützen fortbewegen, arbeiten in der krankengymnastischen Behandlung besonders intensiv am Rumpf. Auf diese Weise haben sie die Phase der Pubertät ohne Verlust ihrer motorischen Fähigkeiten überstanden und sich eine höchst mögliche Selbständigkeit bewahrt.

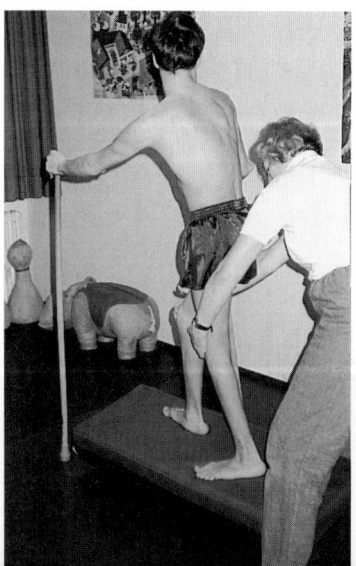
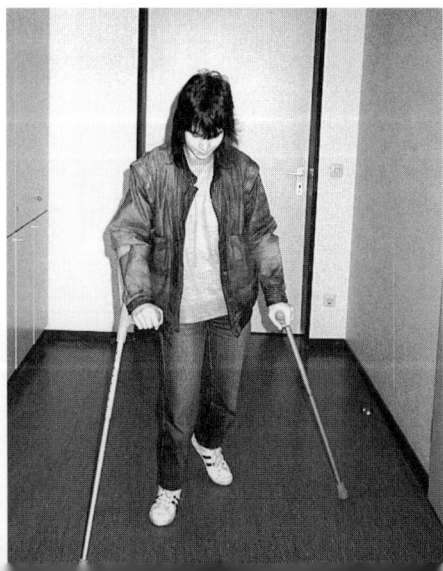

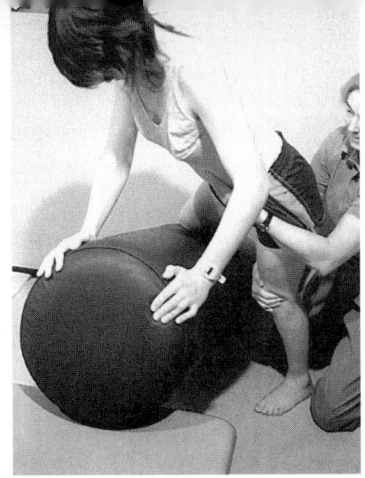

Abb. 49a bis c: Zum Absteigen von der schrägen Rolle wird Koordination zwischen Schultergürtel und Armen und Becken und Beinen in vielfacher Weise gefordert.

Das Körpergewicht muß nach rückwärts und aus der horizontalen in die vertikale Ebene transportiert werden.

Der Rumpf muß übernehmen, was an Mobilität vom Schultergürtel angeboten wird. Anstelle von sichtbaren Beuge-Streckaktivitäten wird beim Aufstehen laterale und diagonale Rumpfarbeit vermittelt, die in zahlreichen kleinen Schritten akzeptiert und vom Becken übernommen wird.

Das volle Körpergewicht wird nicht von den Armen über den Rumpf auf die Beine verlagert, es muß ebenso vom Boden her von Fuß-, Knie- und Hüftgelenken in aufwärts gerichteter Aktivität übernommen werden.

Dazu sind gut abgestimmte, deutliche, flexible Gewichtsverlagerungen und Gewichtsübernahmen nötig, um einen so weiträumigen Bewegungskomplex aktiv und einigermaßen geschmeidig durchführen zu können.

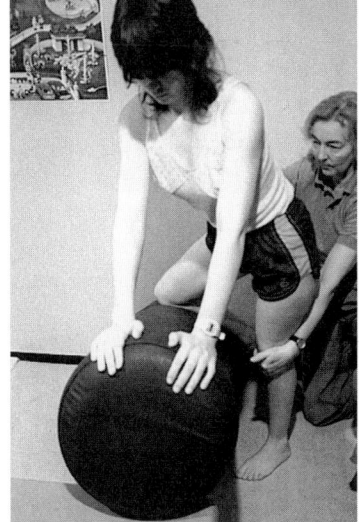

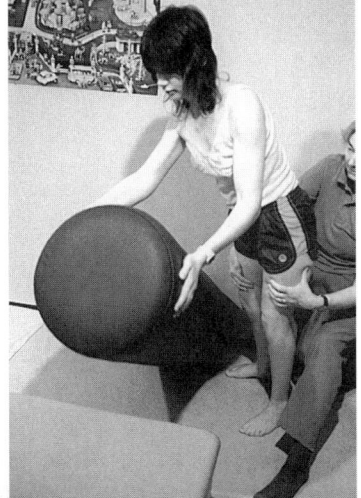

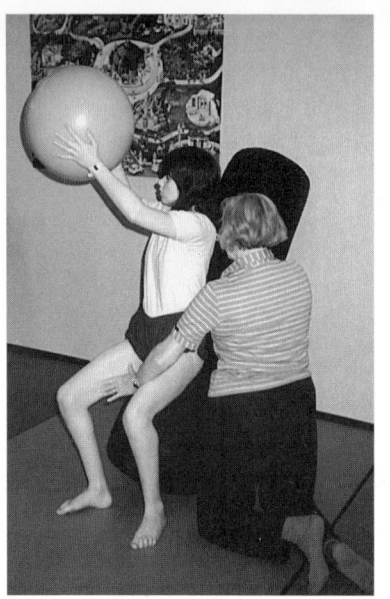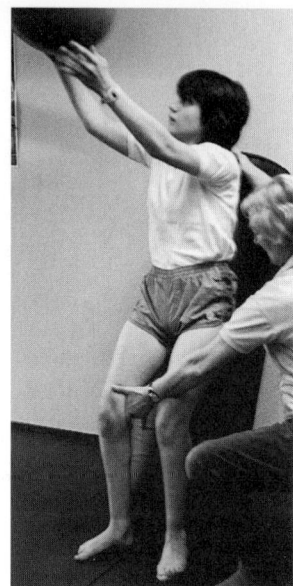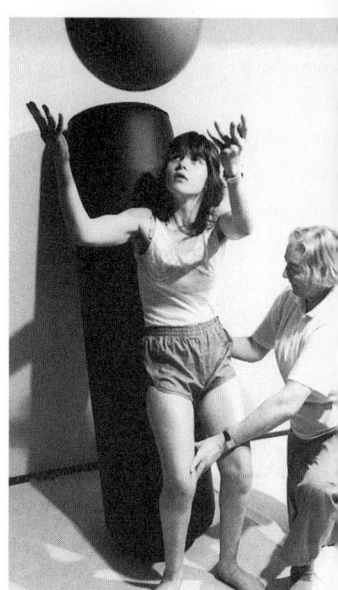

Abb. 50a bis c: Nur die Hüften halten Kontakt zur unterschiedlich steil gestellten Rolle.

Die Füße stemmen in die Unterlage ein. Durch Gewichtsverlagerung nach lateral wird die Hüftstabilität aktiviert, die Mobilität der Fußbelastung angebahnt. Ballfangen und -werfen erfordert automatisch angepaßte Halte- und Bewegungsarbeit des Rumpfes in der Aufrichtung und nach lateral.

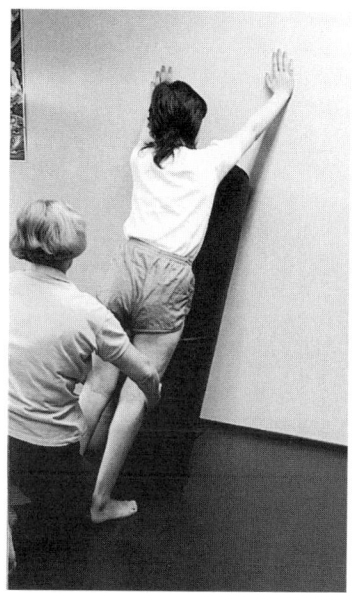
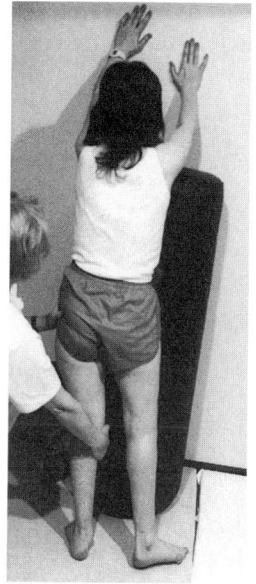
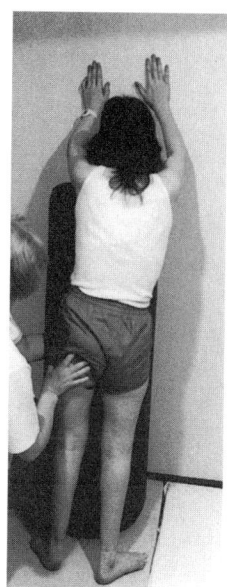

Abb. 51a bis c: Der Rumpf bewegt die gegen die Wand schräg gestellte Rolle. Gewichts-verlagerung bringt Aufrichtung und stabile Anpassungsfähigkeit über einer kleinen Unterstützungsfläche.
Hemmung von Ausweichbewegungen und Bahnung mobiler Fußbelastung werden im Becken-Beinbereich von unterschiedlicher Schlüsselpunkten aus eingeleitet.

Abb. 52a und b: Übernimmt der Körper die vorbereitete Anpassungsfähigkeit, so können Kopf, Arme und Beine frei werden für gezielte, isolierte Aktivitäten. Die Rolle kann gedreht werden, während das Eigengewicht über einer kleinen Unterstützungsflä-che getragen wird.

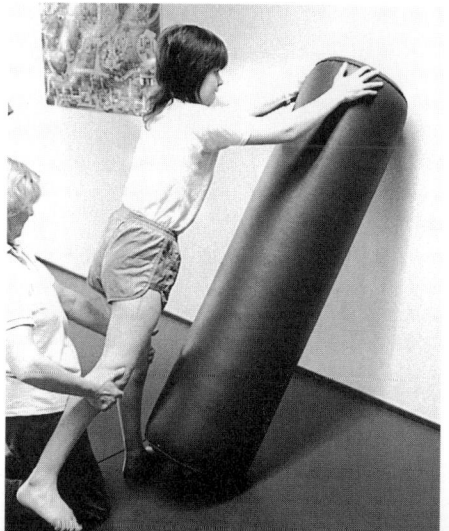
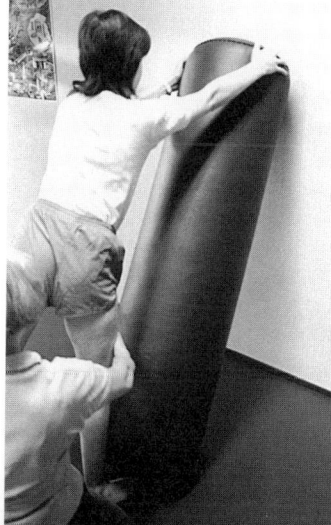

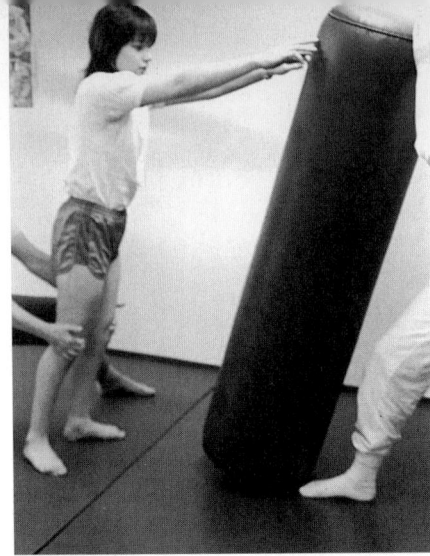
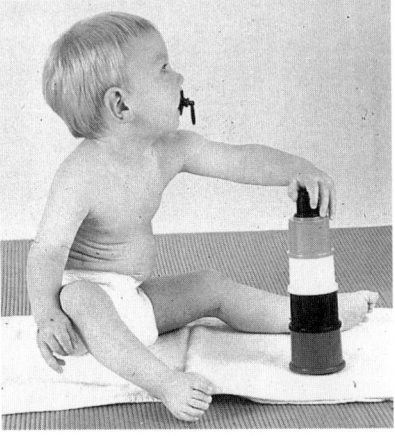

Abb. 53: Die aktive Hüftstreckung und Vorlage des Körpers gelingt, indem sich zwei Schülerinnen die Rolle zuwerfen und auffangen.

Abb. 54: 18monatiges Kind, Hemiparese rechts.
Es kann den Sitz selbständig einnehmen. Auffällig ist die Asymmetrie. Die Rumpfhaltung ist ungenügend aufgerichtet. Die Beine zeigen ein primitives Muster. Der hemiparetische Arm wird nicht in die Hand-Augen-Beziehung gebracht und auch nicht an Aktivitäten beteiligt.

Abb. 55a und b: Der Stand wird hier in der Schräglage vorbereitet. Durch die Schritthaltung der Beine wird Mobilität des Beckens angebahnt und vom Rumpf übernommen. Je mehr Gewicht die hemiplegische Seite trägt, desto weniger assoziierte Reaktionen treten in der hemiplegischen Hand auf.
Diagonale Bewegungsansätze verbessern die Kopfhaltung.

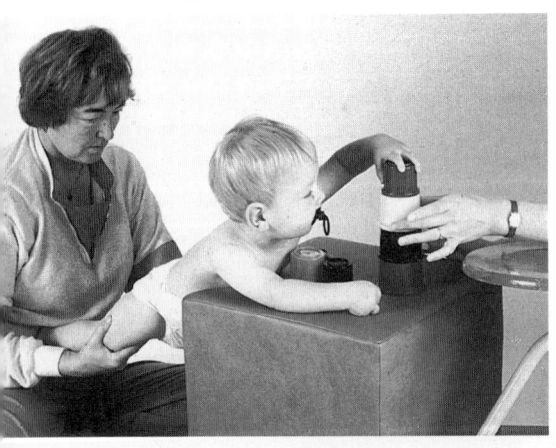
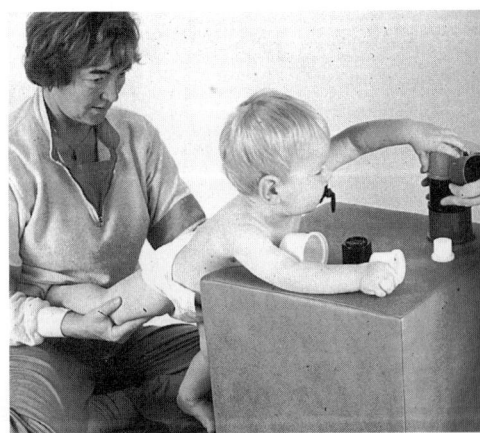

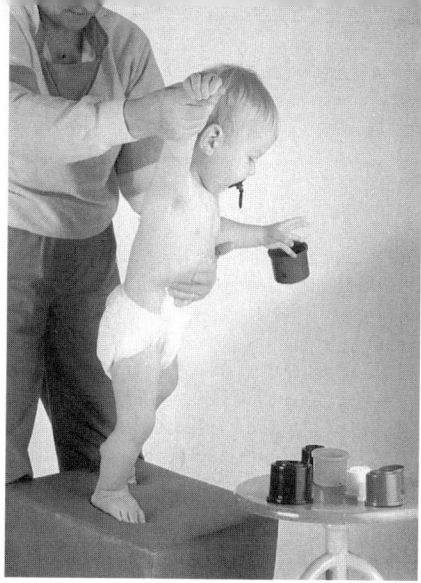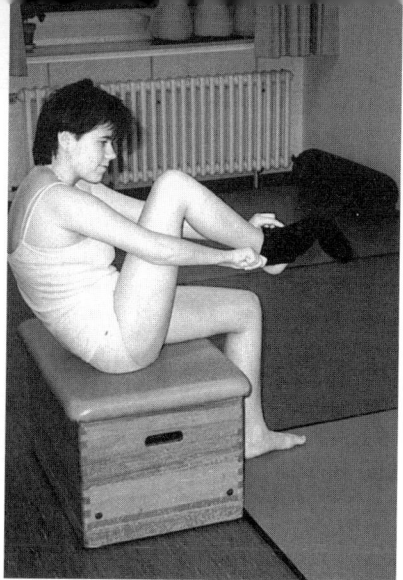

Abb. 56: Das Gewicht wird vom hemiplegischen Bein übernommen. Die belastete Seite kommt nach vorn. Durch vorsichtige Gewichtsverlagerung wird das Becken in die Bewegung einbezogen.

Abb. 57: Jugendliche, rechtsseitige Hemiparetikerin.
Der rechte Arm wird spontan in die Aktivitäten des täglichen Lebens einbezogen. Die rechte Hand ist eine Stütz- und Hilfshand, die jedoch nur in Pronation eingesetzt werden kann.

Abb. 58a und b: Bei der Arbeit am hemiparetischen Arm fällt zunächst die mangelhafte Stabilisation der rechten Schulter auf.
Gewichtsübernahme auf die rechte Seite und aktive Aufrichtung verbessert die Stabilität der hemiparetischen Hüfte und das Gewicht tragen auf dem rechten Bein.

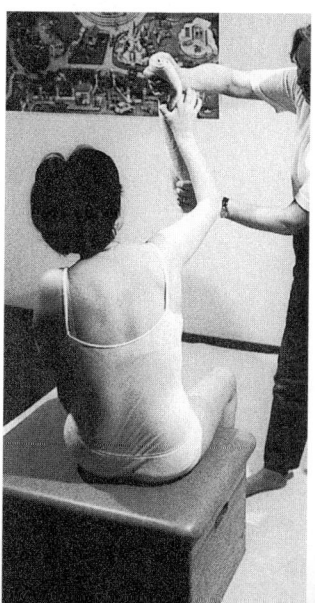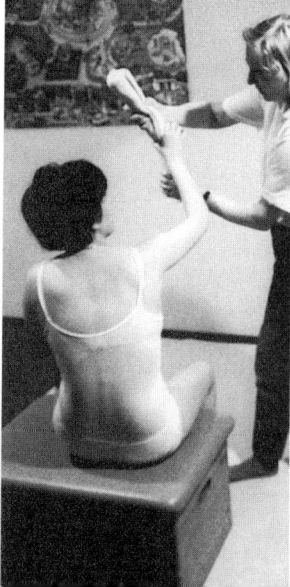

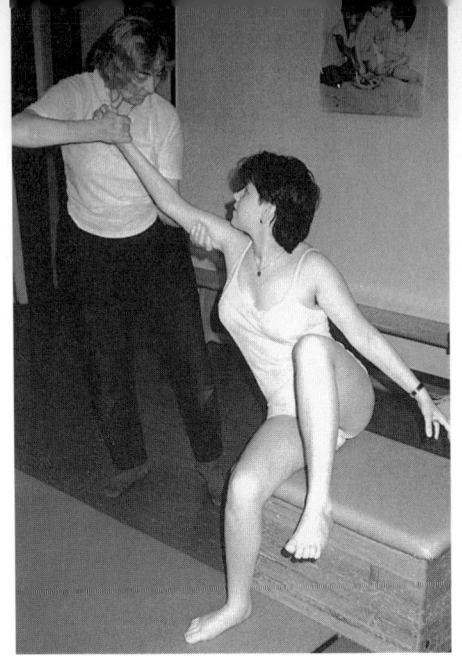

Abb. 59 und 60a bis c: In der Behandlung der spastischen Hemiparese wird eine symmetrische Körperhaltung angestrebt.

Dem Schultergürtel und dem Becken der betroffenen Seite müssen deshalb die besondere Aufmerksamkeit des Therapeuten gelten, wenn Arm und Bein in die Behandlung einbezogen werden.

Dazu muß die paretische Seite aktiv mobil gehalten werden, sie soll sich beim Gewicht tragen verlängern und auch durch Verkürzung ein aktives Widerlager der nicht paretischen Seite werden. Das wird angebahnt, wenn sich der Körper bei unterschiedlich weiten lateralen Gewichtsverlagerungen über der neuen Unterstützungsfläche aufrichtet und die Schulter und das Becken der belasteten Seite nach vorn bewegt werden.

Stützaktivität muß von proximal her vorbereitet werden. Solange die Stabilisation des Schulterblattes am Rumpf noch unvollständig ist, empfiehlt es sich, den Ellenbogen höher als das Schultergelenk zu halten.

Zunächst gilt: Qualität ist besser als Tempo. Danach soll aber auch die Anpassungsfähigkeit an Rhythmen angebahnt werden. Die Hemmung der Flexion im Handgelenk kann durch unterschiedliche Maßnahmen erfolgen. Die Keule, der Stab, die Handtuchrolle geben unterschiedliche sensorische Eindrücke. Sie helfen auch graduell, die notwendigen Hilfen zu reduzieren.

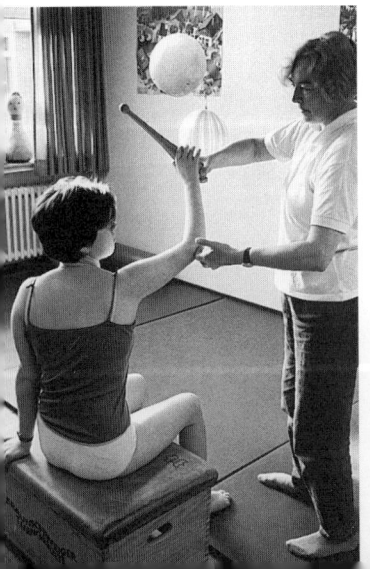
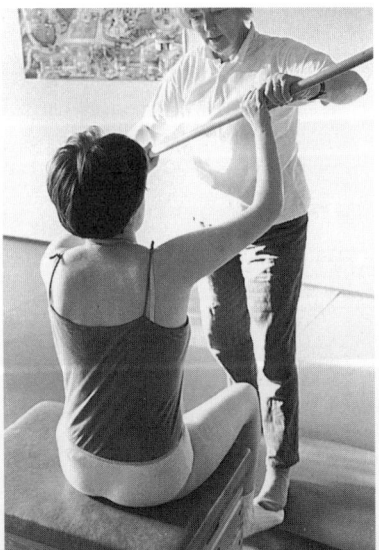
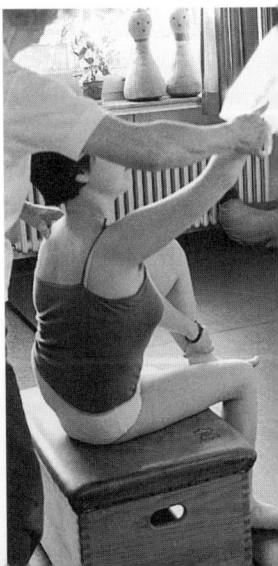

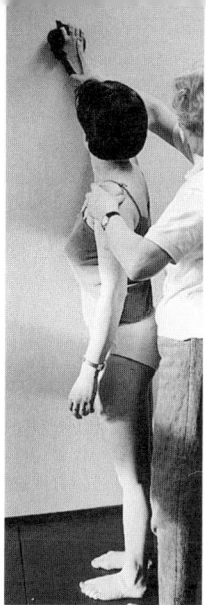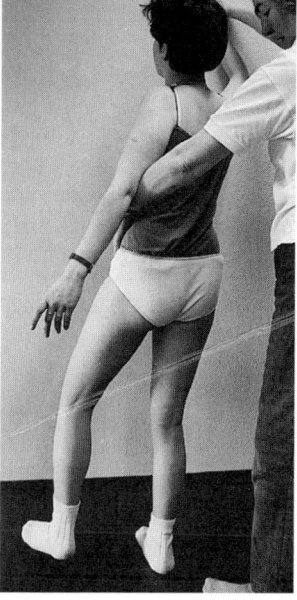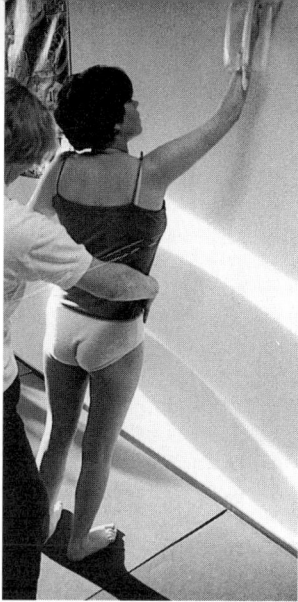

Abb. 61a bis c: Um Gleichgewichtsreaktionen zu provozieren, muß der Schwerpunkt deutlich verlagert werden. Diagonale Einwirkungen auf das Gleichgewicht bringen diagonale Reaktionen.

Im Stand wird sowohl auf die Mobilität der unteren Extremität eingegangen wie auch auf die Stützfähigkeit des Unterames oder der Hand. Gleichzeitig sind Balancereaktionen des Rumpfes in unterschiedlichen Richtungen möglich.

Literatur

Ayres, A. J.: Bausteine der kindlichen Entwicklung. Die Bedeutung der Integration der Sinne für die Entwicklung des Kindes, Springer, Berlin–Heidelberg–New York, 1984.

Bobath, B.: Synopsis of C. P. Courses, 1976.

Bobath, B.: Abnorme Haltungsreflexe bei Gehirnschäden, G. Thieme, Stuttgart, 4. Aufl., 1986.

Bobath, B./Bobath K.: The facilitation of normal postural reactions and movements in treatment of cerebral palsy, Physiotherapy, 1964.

Bobath, B./Bobath K.: Die motorische Entwicklung bei Zerebralparesen, G. Thieme, Stuttgart, 2. Aufl., 1983.

Bobath, K.: A neurophysiological basis for the treatment of cerebral palsy, Heinemann, London, 1980.

Böck-Presber: Haltungs-Erziehung, Volkseigner Verlag Berlin, 1967.

Bryce, J.: Facilitation of Movement – the Bobath Approach, 1972.

Crickmay, M. C.: Sprachtherapie bei Kindern mit zerebralen Bewegungsstörungen auf der Grundlage der Behandlung nach Bobath, Marhold, Berlin–Charlottenburg, 1972.

Danielcik, I.: Entwicklungsneurologische Behandlung nach Bobath, In: Feldkamp, M. Krankengymnastische Behandlung der zerebralen Bewegungsstörung im Kindesalter, Pflaum, 1972, 3. Aufl.

Farber, S. D.: Neurorehabilitation, W. B. Saunders Comp. Philadelphia, 1982.

Flehmig, I.: Normale Entwicklung des Säuglings und ihre Abweichungen, G. Thieme, Stuttgart, 1979.

Flehmig, I./Stern, L.: Kindesentwicklung und Lernverhalten, G. Fischer, Stuttgart, 1986.

Fröhlich, A. D. (Hrsg.): Wahrnehmungsstörungen und Wahrnehmungstraining bei Körperbehinderten, Schindele, Rheinstetten, 1979.

Hellbrügge, T. (Hrsg.): Neurokinesiologische Diagnostik, Hansisches Verlagskontor, Lübeck, 1970.

Hellbrügge, T./v. Wimpffen, J. H. (Hrsg.): Die ersten 365 Tage im Leben eines Kindes, Droemer Knaur, 1973.

Jakobsen, U./Kalbe, U.: Hilfsmittel für behinderte Kinder, G. Fischer, Stuttgart, 1984.

Kalbe, U.: Die Cerebral-Parese im Kindesalter, G. Fischer, Stuttgart, 1981.

Kiphard, E. J.: Wie weit ist ein Kind entwickelt? Verlag modernes lernen, Dortmund, 1983.

Klein-Vogelbach, Funktionelle Bewegungslehre, Thieme, Stuttgart, 2. Aufl. 1986.

Levitt, S.: Paediatric developmental therapy, Blackwell Scientific Publications, Oxford, 1984.

Manzke, E.: Entwicklungsprognose von Kindern mit perinatalen Risikofaktoren, G. Fischer, Stuttgart, 1984.

Meinel, K.: Bewegungslehre VBE, Volkseigner Verlag Berlin, 1976.

Quinton, M.: The importance of the body image in our daily lives and in therapy, 1985.

Scrutton, D. (ed.): Management of the motor discorders of children with cerebral palsy, Lippincott, Philadelphia, 1984.

Stanley, F./Albermann, E.: The epidemiology of the cerebral palsies, Lippincott, Philadelphia, 1984.

Strassmeier, W.: Frühförderung konkret, E. Reinhard, München, 1984.

Thompson, G. H./Rubin, J. L./Bilenker, R. M.: Comprehensive management of cerebral palsy, Grune & Stratton, New York, 1983.

Thom, H.: Die infantilen Zerebralparesen, Thieme, Stuttgart, 2. Aufl. 1982.

3

Die Reflexlokomotion.
Eine neuro-kinesiologische Behandlungsform
nach Vaclav Vojta

D. VON AUFSCHNAITER

Die Frühentwicklung der normalen Bewegung hat ihre Wurzeln in der Fähigkeit zur Fortbewegung (Lokomotion). In der Phylogenese der frühen Tierreihen erscheint Bewegung gleichbedeutend mit Fortbewegung. So sieht auch Vojta die für die spätere motorische Koordination wesentlichen Bewegungen des sich entwickelnden Menschen durch phylogenetisch herleitbare Fortbewegungsmerkmale geprägt.

Das neugeborene Kind kommt mit einem Bewegungsvermögen zur Welt, welches nicht durch eigene Anstrengungen erworben, sondern angeboren ist, größtenteils phylogenetische Voraussetzungen aufweist. Zu den phylogenetisch fixierten Bewegungskomplexen gehören nicht nur die tonischen und primitiven Koordinationsschablonen wie z. B. die tonischen Halsreflexe. Viel wichtiger für die spätere Bewegungsentwicklung ist die phylogenetisch geprägte Fähigkeit des Neugeborenen, Kriechbewegungen auszuführen, wie schon früh Forscher wie *Bauer* erkannt haben. Dieses Kriechen wird vom Neugeborenen spontan nur in rudimentären Ansätzen gezeigt, es kann aber durch die Betätigung bestimmter Auslösezonen verstärkt werden, so daß es in seinem vollen Umfang in Erscheinung tritt. Dieses auch Reflexkriechen genannte Bewegen wird anscheinend vom oberen Gehirnstamm gesteuert. Es handelt sich dabei um komplexe und wohlgeordnete Abläufe: Das rhythmisch-wechselseitige Anspannen und Bewegen der Gliedmaßen, insbesondere der Gliedmaßengürtel, enthält bereits Bewegungscharakteristika, wie sie von früheren Untersuchern erst bei älteren Kindern gesehen wurden. Die jeweils angestemmte Körperseite übernimmt auch einen größeren Anteil des Körpergewichts, es kommt zu einer Gewichtsverlagerung. Kopf, Rumpf und Extremitäten, d. h. der gesamte Körper, ist in diesen wohlgeordneten Bewegungskomplex einbezogen.

Das Reflexkriechen stellt nur die eine und auch wohl wichtigste Art der angeborenen, phylogenetisch geprägten Fortbewegung dar, eine andere ist die des reflektorischen Umdrehens.

In der eigenen (ontogenetischen) Fortbewegungsentwicklung des Kindes, die etwa vom 4. Lebensmonat an einsetzt, sind die geschilderten Koordinationskomplexe nach Vojtas Erkenntnis außerordentlich bedeutsam: die reflektorischen Bewegungen des Drehens und vor allem des Kriechens stellen Elemente dar, auf denen sich alles höhere Bewegen, die gesamte Willkürmotorik, aufbaut. Der Aufbau der Eigenmotorik hinsichtlich der Fortbewegung (Lokomotorische Ontogenese) vollzieht sich im Rahmen bestimmter Stadien, die von *Ingram* beschrieben worden sind: dem Beugestadium des Neugeborenen folgt das erste Streckstadium, das etwa von der 7. Lebenswoche an einsetzt: das Kind lernt, den Nacken und die Rumpfmuskulatur in zunehmendem Maße aktiv anzuspannen. Diese beginnende und zunehmende «Kopf- und Rumpfkontrolle» wird von Vojta nicht als isolierte Leistung verstanden, sondern als ein Vorgang im Rahmen der sich entwickelnden Fortbewegungsfähigkeit, als erste Stufe im Erwerb des späteren Vierfüßlergehens. Im zweiten Beugestadium, d. h. in der Zeitspanne zwischen 4. und 8. Lebensmonat, wird die Fähigkeit zum Vierfüßlerstand vervollkommnet, während gleichzeitg die reflektorische Kriechfähigkeit verschwindet. Das zweite und definitive Streckstadium schließlich bedeutet die Vertikalisation, d. h. die Aufrichtung des Körpers in die Senkrechte. In dieser Zeit vervollkommnet das Kind nicht nur seinen Vierfüßlergang, sondern richtet sich aktiv zum Stand und Gang auf. *(M. Feldkamp)*

Dr. Vaclav Vojta, ein aus der Tschechoslowakei stammender Neurologe und Kinderneurologe, beschäftigt sich seit Mitte der fünfziger Jahre mit der Diagnose und Therapie von Zerebral-Paresen (CP).

Auf dem empirischen Weg, ausgehend von bekannten Ansätzen, z. B. dem Kriechreflex nach *Bauer* (1926), ist es ihm gelungen, eine Behandlungsmethode, die sogenannte Reflexlokomotion, zu entdecken. Das Wort Reflexlokomotion sagt aus, daß es sich um eine reflexogen, das heißt von außen, von bestimmten Reizpunkten aus, provozierte globale motorische Aktivierung, eine künstlich herbeigeführte «herausgelockte» Lokomotionsart handelt. Diese ist sowohl in der Form als auch in der Zusammensetzung zwar

128

nicht mit dem Kriechen oder Krabbeln der Spontanmotorik gesunder Kinder identisch, wohl aber enthält sie in ihren Teilmustern Bestandteile der idealen Sensomotorik, nämlich der automatischen Körperhaltungsanpassung, der Aufrichtungsmechanismen und der zielgerichteten phasischen Beweglichkeit.

Bei genauer kinesiologischer Analyse dieser in der Reflexlokomotion provozierten Muster lassen sich in diesen Teilmustern Analogien zur Idealmotorik leicht nachweisen.

Sowohl die (a) *automatische Körperhaltungsanpassung* wie die (b) *Aufrichtungsmechanismen* als auch die koordinierte (c) *phasische Beweglichkeit* sind Elemente *jeder* menschlichen Fortbewegungsontogenese schon aus frühen Phasen, wie zum Beispiel am Drehen zu ersehen ist.

Diese drei Elemente entwickeln sich gesetzmäßig in bestimmter Abhängigkeit voneinander. So ist es zum Beispiel nicht möglich, ein gefülltes Glas Wasser über ein wippendes Brett zu balancieren, wenn die automatische Körperhaltungsanpassung (einschließlich der Gleichgewichtsregulationen) und die sichere Stützarbeit der Füße mit der dadurch ermöglichten Aufrichtung gegen die Schwerkraft nicht funktionieren.

Betrachtet man nun einen jungen gesunden Säugling in seiner Fähigkeit zur Haltungsanpassung, zur Aufrichtung gegen die Schwerkraft und seine beginnenden phasischen Bewegungsäußerungen und vergleicht diese mit denen eines von CP bedrohten, also pathologischen Säuglings, so *scheinen* beide in ihrem spontanmotorischen Verhalten vergleichbar (Abb. 1a und b); ein geschultes Auge wird allerdings nach nur wenigen Lebenswochen – besonders hinsichtlich der automatischen Haltungskontrolle – eindeutige Unterschiede zwischen beiden feststellen (Abb. 2a und b) und diese als Störung mittels der «Lagereaktionen», einem von *Dr. Vojta* entwickelten System eines motorischen Screening, objektivieren (Abb. 1a und b).

Abb. 1a: Pathologischer Säugling – 7½ Monate – Abb. 1b: Gesunder Säugling – 7½ Wochen.

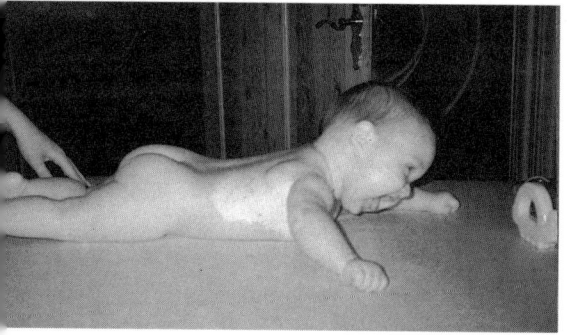 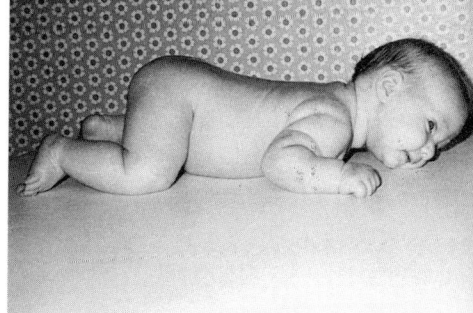

Die automatische kortikale und subkortikale Steuerung des Körpers in seiner Anpassungsfähigkeit an Lageveränderungen – *Dr. Vojta* spricht von posturaler Aktivität – ist seiner Auffassung nach nämlich bei von CP bedrohten Kindern bereits vom frühen Säuglingsalter an gestört und läßt sich als «posturale Re-Aktivität» auch: «posturale Reaktibilität» in der abnormalen Gestaltung der motorischen Antworten bei der Durchführung der Lagereaktionen erkennen.

Dieser so verdeutlichte Mangel an Haltungsanpassung gilt als der gemeinsame Nenner aller zukünftigen motorischen Befunde im Säuglings- und Kleinkindalter (Abb. 3a und b).

Vergleicht man nun die posturale Aktivität, die Aufrichtungsmechanismen und die zielgerichtete phasische Beweglichkeit eines pathologischen Säuglings mit denen eines älteren fixierten CP-Kindes, so stellt man folgende Gemeinsamkeiten fest:

1. Die automatische Haltungsanpassung, die Sicherung von Haltungsmustern ist bei beiden Kindern, also nicht nur bei dem fixierten CP-Kind, sondern auch bei dem pathologischen Säugling, gestört und somit bei beiden auf etwa dem gleichen niedrigen Entwicklungsniveau. Die bei der Durchführung der Lagereaktionen provozierten Antworten zeigen in ihrer Gestaltung ähnliche abnormale Muster (Abb. 4a und b).

2. Sowohl die optischen als auch die sensomotorischen Aufrichtungsmechanismen, insbesondere die Fähigkeit zur Muskelfunktionsdifferenzierung hinsichtlich des Findens eines Stützpunktes außerhalb der Körpermitte, sind bei beiden gestört. (Die Entwicklung erster Ersatzmuster ist schon nach wenigen Lebenswochen zu erkennen!)

Abb. 2a: Pathologischer Säugling – 4 Monate. – Abb. 2b: Gesunder Säugling – 8 Wochen.

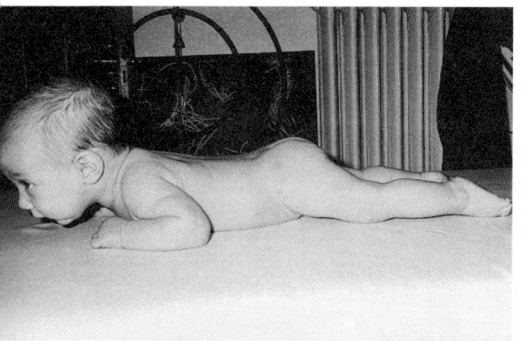 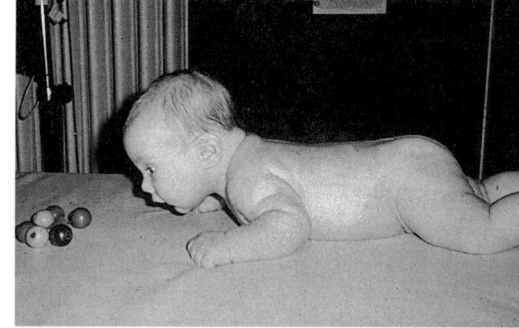

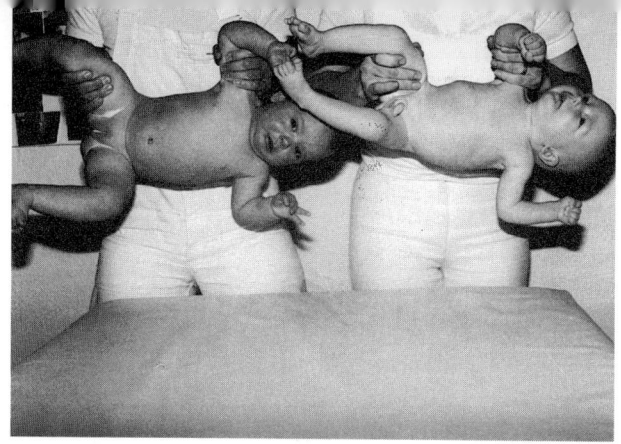

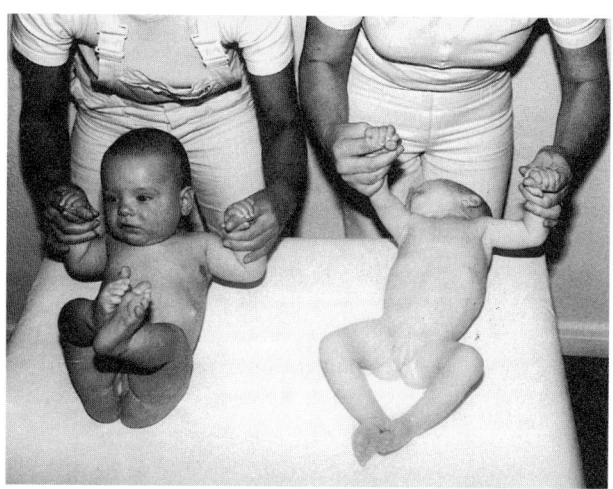

Abb. 3a: Vergleich der motorischen Antworten in der Lagereaktion Collis Horizontalabhang.

Abb. 3b: Vergleich der motorischen Antworten im Traktionsversuch.

3. Somit können beide keine dosierte, koordinierte phasische Bewegung ausführen.

Beide Kinder befinden sich demnach bezüglich ihrer Fortbewegungsontogenese auf der gleichen Entwicklungsstufe – der Stufe NULL!
Während sich ein gesunder Säugling von seiner Startstufe der Fortbewegungsontogenese weg problemlos weiterentwickelt, die dazu notwendigen neuronalen Verknüpfungen im Zentralnervensystem (ZNS) selbständig und ohne Hilfe von außen entstehen, bleibt der pathologische Säugling auf seiner niedrigen Entwicklungsstufe stecken, die kortikalen, subkortikalen und anderen Regulationskreise des ZNS sind gestört (Abb. 4c bis e). *Dr. Vojta* spricht von Blockierungen.

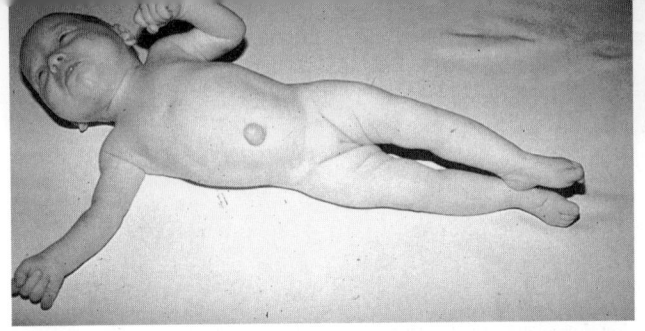

Abb. 4a: Pathologischer
Säugling – 6 Wochen.

Abb. 4b: Pathologischer
Säugling – 13 Monate.

Abb. 4c: Pathologisches
Kind – 2,2 Jahre.

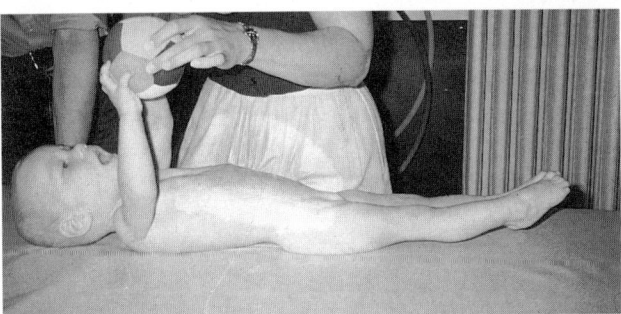

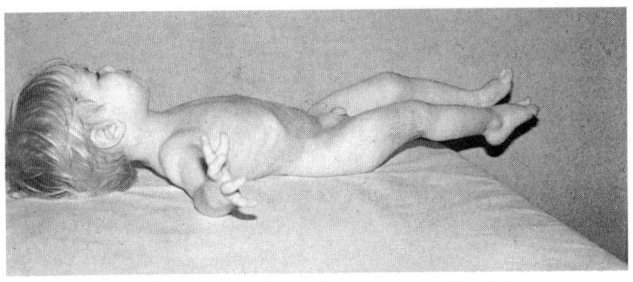

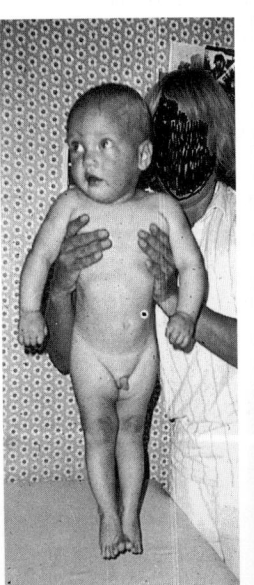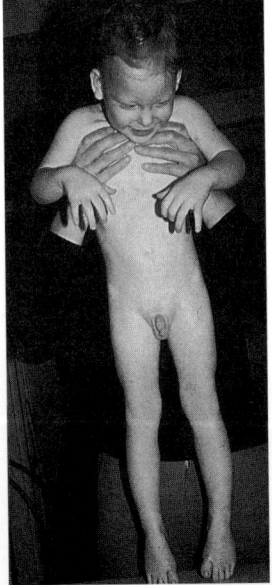

Abb. 4d: Pathologischer Säugling im
Axillarabhang.

Abb. 4e: Ähnliches abnormales Ant-
wortmuster bei einem älteren CP-
Kind.

Demgemäß ist also die CP ein potentieller Zustand! Wenn es gelingt, die Blockierungen im ZNS durchgängig und frei für den Fortgang normaler Entwicklungsstadien zu machen, müßten sich automatische Körperhaltungsanpassung an Lageveränderungen, Aufrichtungsmechanismen und die phasischen Bewegungsäußerungen des CP-Kindes weitgehend normalisieren und sich über die Startstufe seiner Ontogenese hinaus entwickeln.

Ohne die neurologischen Mechanismen genau beschreiben zu können, müssen wir davon ausgehen, daß die Anwendung der Reflexlokomotion diese Blockierungen durchbricht und so dem CP-Kind die für ein gesundes Kind typische Entwicklung eröffnet.

Definition der Reflexlokomotion

Die Vojta-Therapie ist ein Bahnungssystem, bei dem durch Anwendung verschiedener propriozeptiver Reize aus bestimmten physiologischen Ausgangsstellungen an klar definierten Körperstellen (Zonen genannt) globale, reziproke Bewegungs- bzw. Muskelmuster provoziert und vom Patienten aktiv ausgeführt werden.

Diese Muster enthalten alle für die Fortbewegungsontogenese notwendigen Muskelkontraktionsdifferenzierungen.

Die Provokation der Reflexlokomotion gelingt also nur unter der Berücksichtigung der Parameter: *Ausgangsstellung-Zonen-Reize.* Immer in gleicher Weise und beliebig oft kann bereits bei Neugeborenen das «Künstliche Gebilde» der Reflexlokomotion provoziert werden. Dieses ist, wie schon erwähnt, aus Teilmustern der physiologischen Bewegungsentwicklung zusammengesetzt. Diese Teilmuster treten in der Spontanmotorik gesunder Kinder erstmalig zu unterschiedlichen, später liegenden Zeitpunkten auf.

So beobachtet man den Einzelellenbogenstütz, der ein Teilmuster der Reflexlokomotion ist, bei gesunden Kindern im Alter von 4½–5 Monaten, den radialwärts gerichteten Faustschluß mit abduzierten Metakarpen und Handgelenkextension – ebenfalls ein Teilmuster – im Alter von 6 Monaten.

Die Tatsache der ungewöhnlich frühen Provokation dieser physiologischen Bewegungen läßt den Schluß zu, daß es sich bei diesen Reflexlokomotionsmustern um bereits im ZNS angelegte Muster handeln muß, zu denen – eben unter der Berücksichtigung der genannten Parameter: Ausgangsstellung-Zonen-Reize – ein Zugang zum ZNS eröffnet wird.

Das behandelte Kind selber bzw. sein ZNS übernimmt, bei immer wieder,

133

mehrfach täglich ausgelöster Reflexlokomotion, Muster aus dem Repertoire der Reflexlokomotion in die Entwicklung seiner Spontanmotorik. Geistige Wachheit, Hirnreife und kompensatorischer Spielraum im ZNS spielen dabei eine mitentscheidende Rolle.

Um die in der Reflexlokomotion enthaltenen Teilmuster, analog der Idealmotorik, zu verdeutlichen, sei der Beschreibung der kinesiologischen und z. T. muskulären Analyse der Therapie ein Abriß der idealmotorischen Entwicklung vorangestellt.

Die idealmotorische Entwicklung

Spontanmotorik in der Bauchlage

1. Trimenon

Das Neugeborene liegt asymmetrisch passiv in Bauchlage, sein Gesicht ist zur Seite gedreht, geneigt und die Halswirbelsäule leicht überstreckt. Beide Schultern sind protrahiert, beide gebeugte Ellenbogen retrahiert. Die Unterarme liegen leicht proniert auf, beide Hände sind locker gefaustet. Das Becken steht in deutlicher ventraler Kippung, beide Hüftgelenke sind in ca. 90 Grad Flexion, die oberen Sprunggelenke stehen in Nullstellung. Der Körperschwerpunkt befindet sich im Sternumbereich (Abb. 5).

Das angeborene Neugierverhalten, das die intakte Sinnesphysiologie vor-

Abb. 5: Gesunder Säugling – 12 Tage.

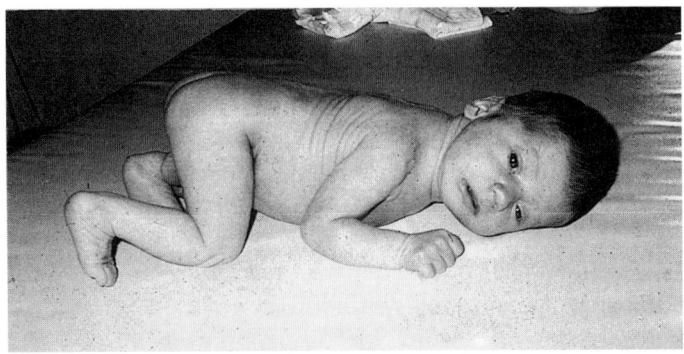

aussetzt, läßt das Kind auf Reize reagieren, wobei die archaischen Sinne wie das Tasten, das Riechen und – nach Ablauf gut einer Lebenswoche – auch das Hören eine orofaziale Signalisation in Gang setzen, die primär zur Befriedigung initialer Bedürfnisse notwendig ist.

Nach ca. 6 Wochen kann das gesunde Kind auf optische Reize reagieren. Diese Tatsache macht den anfänglich im ganzen Gesichtsbereich stark positiven Suchreflex beinahe überflüssig. Er beschränkt sich jetzt auf das periorale Gebiet.

Am Ende des 1. Trimenon ist das gesunde Kind fähig, Gegenstände sicher zu fixieren und in einem Winkelausschnitt von ca. 90 Grad zu jeder Seite hin zu verfolgen. Die daraus resultierenden Schwerpunktverlagerungen reguliert es über den symmetrischen Ellenbogenstütz. Die Oberarme stehen dazu deutlich abduziert und etwa senkrecht zur oberen Halswirbelsäule. Die Aufrichtung von Kopf – der bereits außerhalb der Stützfläche balanciert wird – und Schultergürtel hat zur Folge, daß der Körperschwerpunkt nach kaudal verschoben wird und daß die anfängliche Beckenbeugehaltung nachgelassen haben muß. Die Beine liegen nun leicht «o»-förmig.

Die Tatsache, daß das Kind über seiner dreieckigen Stützfläche, bestehend aus beiden Ellenbogen und dem kranialen Bauchnabelgebiet, Kopf und Schultergürtel deutlich gegen die Schwerkraft aufgerichtet hat, setzt die dazu notwendige Muskelfunktionsdifferenzierung voraus! Das bedeutet, daß u.a. der Musculus triceps brachii seine Funktion umgekehrt und die beiden kurzen Köpfe, das Caput medialis und lateralis in die Funktion eingeschaltet haben muß. Das Punctum fixum ist nicht mehr der Rumpf, zu dem sich der Ellenbogen in die Extension oder gar Retraktion bewegt, sondern ist jetzt, mit drei Monaten, der Ellenbogen, so daß der Körper zum Punctum mobile wird.

Die Fähigkeit des Vertauschens vom Punctum fixum mit dem Punctum mobile stellt die zwingende Voraussetzung für Fortbewegung und Gleichgewichtsregulation dar.

Sehr junge Säuglinge und CP-Kinder sind in ihren Bewegungsäußerungen vergleichbar: Beide kennen primär nur den Körper als das Punctum fixum, während die Extremitäten sich mobil, bewegend, verhalten.

Die Tatsache der vorwiegend in eine Richtung ziehenden Muskeln hat bei den CP-Kindern zur Folge, daß die hypotrophen Muskelbäuche weit nach proximal zum Punctum fixum hin wandern, dieses sich zum Beispiel als Patella alta auswirkt.

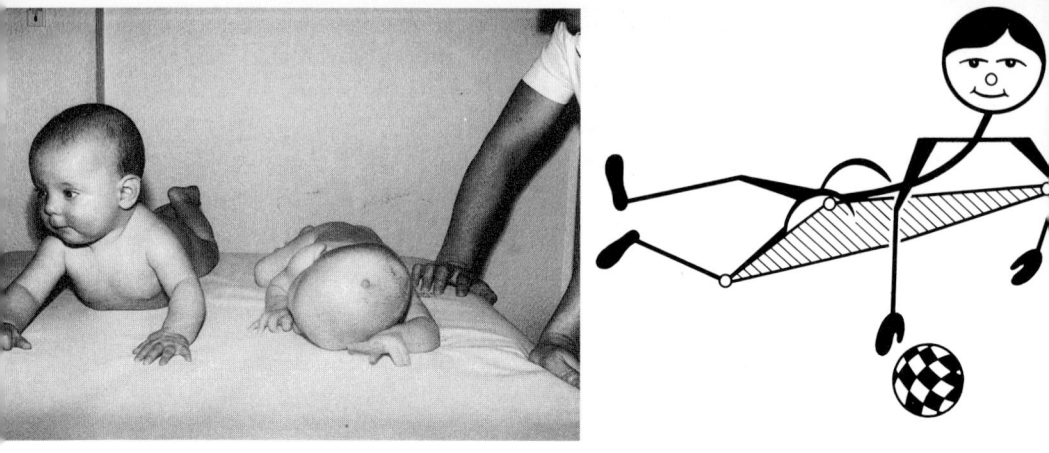

Abb. 6a: Gesunder und pathologischer Säugling, beide sind 4,1 Monate alt. – Abb. 6b: Einzelellenbogenstütz mit dreieckiger Stützbasis.

2. Trimenon

Größere Apperzeption und Vigilanz erweitern die Möglichkeiten des Handlungsspielraumes des Kindes (Abb. 6a).

Nach weiteren 6 Wochen, also mit ca. 4½ Monaten, hat das geistig wache Kind den Stütz auf nur einen Ellenbogen erfunden, um mit der freien Hand Gegenstände zum Mund zu führen. Der dazu notwendige Haltungshintergrund, das Sichern des Körpers – garantiert durch zunehmende Muskelfunktionsdifferenzierung und durch die entsprechenden Stützorgane: Ellenbogen, ventrale Hüft-Oberschenkelpartie der gleichen und Innenseite des Knies der Gegenseite – ist die dazu notwendige Voraussetzung (Abb. 6b).

Um die Bewegungsäußerungen der freien Hand noch zu erweitern, wird der Schultergürtel auf der Frontalebene nach kranial und auf der Transversalebene nach dorsal, also in die Rotation, bewegt.

Für die dosierte koordinierte Bewegung sind die Muskelkontraktionsdifferenzierungen die Voraussetzung, nicht die Folge! Die Gier nach Neuem, die als Antriebsquelle der Spontanmotorik angesehen werden muß, läßt das Kind den Stütz auf Hände und Symphyse erfinden (Abb. 7).

136

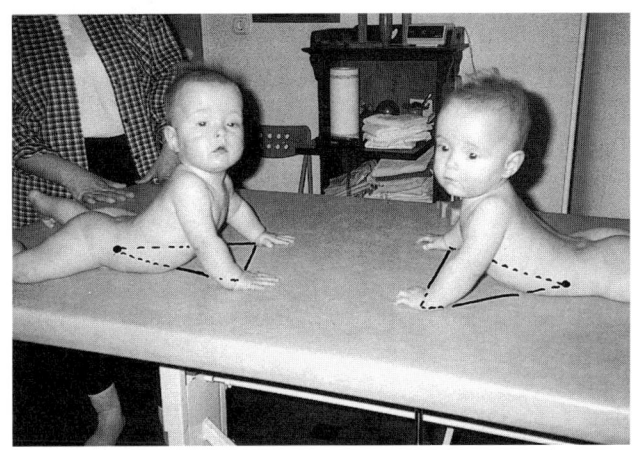

Abb. 7: Gesunde Zwillinge – 7 Monate.

Jeder neue ansprechende Reiz löst in dem Kind den Wunsch aus, diesen zu ertasten, zu erfassen, zu schmecken. Heftige vegetative Reaktionen wie schnellere Atmung und reichlicher Speichelfluß begleiten diesen Wunsch des Hin- und Habenwollens. Dieser endet allerdings im Alter von 6 Monaten noch oft in der Schwimmlage oder im Zurückschieben, also eher im Weiter-Weg vom begehrten Agens. *Vojta* spricht in diesem Zusammenhang von motorischen Sackgassen.

Im Alter von 6 Monaten beobachtet man zudem die «Rocking-position» (Abb. 8), die Schaukelbewegungen auf Händen und Knieen und das «Gehen» auf den Unterarmen-Händen um die eigene AP-Achse (Kreisgehen).

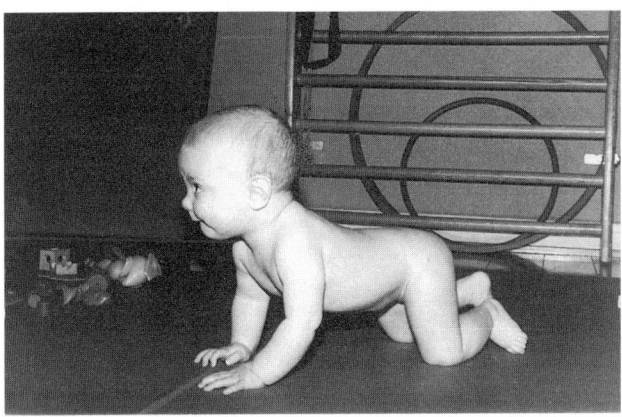

Abb. 8: «Rocking Position».

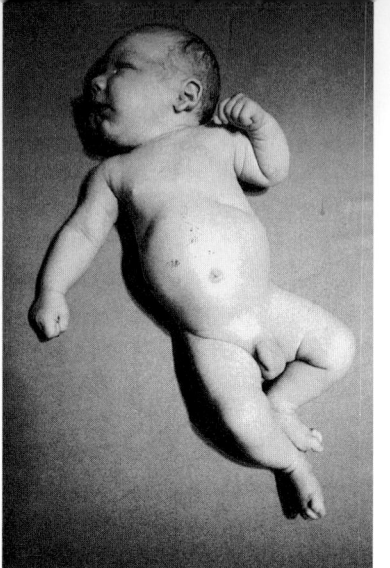

Abb. 9: Gesunder Säugling – 6 Wochen.

Spontanmotorik in der Rückenlage

1. Lebensmonat

Die Rückenlage ist für ein Neugeborenes eine völlig unsichere, labile Lage.

Dies zeigt sich im Muster der Massenbeweglichkeit, der sogenannten Holokinese. Das bekannteste holokinetische Muster ist das des Moro-Reflexes, mit dem der Säugling auf jede plötzliche Reizänderung, vorrangig der propriozeptiven, takilen und akustischen Reize, reagiert. Diese komplexen Körperbewegungsäußerungen sind allerdings stark von der jeweiligen vegetativen Verfassung des Kindes abhängig.

Der Nervus trigeminus ist im ganzen Gesichtsbereich stark positiv, ein massiver Suchreflex verdeutlicht dies.

Das Kind beginnt einige Sekunden lang zu fixieren. Dadurch kommt sozusagen «Ruhe» in die Rückenlage.

Als motorische Äußerung auf optische Reize erkennt man das Muster der Fechterstellung (Abb. 9). Diese ist noch immer ein «Ganzkörpermuster», wobei allerdings die Reizauslösung nicht mehr propriozeptiver sondern optischer Natur ist. Auf die bekannte Stimme oder das Gesicht der Mutter hin lächelt der Säugling.

2. Lebensmonat

Am Ende dieses 2. Monats spielt das Kind, sich selbst überlassen, mit seinen Händen, seinen Fingern, und betrachtet diese wenig später.

Die dazu notwendige Haltungssicherung wird durch den Stütz von Hinterkopf und stabilisiertem Schultergürtel gewährleistet. Beide Schulterblätter

138

müssen dazu adduziert und die dorsale und praevertebrale Halsmuskulatur in die Aktion eingeschaltet sein. Nur dadurch wird das Kind fähig, seine Oberarme aus der anfänglichen Henkelstellung heraus ca. 45 Grad zu flektieren und etwa 60 Grad adduktorisch zu bewegen. Die Beine sind dabei gebeugt.

Die Hand-Hand-Koordination ist sozusagen das Produkt der automatischen posturalen Steuerungsfähigkeit des Körperschwerpunktes und den dazu erforderlichen, ebenso automatisch vorhandenen Differenzierungsmöglichkeiten.

Diese Hand-Hand-Koordination mit dem erforderlichen posturalen Hintergrund ist die Initialphase für die Entwicklung des eigenen Körperschemas und für die Entwicklung des Greifens.

3. Lebensmonat

Der 3. Lebensmonat ist gekennzeichnet durch die dystone Beweglichkeit: Das erkennende Kind strebt mit seinem ganzen Körper der Mutter entgegen. Arme, Beine und Mund bewegen sich in Richtung der erkannten Person (o. a.), ohne daß allerdings schon deutliche Schwerpunktverlagerungen nach kranial zustandekommen. Bei negativer Erregung zerfällt das Muster.

Der gestreckte Oberkörper mit den adduzierten Schulterblättern und den eingeschalteten praevertebralen Halsmuskeln und der sich zunehmend beugende Unterkörper kann als Grundmuster für die erwachende Greiffunktion angesehen werden (Abb. 10).

Für jede weitere motorische Differenzierung ist die Fähigkeit zu dieser Körperhaltung als Ausdruck sicheren postularen Hintergrundes Notwendigkeit und Voraussetzung.

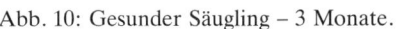

Abb. 10: Gesunder Säugling – 3 Monate.

4. Lebensmonat

Während des Ergreifens von Spielzeug o. ä. werden im 4. Lebensmonat noch Irradiationen erscheinen: Der Prozeß des Zu-Greifens wird von assoziierten Mund- und Akren-Bewegungen begleitet. Welche Hand den begehrten Gegenstand ergreift, hängt von der Seite ab, von der sich das Begehrte nähert.

Das Aktionsfeld des Kindes erweitert sich.

5. Lebensmonat

Es kann seinen Unterkörper, seine Oberschenkelinnenseiten, die Knie betasten, wenn es seinen Körperschwerpunkt unter Beibehaltung des gestreckten Oberkörpers nach kranial verlagert und die Beine in Hüft- und Kniegelenken zunehmend beugt. Die Schrägstellung des Beckens (Bewegung auf der Frontalebene) ist das Ergebnis einseitigen – «einhändigen» – Kniekontaktes (Abb. 11).

Die erwachte Orientierung und deren motorische Verwirklichung verläuft parallel zur motorischen Reifung und der entsprechenden Differenzierung.

Die Gier nach Hin- und Habenwollen kann nur verwirklicht werden und erfolgreich verlaufen, wenn der Körperschwerpunkt kranial- und lateralwärts auf das dorsolaterale Schultergebiet der nicht greifenden Seite verlagert wird. Für die in diesem Bereich abstützend tätige Muskulatur bedeutet das: differenzierte Funktion im Sinne der «Funktionellen Umkehr».

Der sich weiter nach lateral verlagernde Stützpunkt bedeutet das Erreichen der Seitenlage und wenig später die vollendete Umdrehbewegung bis in die Bauchlage. Diese Umdrehbewegung setzt die Motivation voraus!

Um sich drehen zu können, müssen also folgende Voraussetzungen vorhanden sein:

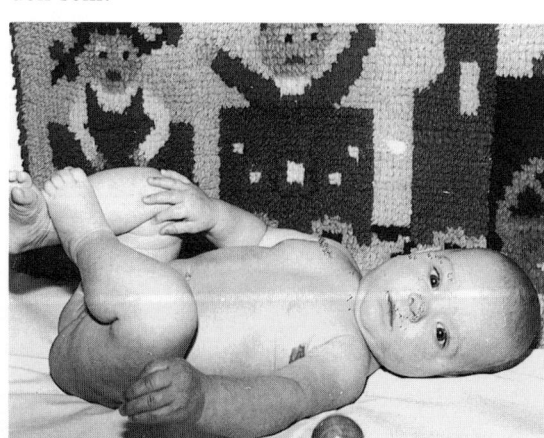

Abb. 11: Sichere Rückenlage eines 5 Monate alten gesunden Säuglings.

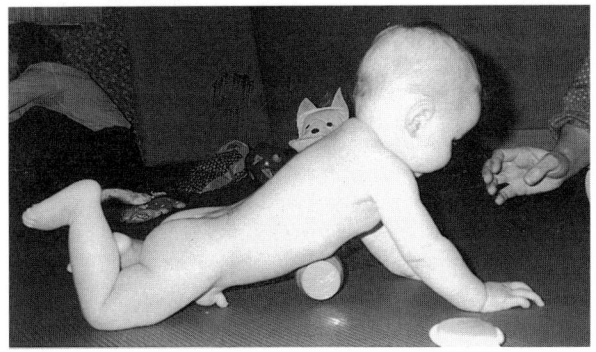

– das Kind muß motiviert sein;
– der Körperschwerpunkt muß nach kranial-lateral verlagert werden können;
– die Greifbewegungen müssen die Medianebene des Körpers überschrei-
ten;
– und dabei den Stützpunkt von dorsal auf die in Seitlage untere Schulter
nach lateral «wandern» lassen können (Ausdruck guten Stützes ist das
Kopfheben auf der Frontalebene in Seitlage);
– beide Beine müssen zunächst gut beugend zum Bauch gezogen, das Bekken schräg (Bewegung auf der Frontalebene) und drehend (Bewegung auf
der Transversalebene) bewegt werden können.

Beim Verlangen nach Reizaneignung und Umweltveränderung erfindet das
Kind die erste Form einer linearen Fortbewegung: das Robben.
Es ist dies eine Lokomotionsart, die dadurch gekennzeichnet ist, daß wechselweise in bestimmter Winkelstellung ein Unterarm «festgestellt» und der
Körper an ihn herangezogen wird, während die Beine anfangs passiv nach-
geschleppt werden.
Die Voraussetzung ist, neben einer intakten mentalen Entwicklung, der
sichere Einzel-Ellenbogenstütz.
Zu diesem Zeitpunkt beobachtet man die «Gartenzwerglage» und die Fähigkeit des Drehens bis in die Rückenlage. Diese dosierte Drehbewegung setzt
die koordiniert arbeitenden Bauch- und Rückenmuskelketten und einen
sicheren dynamischen Stütz voraus.
Der Beginn des Krabbelns kündigt sich durch die aktive Beckenextension
mit Beckenaufrichtung (d. h. das Abheben des Beckens gegen die Schwere)

141

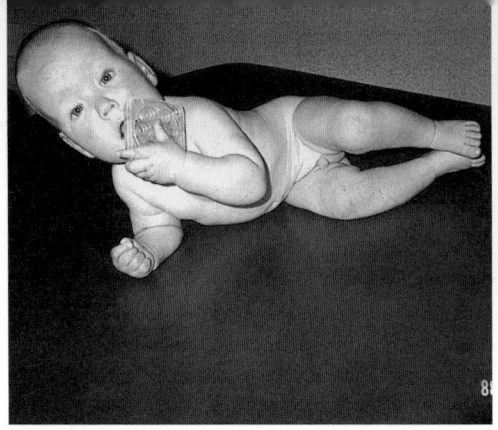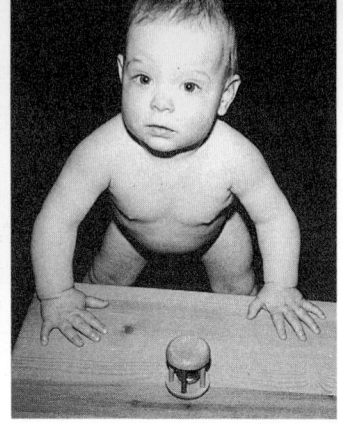

Abb. 13: Variante der «Gartenzwerglage». Sicherer Stütz auf dem rechten Ellenbogen/ Unterarm und dem Bereich der rechten Oberschenkel-Außenseite.

Abb. 14: Seitwärts gehendes Kind – 13½ Monate.

an (Abb. 12). Die aus der Vierfüßlerstellung notwendigen seitlichen Gewichtsverschiebungen und das Finden diagonaler Stützpunkte setzt wiederum die automatische Körperhaltungsanpassung voraus (Abb. 13).

Aus der Krabbelstellung heraus entdeckt das Kind den «Schrägen Sitz» und die Möglichkeit, in den Langsitz zu gelangen. Dieser wird übrigens nur erfunden, um ungestört ein Spielzeug mit beiden Händen untersuchen zu können.

Wenn eine lineare Form der Fortbewegung beherrscht wird, ist der grobmotorische Hintergrund gegeben, vor dem sich feinmotorische Leistungen entfalten können. Der Beginn des Kauens, sprachlich geäußerte Silbenketten und der Zangengriff gehören in diese Zeit, den Übergang vom 3. zum 4. Trimenon.

Die Vertikalisationsphase kündigt sich durch die aktive Flexion des Armes von mehr als 120 Grad an. Nur dann ist koordiniertes Aufstehen möglich. Das Kind zieht sich von den Händen her in den Stand, um zunächst als «Quadrupäde» an Möbeln entlang zu gehen (Abb. 14).

Es jongliert sein Körpergewicht über den Füßen und sichert das Gleichgewicht über die Hände. Im Bereich des unteren Sprunggelenkes sieht man wechselweise In- und Eversionsbewegung als Ausdruck der Haltungsanpassung.

Mit ungefähr 14 Monaten löst sich das Kind von den Möbeln. Haltungskontrolle, Aufrichtung und schrittmachende Beweglichkeit sind so ausgereift,

142

daß die motorische Verwirklichung «freies Gehen» beobachtet werden kann.

Die Reflexlokomotion

Dr. Vojta beschreibt 2 Arten der Reflexlokomotion: das Reflexkriechen und das Reflexumdrehen, die er auch Koordinationskomplexe nennt.
Beide Arten sind angeboren, aber nur mit Hilfe von Reizen an bestimmten Auslösungszonen aus physiologischer Ausgangsstellung abrufbar.
Da sich bei der Anwendung der Reflexlokomotion der Körper auf allen 3 Bewegungsebenen als Punctum mobile in physiologischer Weise fortbewegt, handelt es sich also bei den provozierten Koordinationskomplexen um menschliches Lokomotionsverhalten.

Vorbemerkungen zu den Ausgangsstellungen

Die Provokation der Reflexlokomotion gelingt nur, wenn die Reizsetzung in anti-pathologischen Ausgangsstellungen erfolgt.
Der Rumpf sollte achsengerecht, die Extremitäten in vorgegebenen Winkelstellungen liegen (Abb. 15).

Vorbemerkungen zu den Zonen
Es gibt ingesamt 9 von *Vojta* beschriebene Zonen, die zum Teil am Rumpf, zum Teil an den Extremitäten liegen (Abb. 15).

Vorbemerkungen zu den Reizen

Bei den an den Auslösungszonen gesetzten Reizen handelt es sich um propriozeptive Reize, nämlich Periost- und Muskeldehnungs-Reize oder deren Kombination.

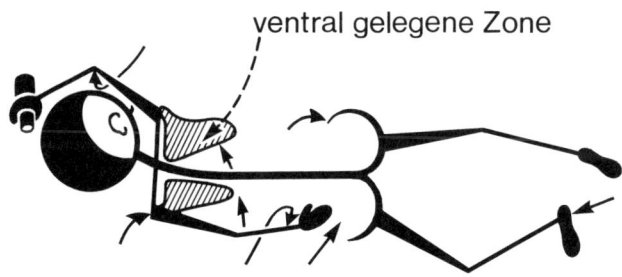

ventral gelegene Zone

Abb. 15: Zonen des Reflexkriechens.

143

Der Druck durch die Hand des Therapeuten ist zielgerichtet, in seiner Stärke dem jeweiligen Patienten angepaßt und abhängig von der gewünschten Kontraktions- bzw. Bewegungsform.

Von jeder Zone und dem dort angesetzten Reiz gelangen Afferenzen über die unterschiedlichsten «Eintrittspforten» (*Vojta* 72) zum ZNS und werden dort umgeschaltet.

Die Efferenz läßt erkennen, ob Ausgangsstellung, Zonenauswahl, Reizrichtung und -stärke optimal gewählt wurden. Jeder Reiz an jeder Zone kann mit allen übrigen Reizen der anderen Zonen kombiniert werden, so daß sich daraus mehr als 10 000 Kombinationsmöglichkeiten ergeben, um den jeweiligen Koordinationskomplex möglichst vollständig zu provozieren.

Sowohl die Reizmenge (räumliche Reizsummation) als auch die Reizdauer (zeitliche Reizsummation) spielen bei der Bahnung der Reflexlokomotion eine wesentliche Rolle.

Bei Patienten, die ihre Bewegungen aktiv modifizieren können, werden die Reize an den Zonen als Widerstände eingesetzt.

Vorbemerkung zu den Lagerungshilfen

In der Regel werden bei der Anwendung der Reflexlokomotion keine Lagerungshilfen verwendet.

In Einzelfällen (z. B. bei Teilfixierungen, bei Schmerzen) kann es dennoch zunächst notwendig werden, Tücher, Rollen oder ähnliches zu verwenden.

Vorbemerkungen zur praktischen Anwendung

Bei dem Ablauf der globalen reziproken Bewegungsantworten der Reflexlokomotion handelt es sich um dynamische Vorgänge. Von einer bestimmten Ausgangsstellung bis zu einer bestimmten Endstellung verlaufen die Bewegungen gesetzmäßig. Damit die Reizantwort bei CP-Kindern ebenso vollkommen wie bei gesunden Neugeborenen und möglichst schnell erfolgt, werden bestimmte Bewegungen durch totale Widerstände gebremst. Dadurch werden phasische (isotone) in stabilisierende (isometrische) Kontraktionen umgewandelt.

Außerdem wird so die für die Fortbewegung notwendige «Funktionelle Umkehr» in den für die Lokomotion verantwortlichen Muskelketten provoziert.

Ohne diese Fähigkeit gelingen weder Fortbewegung noch Gleichgewichtsregulationen und Haltungsanpassung.

144

Das Reflexkriechen

Das Reflexkriechen ist eine von außen provozierte künstliche Fortbewe-
gungsart, die in ihren Eigenschaften, insbesondere in Bezug auf die Schwerpunktverlagerungen des Körpers, die Gleichgewichtsregulationen, die Aufrichtungsmechanismen gegen die Schwerkraft und die schrittmachenden
Bewegungsantworten Analogien zur Idealmotorik zeigt.
Im nachfolgenden Abschnitt sind diese Analogien durch kursive Schrift
gekennzeichnet.
Um bei einem Säugling das komplette Muster des Reflexkriechens zu provozieren, genügt die Anwendung eines der möglichen Reize an der entsprechenden Zone; bei älteren und CP-Kindern sind unter dem Gesichtspunkt
räumlicher Reizsummation mehrere Reize an den entsprechenden Zonen
einzusetzen (Abb. 16a).
Wenn in Bauchlage z. B. der Epicondylus humeri der dem Gesicht zuge-
wandten Seite mit leichtem, nach dorsal-kaudal-medial gerichtetem Druck
gereizt wird, bewegt sich der Gesichtsarm im Schultergelenk in die Extension. Dieser Extension wird an der Zone ein totaler Widerstand entgegengesetzt, *so daß der Körper an den fest auf die Unterlage stützenden Unterarm*
heran gezogen wird. Beide Schulterblätter adduzieren sich, der Schultergürtel
stabilisiert sich nach dorsal-kaudal, der Oberarm wird durch die Aktivität
u. a. des M. deltoideus, der Mm. supra- und infraspinam sowie der Mm. teres
major und minor gesichert.
Der gesamte Schultergürtel wird – zunächst mehr auf der Gesichtsseite – vom
stützenden Unterarm – mit Hilfe der sich kontrahierenden Muskelkette ange-
saugt (M. latissimus, M. biceps, M. deltoideus) und über dem Stützpunkt
aufgerichtet (M. pectoralis major, M. coracobrachialis, M. triceps brachii

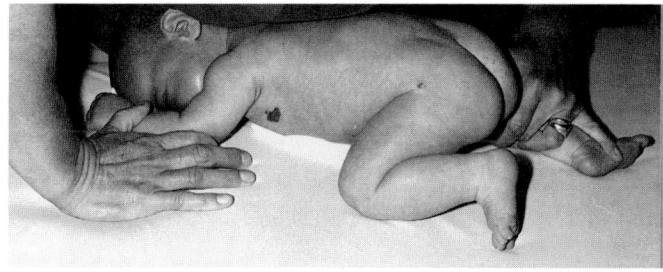

Abb. 16a: Reflexkriechen beim gesunden Kind.

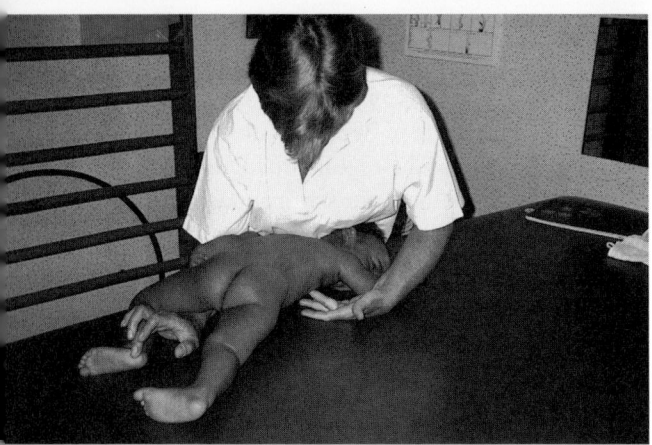

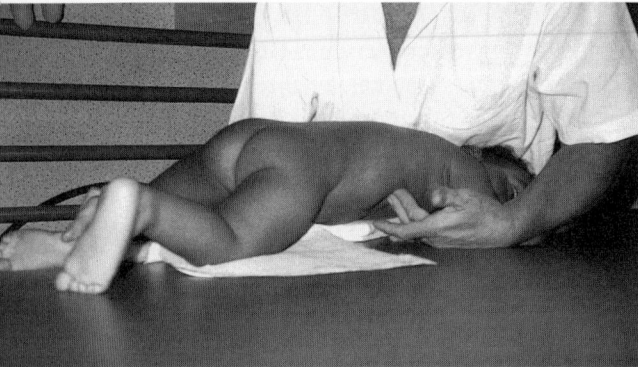

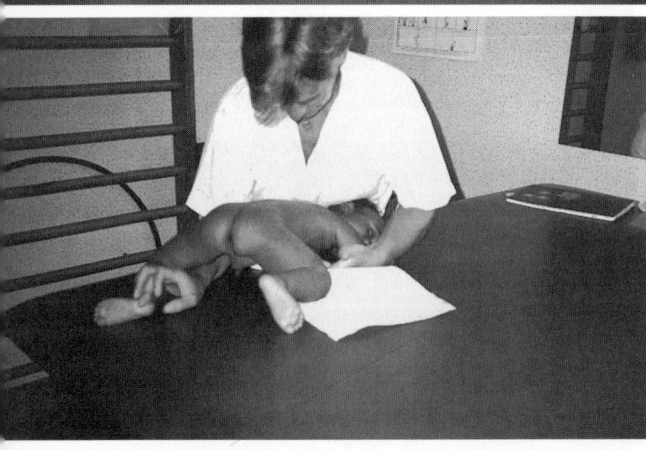

Abb. 16b bis d: Reflexkriechen
in der Therapie.

146

unter Einschaltung seiner beiden kurzen Köpfe). Dieses sich über dem Ellenbogenstütz nach vorn-seitlich-oben ziehende «Muster» entspricht dem Einzelellenbogenstütz und der daraus erwachsenden Fähigkeit des Robbens der
Idealmotorik:
- der gesichtseitige Ellenbogen beugt sich,
- der Unterarm dreht sich in die Pronation,
- das Handgelenk extendiert sich radialwärts,
- die Finger schließen sich bei abduzierten Metakarpen zur greifenden Faust.

Auf der Gegenseite, der sogenannten Hinterhauptseite, *bewegt sich der Arm
über die Außenrotation und Abduktion im Schultergelenk nach kranial. Die
Mm. supra- und infraspinam sind ebenso tätig wie der M. teres minor und der
M. deltoideus, dessen Aktionswelle von dorsal über lateral nach ventral läuft
(Abb. 16b bis d):*
- der Ellenbogen dieses Armes wird sich aus leichter Flexion in die Streckung
  bewegen,
- der Unterarm dreht sich in die Supination,
- alle Metakarpen und die Finger entfalten sich fächerförmig.

Das Bein auf der Hinterhauptseite streckt sich.

Wählt der Therapeut die Kalkaneus-Zone, wird dieser Streckbewegung ein
totaler Widerstand entgegengesetzt, so daß sich nicht mehr das Bein vom
Körper wegstreckt, *sondern der Körper vom Punctum fixum, dem Kalkaneus, nach vorn gestemmt bzw. gestoßen wird.* Dieser Vorwärts-Aufwärtsbe-
wegung des Körpers wird nun wiederum ein Widerstand entgegengesetzt:
- *Im Hüftgelenk dieses Beines beobachtet man die zunehmende Streckbewe-
  gung, die durch die Bauchmuskeln einerseits – sie extendieren nämlich das
  Becken und bewegen damit den proximalen Hebelarm, die Hüftgelenk-
  pfanne vom distalen Hebelarm, dem Hüftkopf, weg – und die ischiokrurale
  Muskulatur und den M. glutaeus maximus andererseits vollzogen wird.*
- *Das Kniegelenk streckt sich, indem sich der Oberschenkel gegen den fixier-
  ten Unterschenkel bewegt.*
- *Im oberen Sprunggelenk läuft eine aktive Dorsalextension ab, das untere
  Sprunggelenk zeigt eine deutliche Inversion, während die Zehen sich beu-
  gen.*

*Das Gesichtsbein bewegt sich über die Außenrotation und Abduktion des
Hüftgelenkes seitlich in die Richtung zum Bauch. Das bedeutet: – Die Aktivität aller Hüft-Außenrotatoren und Abduktoren. Sehr weiträumig wird in*

dieser Schrittphase der distale Gelenkpartner-Hüftkopf – gegenüber dem proximalen Partner-Pfanne – bewegt.
- *Das Kniegelenk beugt sich bis zu etwa 120 Grad.*
- *Das obere Sprunggelenk bewegt sich in die Dorsalextension.*
- *Das untere Sprunggelenk bewegt sich in die Eversion, während sich die Metatarsen und die Zehen spreizen und letztere extendieren.*

Am Ende der seitlichen Beinbeugung wird das Knie zum Stützpunkt. Jetzt kann sich mit Hilfe der antigravitatorisch tätigen Hüftmuskulatur (vorrangig der Adduktoren und der synergistisch aktivierten Abduktoren) das Becken über dem neuen Punctum fixum aufrichten. Erstmals erfolgt hier innerhalb der gesichtseitigen am Stütz beteiligten Muskelkette die «Funktionelle Umkehr».

Bei diesem dynamischen Antigravitationsvorgang des Körperabschnittes Becken handelt es sich um eine drehgleitende Bewegung der Hüftgelenkpfanne über deren Kopf.

Die hier reflexogen provozierten Bewegungsantworten innerhalb des Hinterhauptbein-Beckenbereiches haben ihr Äquivalent in der Standbein- bzw. Vertikalisierungsphase der Idealmotorik.

Innerhalb des Axisorganes – diese Bezeichnung steht für die Funktionseinheit Kopf/Rumpf – verlaufen folgende Bewegungsantworten:

- *Regelmäßig drehen sich Gesicht und Augen von der Gesicht- zur Hinterhauptseite. Aus der zunächst asymmetrischen Nackenhaltung wird über die symmetrische Nackenstreckung die Bewegung wiederum zur asymmetrischen Nackenhaltung ablaufen. Das gelingt nur, weil die dorsale und praevertebrale Halsmuskulatur – hier sei insbesondere auf die wichtige Funktion des M. longus colli hingewiesen – in die koordinierte Aktion eingeschaltet werden.*

- *Der gesamte Rumpf streckt sich; die Aufrichtung des Rumpfes vollzieht sich zunächst deutlicher über den stützenden Extremitäten. Am Ende des abgelaufenen Musters ist die Wirbelsäule gestreckt.*

Besonders die segmentalen Rotationen in Hals- und Brustwirbelsäule, bei denen sich die Processi spinosi kranialwärts und drehend bewegen, sind die Erklärung für die Therapieerfolge z. B. bei der Skoliosebehandlung.

Das Reflexumdrehen

Bei dem Muster des Reflexumdrehens – sowohl dem der 1. als auch den nachfolgenden Phasen – handelt es sich um einen durch äußere Reize in Gang gesetzten Umdrehprozeß, der ontogenetischen Ursprungs ist und der Analogien zur Idealmotorik direkt erkennen läßt.

Jedes Neugeborene verfügt über dieses aktivierbare Muster. Angebahnt wird der Lokomotionsweg von der Rückenlage über die Seitenlage bis hin in die Krabbelstellung.

Die Analogien sind im nachfolgenden Abschnitt durch kursive Schrift gekennzeichnet.

Durch direkte und indirekte Stretchzustände verschiedener Muskeln, die durch zielgerichteten, leichten Druck zwischen die 7. und 8. Rippe entstehen, gelangt eine Fülle unterschiedlicher Afferenzen an das Zentralnervensystem.

Das «Produkt» des Zentralnervensystems, die Efferenz, sieht wie folgt aus (Ausgangslage: RL, Kopf *z. B. nach rechts* ca. 30° gedreht):

– *Das Gesicht, Augen, Mundwinkel und die Zunge wenden sich nach erfolgter Nackenstreckung auf die dem Brustkorbreiz abgewandte linke Seite. Der M. sternocleidomastoideus der rechten Gesichtseite, der M. splenius capitis der Hinterhauptseite (links), die Mm. rotatores einerseits und die dorsale und praevertebrale Halsmukulatur andererseits sind für den physiologischen Ablauf der Drehung verantwortlich.*

– *Beide Schulterblätter adduzieren, der Schultergürtel wird muskulär stabilisiert (Anspannung der Mm. rhomboidei, des M. pectoralis minor, des M. trapezius mit seiner pars transversa und der pars ascendens), d. h. der gesamte Oberkörper streckt sich. Hinterkopf und Schultergürtel bilden die Stützbasis für die Unterkörperbeugung.*

– *Unterkörper und Beine beugen sich. Durch die Aktivität der Bauchmuskulatur, deren Zugrichtung von kaudal nach kranial verläuft, wird das Becken in die Extension bewegt. Bei Fortdauer des Reizes wird sich dieses extendierte Becken schräg stellen. Das bedeutet die Anhebung der gesichtseitigen rechten Beckenhälfte nach kranial (Bewegung auf der Frontalebene) und zunehmendes Drehen nach links (Bewegung auf der Transversalebene). Die rotatorische Bewegung wird von der schrägen Bauchmuskelkette, M. obliquus abdominis externus der Hinterhauptseite links und dem M. obliquus abdominis internus der Brustkorbreizseite (rechts) vollzogen.*

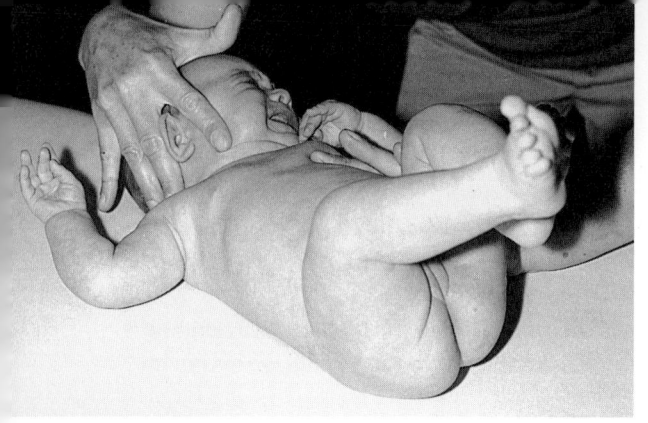

Abb. 17: Reflexumdrehen – 1. Phase in der Anwendung bei einem 10 Tage alten Säugling.

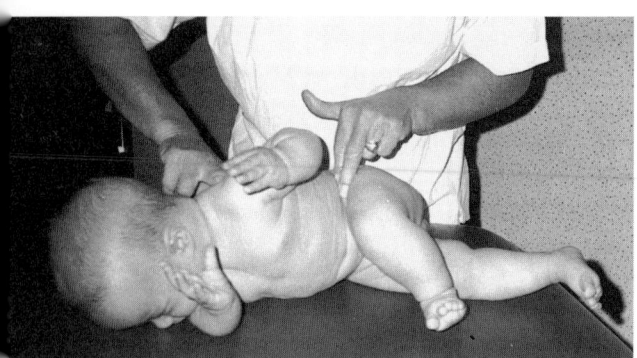

Abb. 18: Reflexumdrehen – 2. Phase in der Anwendung bei einem 7½ Monate alten Säugling mit hemiparetischer Bedrohung links.

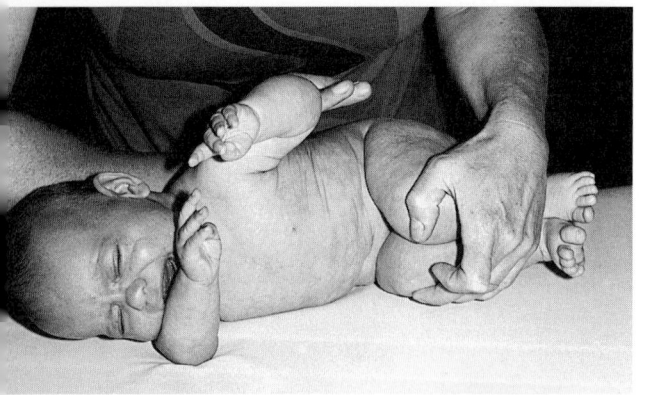

Abb. 19: Reflexumdrehen – 3. Phase.

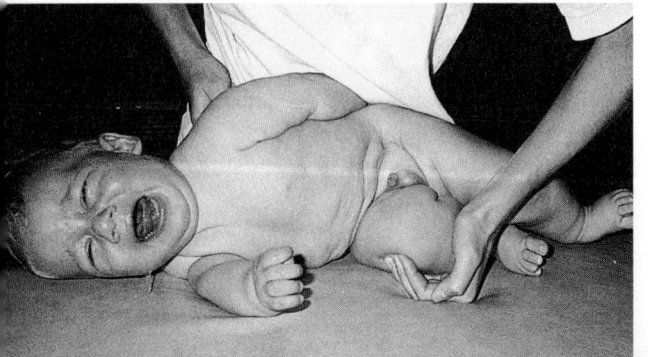

Abb. 20: Reflexumdrehen – 4. Phase bei einem 7 Monate alten Säugling mit Klumpfüßen beidseits.

Bei zeitlicher Reizsummation ist die beginnende Drehbewegung des Ober-
körpers mit der andersseitigen diagonalen Bauchmuskelkette zu beobach-
ten:

– *Beide Hüftgelenke zeigen eine leichte Abduktion und Außenrotation.*
– *Die Unterschenkel werden bei gebeugten Knieen gegen die Schwere gehal-*
  ten.
– *Beide Füße stellen sich ohne Beteiligung der unteren Sprunggelenke mittel-*
  ständig in O-Stellung ein.
– *Der dem Gesicht zugewandte rechte Arm bewegt sich zunächst in die*
  Abduktion und Außenrotation. Bei Fortdauer des Reizes kommt es dann zu
  einer Schwenkbewegung dieses Armes über den Körper in ventral-adduk-
  torischer Richtung.
– *Bei geringgradiger Flexionshaltung des Ellenbogengelenkes dreht sich der*
  Unterarm in die Supination.
– *Die Entfaltung von Mittelhand und Fingern muß als Ausdruck des gebahn-*
  ten zukünftigen Stützes für das Krabbeln gesehen werden.
– *Der linke Hinterhauptarm zeigt eine deutliche Außenrotation und Abduk-*
  tionsbewegung im Schultergelenk.
– *Der Ellenbogen dieser Seite wird sich zunehmend strecken.*
– *Im Laufe des Umdrehprozesses ist die Handöffnung zu beobachten (Abb.*
  17).

Bei zeitlicher Reizsummation über diesen Brustkorbreiz wird sich das Kind
in differenzierter Weise bis in die Seitenlage drehen.
Von da aus lassen sich verschiedene Varianten, Sequenzen aus dem Muster
des Umdrehens provozieren.
Das Reflexumdrehen 2. (Abb. 18), 3. (Abb. 19), 4. (Abb. 20) Phase sowie
der schräge Sitz gehören neben der 1. Phase dem ontogenetischen Umdreh-
muster an. Da diese Phasen Sequenzen aus dem Drehvorgang darstellen,
beginnen sie aus entsprechend unterschiedlichen Ausgangsstellungen, enden aber alle in der Krabbelstellung. Da sich aus ihnen betonte Muskelakti-
vitäten und deren Kontraktionsdifferenzierungen provozieren lassen, werden sie – je nach Mangel des betroffenen Patienten – ausgewählt.
Alle Muster der Reflexlokomotion werden in die «Vorratskammer» (*Vojta*,
72), das ZNS eingespeichert und in Abhängigkeit von Hirnreife, dem möglichen kompensatorischen Spielraum im ZNS und der Agilität des behandelten Kindes in dessen Spontanmotorik integriert.

Zur Bahnung der Reflexlokomotion

Jedes Individuum entwickelt im Rahmen der angeborenen Möglichkeiten ganz individuelle Wege der Verarbeitung von Reizen.

Durch langes Miteinander-Umgehen und Sprache als Kommunikationsmittel passen zwar bestimmte Individuen bestimmte Bereiche der Reizverarbeitung einander an, aber auch diese sind jeweils vom Individuum selbst vollzogene Leistungen.

Auch Kinder mit Störungen entwickeln eine ihren Möglichkeiten entsprechende Reizverarbeitung.

Die Therapeuten können eine Therapie also nur nach dem Out-put beurteilen, das heißt nach der Efferenz, dem Produkt des ZNS.

Ziel einer erfolgreichen Therapie kann nur sein, den Out-put bei der Behandlung der biologischen Norm anzugleichen.

Da Bewegung und Sensorik nicht voneinander abgekoppelt betrachtet werden können, wird ein erfolgreicher Behandlungsansatz der sein, der systematisch in seiner Efferenz nachvollziehbare, physiologische, möglichst beliebig oft wiederholbare Muster provoziert, die in der menschlichen Entwicklung gesunder Kinder beobachtet werden.

Über »richtig-mit-seinem-Körper-umgehen« und Möglichkeiten, sich die Umwelt anzueignen, erhält das CP-Kind mit Hilfe der Reflexlokomotion die Mittel, sich weitestgehend selbstbestimmt wie ein gesundes Kind zu verhalten.

Die Entwicklung der nach *Vojta* behandelten Kinder vollzieht sich in vergleichbaren Entwicklungsschritten, wie sie bei gesunden Kindern beobachtet werden, nur verläuft sie deutlich langsamer. Das Entwicklungstempo bestimmt das Kind bzw. sein ZNS!

Bewegung, insbesondere Fortbewegung, kann man nicht lehren, indem man die «richtigen» Bewegungsmuster von außen, passiv für den Betroffenen, erzeugt. Wenn mit einem CP-Kind Drehen, Krabbeln oder gar Gehen «geübt» wird, *bevor* dem Kind die dafür erforderlichen physiologischen Mittel zur Verfügung stehen, solange Efferenz und später auch Afferenz pathologisch sind, muß das CP-Kind auf niedrige, pathologische Muster zurückgreifen und wird diese bei heftigem «Üben» gar kortikalisieren.

Denn für physiologische Bewegungsabläufe ist die entsprechende Reizverarbeitung und die notwendige Muskeldifferenzierung die Voraussetzung und nicht Folge einer passiv induzierten Übungstherapie.

Bahnung bedeutet Erleichterung neuromuskulärer Prozesse. Bei der Vojta-Therapie werden durch die Reflexlokomotion vorhersagbare, bestimmte, physiologische Muster in Gang gesetzt, die man als Basismuster der Fortbewegungsontogenese bezeichnen könnte.

Durch die wiederholt aktiv vollzogenen Basismuster ist es der Patient selbst, der sich den Zugang zu seinem ZNS schafft.

Unabhängig vom Typ der CP und unabhängig von der Tonussituation wird diese Therapie angewandt. Jede neuromuskuläre Störung kann durch die Bahnung der bis ins Detail bekannten Muster behandelt werden. Es ist die Kunst des Therapeuten, so auf der Tastatur der Zonen zu spielen, daß, gemäß seiner Kenntnis der Idealmotorik, die erklingende «Melodie» seiner Zielvorstellung entspricht.

Zur Wirkungsweise der Reflexlokomotion

Die Tatsache, daß es mit Hilfe der bereits angesprochenen Parameter – Ausgangsstellung, Zonen, Reize – gelingt, jeweils ein physiologisches Muster zu bahnen, bedingt die vielfältigen «physiologisierenden» Effekte:

1. Die Aktivierung der gesamten quergestreiften Muskulatur in außerordentlich differenzierter Weise hat die Änderung der Haltungs- und Bewegungsmuster aller Patienten mit einer neuromuskulären Störung zur Folge, sei diese Störung nun zentralen oder peripheren Ursprungs.
   Das bedeutet, daß sich
   – die Anpassungsfähigkeit des Körpers an Lage- oder Haltungsänderungen;
   – die Aufrichtungsmechanismen durch systematische Provokation von Stützpunkten außerhalb der Körpermitte ebenso wie
   – die phasischen, zielgerichteten Bewegungsäußerungen in Quantität und Qualität verbessern;
   – der Muskeltonus normalisiert.

2. Durch die Änderung der Muster normalisiert sich auch die Propriozeption; Körperschema und Handlungsspielraum erweitern sich: der Diparetiker entdeckt seine Knie, der Hemiparetiker öffnet unbewußt die Tür mit der betroffenen Hand.

3. Im Bereich der vegetativen Reaktionen beobachten wir regelmäßig u. a.

- die Umstellung und Vertiefung der Atmung (Aktivierung des Zwerchfells, Vergrößerung der Vitalkapazität und des sagittalen Thoraxdurchmessers);
- die Verringerung des Speichelflusses,
- das Explodieren der Sprachentwicklung.
4. Veränderungen im Bereich der Trophik sind erkennbar
   - am Anstieg der Hauttemperatur,
   - am Anstieg des Kalziumgehaltes in den langen Röhrenknochen,
   - am Rückgang der Ulcera (z. B. bei Spina-bifida-Kindern);
   - am Anstieg des Längenwachstums, wodurch sich die verschobenen Körperproportionen der CP-Kinder harmonisieren.
5. Sensibel versorgte Areale vergrößern sich.

Jede Störung im neuromuskulären Gefüge kann also mit der Reflexlokomotion behandelt werden. Einzigc Bedingung: es muß eine neuronale Verbindung vom ZNS zur Peripherie vorhanden sein.

Kontraindikationen für die Behandlung nach *Vojta* gibt es nicht, da die Dosierung in der Hand des Therapeuten liegt.

Zur Wirkung der Anwendung der Reflexlokomotion im psychischen Bereich

Der Vojta-Therapie wird immer noch von einigen Ärzten und anderen Beobachtern nachgesagt, daß sie Kinder und Eltern psychisch belaste und die Entwicklung der Kinder im psychischen Bereich negativ beeinflusse.

In der Regel wird das bei Säuglingen während des Turnens beobachtete Weinen als sicheres, entscheidendes Indiz für diese Behauptung genannt.

Nun weinen Kinder nicht nur bei der Vojta-Therapie, sondern aus verschiedenen Anlässen: z. B. weil sie Hunger haben, weil sie schlecht liegen, von Blähungen gequält werden. Beseitigt man den Grund ihres Kummers, hören sie meist direkt mit dem Weinen auf.

Ein ähnliches Verhalten kann man auch bei den Kindern, die nach *Vojta* turnen, beobachten: in dem Moment, in dem die das Kind fixierenden Hände sich von ihm lösen, hören sie fast augenblicklich mit ihrem Protestgeschrei auf.

Nicht vermeintlicher Schmerz hat sie zum Weinen gebracht, sondern die körperliche Schwerarbeit, der sie sich, da sie reflexogen provoziert wird,

154

nicht entziehen können. Die Aussage, Kinder würden durch die langanhaltende Vojta-Behandlung seelisch geschädigt, konnte bisher ebenso wenig bewiesen werden (vgl. *Thiesen-Hutter* 1982) wie die Vermutung, daß häufig quälenden Blähungen solch ein Effekt zugeschrieben werden müsse. Dies ist auch sehr verständlich, wenn man davon ausgeht, daß nicht die körperliche Belastung selbst, sondern die Art und Weise, wie diese an das Kind herangetragen wird, wie also solche und ähnliche Situationen von seiten der Eltern bewältigt werden, die Entwicklung der Kinder nachhaltig beeinflußt.

Eine besonders wichtige Aufgabe des Therapeuten ist es deshalb, betroffenen Eltern die Gründe gerade für die Wahl dieser Behandlungsmethode zu vermitteln und nachvollziehbar zu machen. Nur wer erkennen und nachvollziehen kann, warum, mit welchem Ziel und mit welchem Effekt etwas ausgeführt werden muß, kann diese anstrengende Therapie konsequent, liebevoll und mit der notwendigen positiven Einstellung durchführen. Bei einer solchen Einstellung der Eltern wird Mitleid mit dem Kind nicht aufkommen, sondern dieses wird die Mutter/ den Vater zwar als bestimmende, aber liebevolle Bezugsperson erleben.

Eltern, die gelernt haben, die einzelnen Entwicklungsschritte zu erkennen, Fortschritte in der Entwicklung zu entdecken, schöpfen daraus Motivation und Kraft zum oft monate- oder gar jahrelangen Durchhalten.

Kinder ertragen noch ganz andere Belastungen als das Turnen nach *Vojta* – es kommt nur darauf an, *wie* diese an sie herangetragen werden.

Literatur

Monographien

Groves, Richard – Lamaione, David, N.: Bewegungslehre der Krankengymnastik und Sport, Gustav Fischer Verlag, Stuttgart, New–York, 1977.

Klein-Vogelbach, Susanne: Funktionelle Bewegungslehre, 2. korrigierte Auflage, Springer-Verlag, Berlin, Heidelberg, New York, 1977.

Platzer, Werner: dtv-Atlas der Anatomie, Band 1, Bewegungsapparat, Deutscher Taschenbuchverlag, Georg Thieme Verlag, Stuttgart.

Rohen, Johannes: Funktionelle Anatomie des Menschen, Schattauer Verlag, Stuttgart, New York, 1973.

Vojta, Vaclav: Die zerebralen Bewegungsstörungen im Säuglingsalter, 5. überarbeitete Auflage, Ferdinand Enke Verlag, Stuttgart, 1988.

Weitere Literatur

Aufschnaiter, Dorit, von: Die krankengymnastische Behandlung des Spina bifida Kindes, Sozialpädiatrie in Praxis und Klinik, Nr. 9, 395–404, (1981).

Aufschnaiter, Dorit von: Zur Lagerung der geburtstraumatischen Plexusparese, der Kinderarzt, Nr. 1, 1986.

Aufschnaiter, Dorit von: Einiges zur Technik und Wirkung der Reflexlokomotion nach Vojta, ZFK Nr. 3, 33–37, 1988.

Aufschnaiter, Dorit, von: Die Vojta-Therapie, Krankengymnastik Band 11, Herausgeber Cotta/Heipertz/Hüter-Becker/Rompe, Georg Thieme Verlag, Stuttgart, z. Z. im Druck.

Bauer, J.: Kriechphänomen des Neugeborenen. Klin. Wschr. 5 1468, (1926).

Thiesen-Hutter, M.: Psychologie und Neurophysiotherapie Vojtas. Enke, Stuttgart, 1982.

Vojta, V., Aufschnaiter, D., von, Wassermeyer, D.: Der geburtstraumatische Torticollis myogenes und seine krankengymnastische Behandlung nach Vojta? Krankengymnastik 4 (1983) 191–197.

Vojta, V.: Die Frühdiagnostik des spastischen infantilen Syndroms. Beitr. Orthop. Traumatol. 12 (1965) 543–545.

Vojta, V.: Reflexkriechen und seine Bedeutung für krankengymnastische Frühbehandlung. Z. Kinderheilk. *104* (1968) 319–330.

Vojta, V.: Ein neuer Lagereflex in der Frühdiagnostik des Zerebralschadens beim Neugeborenen und Säugling. Z. Orthp. *107* (1969) 1–11.

Vojta, V.: Reflexumdrehen als Bahnungssystem in der menschlichen Fortbewegung. Z. Orthop. *108* (1970) 446–452.

Vojta, V.: Differentialdiagnostische Zeichen zwischen der spastischen und dyskinetischen Bedrohung. Pädiatr. prax. *19* (1978) 465–466.

Vojta, V.: Die wesentlichen Grundzüge der Behandlung nach Vojta. Krankengymn. *35* (1983) 392–398.

Vojta, V.: Die zerebralen Bewegungsstörungen im Säuglingsalter, Enke, Stuttgart, 5. Aufl. 1988.

Vojta, V. u. J. Havel: Die Anwendung angeborener globaler Muster, Krankengymnastik intern 7 (1989) 26–30.

Vojta, V.: Die posturale Ontogenese als Basis der Entwicklungsdiagnostik, der kinderarzt *20* (1989) 669–674.

4

Propriozeptive Neuromuskuläre Fazilitation (PNF) nach Kabat

A. SCHRAUBE und I. DANIELCIK

Von *Dr. Hermann Kabat,* Arzt und Neurophysiologe in den USA, wurde erstmals 1945 die in der Abkürzung PNF benannte Behandlungsweise beschrieben. Eine Weiterentwicklung erfolgte in den Jahren 1946 bis 51, während *Dr. Kabat* Medizinischer Direktor des Kabat-Kaiser-Institutes für neuromuskuläre Rehabilitation in Washington D. C. war.

Magaret Knott, Krankengymnastin, arbeitete als Chef-Therapeutin mit Dr. Kabat bis zum Jahre 1951.

Kabat begründete sein Wissen auf den Werken von Sherrington und anderen Neurophysiologen, welche sich mit der Stimulation von Propriozeptoren, der motorischen Entwicklung (motor development), der Entwicklung des motorischen Verhaltens (motor behavior) sowie mit dem motorischen Lernvorgang (motor learning) befaßten.

In enger Zusammenarbeit wurden die grundlegenden Prinzipien durch *H. Kabat* und *Margaret Knott* entwickelt.

Die zugrunde gelegte Philosophie besagte, daß man das Leben im gewissen Sinne als eine Serie von Reaktionen betrachten kann, welche auf einströmende Serien von Reizen erfolgen.

Der normale menschliche Organismus ist leistungsfähig und in der Lage, motorische Fähigkeiten mit Geschick, Kraft und Ausdauer zu entwickeln.

Die Grenzen sind durch anatomische Strukturen und Funktionen gesetzt. Liegen Störungen oder Dysfunktionen im neuromuskulären Mechanismus vor, so wird das Individuum unfähig, adäquat auf die Lebensanforderungen zu reagieren. In den Techniken der Komplexbewegungen (PNF) sollen die Reize entsprechend der gewünschten Reaktionen gesetzt werden, um damit bestmögliche, zweckgerichtete Bewegungen zu erreichen. Diese sind grundlegend für ein erfolgreiches Leben.

Bei der Anwendung von PNF werden versteckte Anlagen aktiviert, über die Ausnützung der propriozeptiven Leistungswege fazilitiert, und durch häufige Wiederholung werden motorisches Lernen und Ausdauer gefördert. *Dr. Kabat* und *M. Knott* behandelten zunächst hauptsächlich Lähmungen, und die größte Betonung lag auf der Anwendung von maximalem Widerstand durch die volle Bewegungsbahn, wodurch eine Irradiation auf die geschwächten Bewegungskomponenten erreicht wird. Viele, auf primitive Muster zurückführende Bewegungskombinationen wurden gewählt und Haltungs- und Stellreaktionen ausgenutzt.

Durch die Erkenntnis, daß kaum eine willkürliche Bewegung durch eine isolierte Muskelkontraktion hervorgerufen wird, verlangt die Behandlungsweise die Einbeziehung von wenigstens drei Bewegungskomponenten an den proximalen Extremitätengelenken unter Beteiligung mehrer Gelenke. Zuerst wird in dem stärkeren Abschnitt der Bewegungsbahn geübt, und später auf den schwächeren übergegangen. Durch die Technik, bekannt als «Verstärkung» und die der «wiederholten Kontraktionen» erreicht man ein Überfließen (Overflow), ein größeres Bewegungsausmaß und vermehrte Ausdauer. Dehnung von Synergisten führt zu stärkerer propriozeptiver Reizung. Über mehrere Jahre wurden diese Methoden angewandt, bis man 1949 zu der Erkenntnis kam, daß eine isometrische Kontraktion erst des Agonisten, dann des Antagonisten eine zunehmende Reaktionsbereitschaft des Agonisten auslösen konnte. Hiermit wurde erkannt, daß *Sherrington's* Gesetz der «sukzessiven Induktion» eine wichtige Rolle innerhalb der PNF spielt. Das Gesetz besagt: Wird ein bestimmter Reflex, z. B. ein Beugereflex hervorgerufen, so löst dieser einen darauffolgenden antagonistischen Reflex, den Streckreflex aus. Der Streckreflex wiederum senkt die Reizschwelle für den nächsten Beugereflex.

Diese Technik wurde «rhythmische Stabilisation» genannt.

Bald darauf erkannte man auch die fazilitierende Wirkung bei alternierend gegebenem Widerstand gegen isotonische Kontraktionen von Antagonisten und Agonisten. Diese Technik beruhte auf dem Gesetz der reziproken Innervation und wurde «langsame Umkehr» benannt.

1951 wurden die ausprobierten Bewegungskombinationen sorgfältig analysiert. Man fand, daß die wirksamsten Kombinationen solche waren, die maximale Dehnung verwandter Muskelgruppen erlaubten, um den Dehnungsreflex während eines ganzen Musters beibehalten zu können. Diese Muster verliefen diagonal-spiralförmig und zeigten sich den normalen funktionellen Bewegungsmustern ähnlich.

Seit 1951 sind keine wesentlich neuen Techniken entwickelt worden, jedoch erweiterte sich deren Anwendung auf viele verschiedene Krankheitsbilder mit Erfolg. Diese Erweiterung ist den beiden Krankengymnastinnen, *M. Knott* und *D. Voss*, zu verdanken. Durch sie wurden die Prinzipien der Methode und auch bei Aktivität auf der Matte, bei der Gangschulung und im Selbsthilfetraining angewandt.

In der Behandlung von zerebralen Bewegungsstörungen wird der Fazilitation dieser letztgenannten Aktivitäten besondere Wichtigkeit beigemessen.

Die Techniken der PNF setzen bestimmte Reize zur Auslösung gewünschter Reaktionen. Diese Reizung geschieht durch Stimulation der Propriozeptoren, wodurch es zur Beschleunigung der Reaktion des neuromuskulären Mechanismus kommt.

Die grundlegenden Muster und Techniken der Fazilitation werden in diesem Rahmen nicht im einzelnen beschrieben, da sie in dem Buch «Komplexbewegungen» von *Voss, Ionta* u. *Myers* in der deutschen Übersetzung und in der amerikanischen Originalausgabe eingehend behandelt sind. An dieser Stelle soll nur zum Ausdruck kommen, was für die Behandlung von zerebralen Bewegungsstörungen als wichtig erscheint.

Prinzipien der PNF

Durch langjährige, praktische Erfahrung und Studien der Neurophysiologie, hat es sich gezeigt, daß PNF auch bei zerebralen Bewegungsstörungen angewandt werden kann. Dorothy Voss, Krankengymnastin, glaubt, daß PNF im normalen Bewegungsverhalten fundiert ist, und daß die Methode das motorische Lernen fördert. In diesem Sinne hat sie Prinzipien aufgestellt, welche an dieser Stelle wiedergegeben werden:

1. *In jedem Individuum stecken Fähigkeiten,* welche noch nicht zur vollen Entwicklung kamen.
   Beim Patienten, besonders auch bei Kindern, sollten diese Fähigkeiten gebahnt und gefördert werden, um zur Verminderung der bestehenden Dysfunktionen beizutragen.
2. Die normale motorische Entwicklung vollzieht sich in *zephalokaudaler und proximodistaler Richtung.* Innerhalb der Behandlung soll diese

Entwicklung verfolgt werden, d. h. wenn die obere Region des Körpers geschädigt ist, werden zuerst dem Kopf, Nacken und Schultergürtel, und dann den oberen Extremitäten Beachtung geschenkt. In gleicher Weise wird die obere Rumpfregion für die Entwicklung der unteren und umgekehrt gefördert.

3. Das frühkindliche motorische Verhalten ist durch *Reflexaktivitäten* überlagert. Gereiftes motorisches Verhalten ist verstärkt oder unterstützt durch die Haltungsreflexe. In der Behandlung werden diese Reflexe zur Verstärkung willkürlichen Bestrebens nutzbar gemacht. Durch kurze Wiederholungen von totalen Bewegungsmustern und Haltungen können die Reflextätigkeiten ins Gleichgewicht gebracht werden.

4. Spontane Bewegungen sind beim Baby vorherrschend; sie wechseln zwischen dem Extrem der Flexion und Extension. Schon in diesem Stadium verlaufen die Bewegungen *rhythmisch-umkehrend,* wenn auch unausgereift. Diese Eigenschaft der Bewegungen durchzieht das ganze Leben. Oft können beim Patienten nicht in diesem Sinne Umkehrbewegungen ausgeführt werden. Die Herstellung oder Wiederherstellung der antagonistischen Bewegungen sollte dann im Vordergrund der Behandlung stehen.

5. Die Entwicklung des motorischen Verhaltens verfolgt eine bestimmte *Sequenz der totalen Bewegungsmuster und Haltungen.* Jedes totale Muster verlangt ein Zusammenspiel der Bewegungskomponenten von Kopf, Nacken und Rumpf mit denen der Extremitäten. Komponenten von Mustern können auf verschiedene Weise kombiniert werden: bilateral symmetrisch und asymmetrisch, einseitig, wechselnd reziprok und diagonal reziprok, d. h. totale Muster werden in der Behandlung sehr weitläufig verwandt. Hat ein Patient totale Muster noch nicht erlernt, sollten diese gefördert werden. Damit werden die Bewegungen der normalen oder annähernd normalen Entwicklung nachgeholt. Der Leser wird aufgefordert, einmal in Gedanken zu verfolgen, welche Muster erlernt werden müssen, bis ein Kind mit der Kreide an der Schultafel schreiben kann! Weitere Beispiele können im Seh-Verhalten, der Hand-Augenkoordination, der Vokalisierung, der Perzeption und im Haltungsverhalten gefunden werden.

In der hier beschriebenen Behandlungsweise werden die totalen Muster soweit als möglich diagonal, vorwärts und rückwärts, seitwärts und in kreisender Richtung ausgeführt. Kombination der Vorwärtsrichtung mit der seitlichen ergibt das *diagonale* Muster der Fazilitation. Bei diagonalwärts gestörtem Gleichgewicht erfolgt die ausgleichende Reaktion in der entgegengesetzten Diagonalen.

6. Im Wachstum des motorischen Verhaltens kann man *zyklische Tendenzen* finden, ausgedrückt durch die Verschiebung zwischen Flexor-Dominanz und Extensor-Dominanz. Diese reziproken Beziehungen werden in einem sich verflechtenden Vorgang gefestigt: Ein normales Kind zeigt diese Beziehung z. B. in der «Schaukelbewegung» im Vierfüßlerstand, den Wechsel von Flexion zu Extension ausdrückend. Auf diesem Wege wird die Stabilität der Haltung entwickelt. Auch in der Behandlung werden totale Muster entweder mit Flexor – oder Extensordominanz eingeleitet, z. B. beim Überrollen von der Seitenlage auf den Bauch werden die Flexoren aktiviert, beim rückläufigen Weg die Extensoren. Anwendung des alternierenden Schaukelns in diagonaler Richtung trägt zur Entwicklung des Gleichgewichts bei, und die reziproken Beziehungen zwischen Antagonisten werden hergestellt.

7. Obwohl sich die motorische Entwicklung in einer gewissen Reihenfolge vollzieht, kommen *Überschneidungen* der einzelnen Stufen vor. Das Kind wird keine Aktivität vollkommen beherrschen, bevor nicht schon die nächstfolgende begonnen wurde. Auch in der Behandlung mit totalen Mustern werden Überschneidungen angestrebt, da dadurch die Fähigkeit, alle diagonalen Muster optimal zu erlernen, besser entwickelt wird.

8. Die Fortbewegung ist abhängig von *reziproker Kontraktion* der Flexoren und Extensoren, die Haltung muß dauernd an die gegebene Situation angepaßt werden. Diese Anpassung erfolgt durch das Muskelgleichgewicht der Antagonisten. Ist dieses Gleichgewicht gestört, so muß es in der Behandlung korrigiert werden, herrschen z. B. Flexorreflexe vor, so müssen die Extensoren aktiviert werden und umgekehrt. Für die Extremitätengelenke gilt die gleiche Regel.

9. Eine Verbesserung der motorischen Fähigkeiten ist abhängig vom *motorischen Lernvorgang*. Letzterer erstreckt sich von der Konditionierung von Reaktionen bis zu den komplexen, willkürlichen Handlungen. Eine Förderung dieses Vorganges in der Behandlung beginnt bei der Stimulation lebenswichtiger Funktionen und endet bei der Unabhängigkeit in allen Selbsthilfegeschicklichkeiten. Durch angepaßte Auswahl sensorischer Stimuli, einschließlich der visu-

ellen und auditiven, und die Anwendung von Techniken der Fazilitation, wird der Lernvorgang des Patienten durch die Krankengymnastin unterstützt.

10. Häufige *Stimulation und Wiederholung* der Bewegungsmuster sollten in der Behandlung als unerläßlich gelten, da diese eine Beschleunigung der Fortschritte des Patienten gewährleisten.

Mit diesen Prinzipien als Grundlage, kann die früher nur bei Lähmungen angewandte Behandlungsweise der propriozeptiven neuromuskulären Fazilitation auf viele Krankheitsbilder erweitert werden.

Beachtung der normalen motorischen Entwicklung

Die motorische Entwicklungsfolge wird durch typische, dem Menschen eigene Bewegungen gekennzeichnet. Aus den zunächst primitiven Bewegungen und Haltungen entwickeln sich die mehr komplexen Muster. Bei Knott und Voss wird die Sequenz dieser totalen Bewegungsmuster wie folgt angegeben:

Überrollen von Rücken- zur Bauchlage und umgekehrt; Vorwärtsbewegen in der Bauchlage durch Rutschen und Drehen, Vierfüßlerstand bis zum Kriechen; Aufrichten zur Sitzstellung, zum Kniestand bis zum Knielaufen; Aufrichten zum Stand bis zum freien Gehen; Treppen auf- und absteigen, rennen, springen und hüpfen. Innerhalb dieser Folge werden Stellungen und Haltungen durch Bewegungen verändert. Viele Bewegungen werden unterstützt, indem die Augen den Händen folgen oder umgekehrt, wodurch die Augen-Handkoordination eingeflochten wird. An den totalen Mustern nehmen Kopf, Nacken, Rumpf und die vier Extremitäten in verschiedensten Variationen teil.

Während der Veränderung von einer Stellung zur anderen kommt es zur Entwicklung des Gleichgewichts; eine Stellung muß stabil sein, bevor das Kind zu der nächsten fortschreitet. Auch die bereits erwähnte Flexor- bzw. Extensordominanz kommt in den Bewegungen zum Ausdruck, und die eine oder andere kann in der Behandlung besonders betont werden.

Isotonische Kontraktionen kommen zur Geltung, wenn das Kind sich bewegt, isometrische, wenn das Gleichgewicht gehalten werden muß.

Die Verwendung der motorischen Entwicklungsstufen in Verbindung mit den Bewegungsmustern der PNF ist besonders wichtig für die Unabhängigkeit in Selbsthilfeaktivitäten und in der Gangschulung.

Die praktische Anwendung der Bewegungsmuster sollte auf einer Matte am Boden oder einer solchen in Rollstuhlhöhe stattfinden. Eine große Matte verhindert Angstgefühle des Kindes und macht weitläufige Bewegungen möglich.

Ebenfalls kann auf der hohen Matte, bei Kindern im Rollstuhl, der Übergang auf diese geübt und gleichzeitig durch propriozeptive Stimulation erleichtert werden. Den wichtigsten Teil in jeder Behandlung von zerebral bewegungsgestörten Kindern nimmt die Berücksichtigung von Kopf-, Nakken- und Rumpfkontrolle ein. Überrollen gegen dosierten und geführten Widerstand eignet sich hierzu. Gleichzeitig werden Reflexaktivitäten durch Stimulation des TNR, TLR und anderer Reflexe hervorgerufen.

Primitive Muster sollen zuerst erlernt werden. Für die oberen Extremitäten gilt Retroversion-Adduktion-Innenrotation als solche, für die unteren Extremitäten Flexion-Abduktion-Innenrotation. Wiederum wird manueller Widerstand gegeben, um die Bewegungen möglichst gleichmäßig und koordiniert zu erzielen. Die *Rotation* bleibt der Schlüsselpunkt für jedes Muster. Von äußerster Wichtigkeit ist das richtige Anlegen der Hände der Krankengymnastin, da davon die erwünschte Reaktion des Patienten abhängt. Stärker wirkende und besser koordinierte Bewegungsmuster werden verwandt, um weniger koordinierte zu verstärken.

Dehnung, welche ein Muster einleiten soll, ist nicht unbedingt kontraindiziert bei spastischen Muskelgruppen. Es kommt dabei im wesentlichen auf die Geschwindigkeit des Dehnens durch die Krankengymnastin an. Zu rasche Dehnung würde die Spastizität erhöhen. Zerebral bewegungsgestörte Kinder können sich oft nur in der mittleren Bewegungsbahn bewegen. Es ist deshalb u. U. notwendig, innerhalb der mittleren Bewegungsbahn zu beginnen, rhythmische Bewegungen vom agonistischen zum antagonistischen Muster viele Male langsam zu wiederholen, bis der volle Bewegungsausschlag erreicht ist. Die Rotation ist bei der Umkehr besonders zu betonen.

Die die Bewegungen begleitenden Kommandos werden kurz und klar gegeben und können bei geistig behinderten Kindern nur aus einfachen Lauten bestehen. Sind die grundlegenden Bewegungsmuster erreicht, geht man zu komplexeren über.

Jede neuerarbeitete Stellung sollte zuerst stabilisiert werden, bevor man durch Bewegung zu der nächsten übergeht. Stabilisiert wird mit Gelenkdruck (Approximation) auf Schultern oder Becken, wodurch die Haltungsreflexe stimuliert werden. In verschiedenen Richtungen gegebener Widerstand ruft Stellreaktionen hervor. Man richtet diesen gegen Kopf, Nacken, Schultern, Becken, Füße oder Hände. In dieser Weise erarbeitet man die anfänglich beschriebenen Stufen der motorischen Entwicklung, Stehen und Gehen einschließend.

Besondere Betonung sollte das Aufkommen zum Sitz und die Gleichgewichtsschulung im Sitzen erhalten, da das zu den Gebrauchsbewegungen zählt, nämlich dem täglichen Aufstehen aus dem Bett.

Bilaterale Muster und große Rumpfbewegungen sollten das Behandlungsprogramm der Bewegungsmuster einleiten.

Auch Spielzeug wie Bälle, Reifen, Ringe und dergleichen können bei der Ausführung der Muster verwendet werden. Sie dienen zur Anregung der aktiven Bewegung und zur Motivation. Ein allgemeiner Lernprozeß der Raumrichtungen und das Verhalten des Körpers im Raum kann hiermit verbunden werden. Besonders bei motorisch behinderten Kindern im Schulalter wird dieses als wichtig erachtet.

Stimulation von lebenswichtigen Funktionen

PNF schließt auch die Förderung von Gesichts- und Zungenbewegungen ein sowie die Atmung. Hyperaktive Dehnungsreflexe werden auch auf diesem Gebiet beobachtet. Manuelle Auslösung von Dehnungsreflexen in Verbindung mit willkürlicher Beteiligung des Patienten wird als wirksam betrachtet.

Die Krankengymnastin sollte jedoch die Lage der Gesichtsmuskeln genau kennen, wenn sie Dehnungsreflexe anwendet. Diagonale Muster der Gesichtsmuskeln werden vorgeschlagen sowie geführter Widerstand zur Verbesserung der Koordination.

Zungenbewegung ist auslösbar durch den Dehnungsreflex; mit einem Zungenspatel wird dieser vermittelt.

Synchronisation von Atmung und Sprache wird von Kindern oft als schwierig empfunden. Wiederum kann dazu der Dehnungsreflex verwendet werden, da die Atmung besonders empfänglich für diese Reflexreaktion ist. Gedehnt wird bei der sternalen Atmung die Interkostal-Muskulatur, während das Kind versucht, tief zu atmen oder Laute zu geben. Ausdauer und Vergrößerung der Lungenkapazität kann durch vielfache Wiederholung dieser Anwendung erhöht werden.

Zusätzliche Maßnahmen in Verbindung mit PNF

Kälteanwendung

Eisapplikationen werden oftmals mit den Techniken oder Pattern der Fazilitation verbunden. Ursprünglich nur zur Verminderung von Spastizität verwandt, werden heute auch Bewegungseinschränkungen und Schmerzzustände erfolgreich damit behandelt. Kalte Kompressen mit in Eis getauchten Frotteetüchern können Spastizität und erhöhte Spannungen reduzieren. Die spastischen Muskelgruppen werden mit den Tüchern bedeckt, Ursprung und Ansatz einschließend. Wiederholung der Auflage etwa alle 30 Sekunden, insgesamt 4 bis 8mal. Die Toleranz des Patienten und dessen nachfolgende Entspannung müssen berücksichtigt werden.

Bei Kontrakturen werden die Eistücher den gesamten beteiligten Muskelgruppen aufgelegt, bei zweigelenkigen Muskeln beide Gelenke einschließend.

Je nach Möglichkeit sollten Fazilitationstechniken mit aufgelegten Tüchern ausgeführt werden.

Das Eintauchen von Hand oder Fuß in Eiswasser ist eine andere Variation, die zur Entspannung spastischer Muskelgruppen führen kann. Das Eiswasser soll etwa 10 Grad Celsius haben, und die Extremität wird alle 30 Sekunden für 3 Sekunden eingetaucht, eine Wiederholung erfolgt 3 bis 6mal. Diese Anwendung kann auch zur Weiterführung für zu Hause empfohlen werden.

Gute Resultate wurden mit Eisbädern erzielt. Allerdings werden dazu etwa 45 Pfund geschabtes Eis benötigt. Das Eis wird mit Wasser vermischt in die Badewanne gefüllt und der Patient für 4 Minuten hineingesetzt. Anschließend wird er durch rasches Reiben mit Frotteetüchern getrocknet und in Flanelltücher gewickelt. Gleich nach dem Herauskommen aus dem Bad ist eine starke Kälteempfindung möglich, jedoch erfolgt eine schnelle Erwärmung durch die darauffolgenden Bewegungen.

Wegen eventueller Erkältungen und Irritationen der Blase bleibt bei Kindern die günstige Wirkung in Frage gestellt.

Auch die Möglichkeit der Verwendung von Eiswürfeln zur Stimulation der Bewegungsmuster wird von *M. Knott* angegeben.

Unterschiedliche Ergebnisse von Eisanwendungen sind an anderer Stelle beschrieben, jedoch scheinen Reflexaktivitäten vorübergehend aufgehoben zu werden.

Abschließend sei gesagt, daß vielerorts die Propriozeptive Neuromuskuläre Fazilitation für die Behandlung zerebraler Bewegungsstörungen als nicht geeignet angesehen wird.

Diese Annahme gilt als unberechtigt, da die beschriebene Behandlungsweise eine *andere* Möglichkeit bietet, unter Ausnutzung sensorischer Reize die Vielseitigkeit von Dysfunktionen beim motorisch behinderten Kind zu beeinflussen. Auch benötigt, wie so oft angenommen, PNF nicht unbedingt die Kooperation des Kindes, da propriozeptive Stimuli verwendet werden, um unwillkürliche Bewegungsreaktionen auszulösen. Die Bewegungsmuster enthalten Synergien, welche automatisch für das Kind sind.

Ist die Krankengymnastin in der Lage, zum richtigen Zeitpunkt die geeigneten Bewegungsmuster auszuwählen, um damit automatische Bewegungsreaktionen zu erreichen, wird auch ihre Behandlung von Erfolg sein. Unrichtige Anwendung rückt diese Methode in falsches Licht und erweckt die Annahme, daß diese keinen Platz in der Behandlung von zerebralen Bewegungsstörungen hat.

Praktische Anwendung der PNF
bei Infantiler Zerebralparese

I. DANIELCIK

Grundlagen

Unter besonderer Berücksichtigung der sensomotorischen Entwicklung des Kindes können die Bewegungsmuster, nach sorgfältiger Auswahl durch die Krankengymnastin, bei vielen motorisch behinderten Kindern erfolgreich in die Behandlung eingebaut werden.

Das Gleichgewicht der *drei geforderten Bewegungskomponenten* der proximalen Gelenke ist bei den Dysfunktionen gestört und wird unter Betonung der *Rotationskomponente* bestmöglich beeinflußt.

Bewegungskomponenten

Jede Bewegungsform hat drei Richtungskombinationen, Extension oder Flexion, Ab- oder Adduktion und Rotation, wobei für zerebrale Bewegungsstörungen die Rotation die wichtigste Komponente zu sein scheint. Diese wirkt im allgemeinen hemmend auf den Hypertonus (Spastizität). Alle Bewegungsformen sind funktionell ausgerichtet, die Ausführung geschieht in diesen Fällen meist von proximal nach distal.

Manueller Kontakt, Kommando und visueller Einfluß

Durch entsprechenden manuellen Kontakt kann dem kleinen Patienten das Erlernen der Bewegungsformen erleichtert werden, bei gleichzeitig erfolgender Tonusnormalisierung.

Verbales Kommando ist nicht immer angezeigt, aber häufig von großem Vorteil. Es unterstützt zugleich das Erlernen des Körperbewußtseins, der Lateralität, der Integration der Körperteile, der Beziehung zum Raum und dem Richtungsgefühl. Wird der Tonus (Spastizität) aufgrund der mehr oder weniger willkürlich erfolgenden Bewegungen erhöht, so ist das Kind nicht

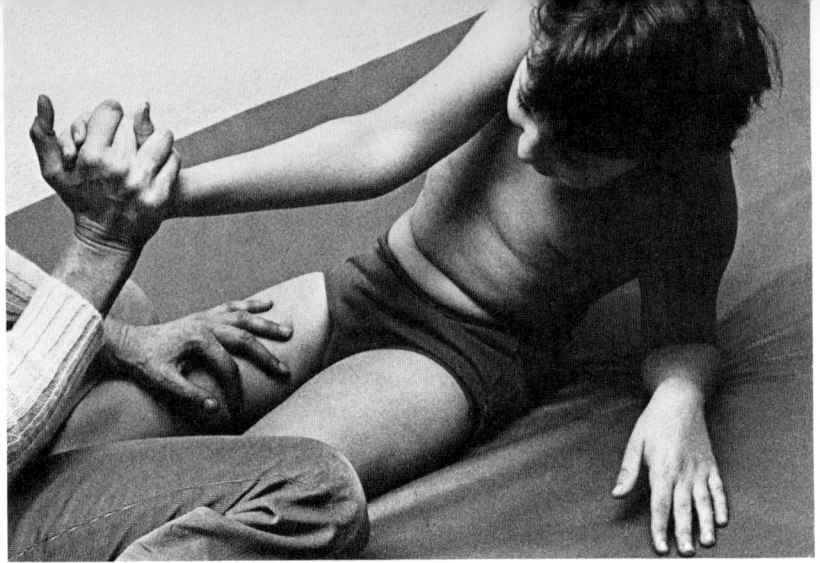

Abb. 1: Dem Kind angepaßter maximaler Widerstand gegen Extension, neutrale Rotation bei Protraktion der Schulter und Extension des Handgelenkes (Thrust-Pattern) fazilitiert das Aufsitzen aus der Rückenlage. Pathologische Bewegungsmuster der Beine werden durch die Stellung der Krankengymnastin verhindert. (Spast. Tetraparese, 10 J.)

entsprechend vorbereitet, und diese Maßnahmen sind kontraindiziert. Wenn irgend möglich soll der kleine Patient seine Bewegungen mit den Augen verfolgen und aufnehmen. Dadurch wird die Verarbeitung und Wiedergabe späterer, unabhängiger und mehr der Norm angeglichener Bewegungen erleichtert.

Maximaler Widerstand (Abb. 1 bis 3)

Dieser Begriff wird häufig nicht richtig verstanden oder beurteilt. Es handelt sich hier um individuell gegebenen und den Fähigkeiten des Kindes entsprechenden Widerstand. Unter Umständen kann es auch reiner Führungswiderstand sein. Oft ist es wesentlich leichter, eine Bewegung gegen Widerstand durchzuführen, welcher – vor allem im Hinblick auf die Rotation – die Bewegung in die richtige Bahn leitet. Langsam werden Widerstand und manueller Kontakt reduziert, bis das Kind fähig ist, die Bewegungsform aktiv und möglichst spielerisch auszuführen.

Dehnungsreflex

Der Dehnungsreflex ist erfahrungsgemäß bei den meisten zerebralen Bewegungsstörungen von geringem Vorteil oder sogar unangebracht. Zu leicht

168

werden pathologische Bewegungsmuster ausgelöst. Entschließt sich die Krankengymnastin nach reiflichem Überlegen, den Dehnungsreflex zur Fazilitation zu benützen, so muß ganz besonders auf das Einhalten der richtigen Rotationskomponente geachtet werden, da mittels dieser pathologische Bewegungsmuster vermieden werden können.

Zug und Druck (traction and approximation)

Durch «verlängerte» Dehnung (Zug) über verschiedene Gelenke mit besonderer Betonung der Rotation, wird die Spastizität herabgesetzt und ein der Norm entsprechender Bewegungsablauf angebahnt. Den gleichen Erfolg erzielt man mit Druck (Approximation). Die Anwendung des einen oder anderen wird jeweils dem gewünschten Bewegungsablauf entsprechend gewählt.

In jedem Fall wird die Bewegung durch Stimulation der Propriozeptoren ausgelöst.

Abb. 2 und 3: Das Kind lernt, mit der Zeit die gleiche Aktivität ohne Widerstand und fremde Hilfe auszuführen. Man vergleiche die Bewegungen mit Abb. 1.

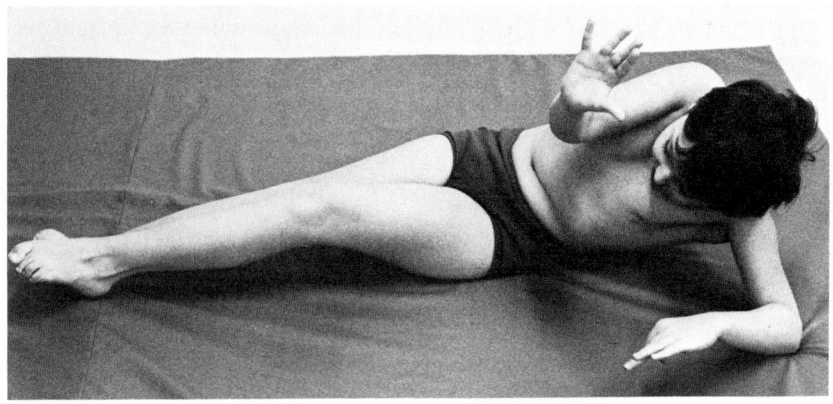

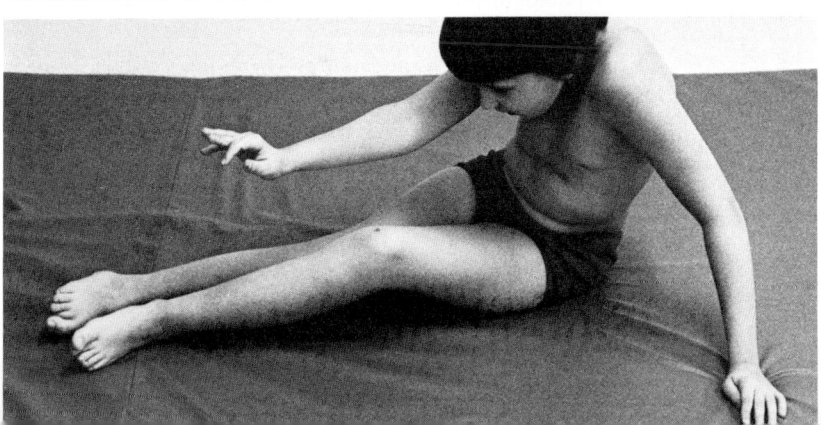

Muskelaktionsfolge (timing)

Besonders wichtig ist bei jeder Bewegungsform die in der richtigen Reihenfolge ablaufende Muskelaktionsfolge. Beim nicht Behinderten erfolgt dies automatisch. Die Krankengymnastin kann dem Kind die Erlernung dieser unbewußten Koordination mit verschiedenen, in der PNF gebrauchten und bereits erwähnten Techniken erleichtern. Hierbei wird einerseits Spastizität herabgesetzt, andererseits werden sich in Inaktivität befindende Muskelgruppen aktiviert.

Die Bewegungsmuster werden entsprechend dem Zustand des Kindes gewählt, wobei die normale sensomotorische Entwicklung als Leitfaden dient. Obwohl das Kind immer als «Ganzes» betrachtet wird, sollten Kopf und Rumpf zunächst im Vordergrund stehen. Damit werden die notwendigen Grundlagen für Bewegungen der Extremitäten und Bewegungsübergänge gelegt.

Die Folge ist meist zephalokaudal und proximal-distal entsprechend der Entwicklung.

Besondere Beachtung wird dem Muskelgleichgewicht von Flexoren und Extensoren geschenkt.

Großzügige, totale, der Norm angeglichene Bewegungsmuster werden zuerst erarbeitet. Sehr viel später kommt es zu feinkoordinierten Einzelbewegungen.

Immer ist auf die Gesamtlage des Kindes zu achten. Verstärkte Spastizität sollte in keinem Fall irgendwo im Körper auftreten. Unerwünschter erhöhter Tonus kann zum Beispiel auf zu starken Widerstand, auf falsche Lagerung oder auf zu starke Dehnung oder Rotation zurückzuführen sein.

Entspannungstechniken sind häufig zu Beginn der Behandlung angezeigt und sollten immer wieder zwischengeschaltet werden. Nach *Sherrington* gelten hier zwei Grundsätze: 1. Auf maximale Kontraktion erfolgt maximale Entspannung. Das heißt, spastische Muskelgruppen werden zu weiterer Kontraktion gereizt, um anschließend vollkommene Entspannung zu erzielen. 2. Erhöhte Anspannung des Antagonisten setzt den Tonus des (spastischen) Agonisten herab.

Immer wird zunächst ein möglichst weitgehendes Muskelgleichgewicht angestrebt, bevor man mit dem Erlernen bestimmter Bewegungsformen oder Reaktionen beginnt.

Die Anwendung der PNF im Verlauf der normalen motorischen Entwicklung ist auf Grund der mannigfaltigen Techniken sehr vielseitig und hängt

170

weitgehend von der Erfahrung, dem Einfühlungsvermögen und der Intuition der Krankengymnastin ab. Grundlegend ist die Befundaufnahme des Kindes und der jeweilige, häufig wechselnde Zustand während der Behandlung. Die Eltern werden dazu angeleitet, erzielte, der Norm angeglichene Bewegungsformen im Alltag anzuregen und zu erleichtern.

Im allgemeinen wird beim *Spastiker* zunächst Tonusherabsetzung, meist durch Bahnung der fehlenden Rotation angestrebt, beim *Athetotiker* dagegen Tonusnormalisierung, Stabilisation und Symmetrie.

Häufig kann man durch die Benutzung synergistischer gezielter Bewegungsabläufe der besseren Körperteile die Bewegung der mehr befallenen Gebiete fazilitieren und normalisieren.

Beispiel: Bilaterale symmetrische Abduktion, Elevation und Außenrotation der oberen Extremitäten bei Hemiplegikern verbessert die Bewegungsmöglichkeit des hemiplegischen Armes.

Praktische Beispiele der Anwendung von PNF-Bewegungsmustern

1. Kopfkontrolle

Verbesserung der Kopfkontrolle kann entsprechend dem Entwicklungsstand und Alter des Kindes aus verschiedenen Ausgangsstellungen gebahnt werden. Dazu dienen die Bewegungsmuster des Kopf-Nackenbereiches und (teilweise) der oberen Extremitäten.

Die Kopfkontrolle beim *Spastiker* ist meist relativ gut; hier können vor allem weitere Bewegungsformen wie zum Beispiel Überrollen von Bauch- zu Rückenlage oder umgekehrt und Aufsitzen mit Rotation durch die Kopfbewegung erleichtert werden. Dies ist der Fazilitation der Stellreaktionen gleichzusetzen, nur wird die koordinierte Bewegung durch angemessenen Widerstand gebahnt.

Besonders beim *Athetotiker* kann man mit dieser Methode häufig eine Verbesserung der Kopfkontrolle erreichen. Dabei wird der Kopf zunächst gegen Widerstand in Mittelstellung gebracht. Unter Anwendung «rhythmischer Stabilisation» oder der «langsamen Umkehr mit Halten» (hold-relax) wird das Muskelgleichgewicht gefördert unter besonderer Beachtung der

Rotationskomponente. Herrscht der ATNR, STNR oder der tonische Labyrinthreflex mit Nackenextension vor, so ist vor allem die Schulung der gezielten, nicht überschießenden Tätigkeit der Extensoren wesentlich. Dabei muß das Kinn angezogen sein. Dies kann durch entsprechend gegebenen Widerstand erreicht werden.

Das Ziel ist immer die aktive Übernahme der Bewegung durch das Kind.

2. Überrollen (Abb. 4 und 5)

Das normale Baby rollt mit etwa 6 Monaten von der Rücken- zur Bauchlage. Häufig lernen zerebral bewegungsgestörte Kinder das Überrollen am leichtesten, wenn man in der *Seitlage* beginnt.

Auch tonische Reflexe werden in dieser Ausgangsstellung am besten gehemmt.

Man kann mit Schulterblattbewegungen oder auch der Rotation des Bekkengürtels beginnen. Die normale segmentale Körperrotation wird gefördert. Die Benutzung der Gegenrotation von Schulter und Beckengürtel ist eine weitere Möglichkeit. Besonders beim Athetotiker ist oft die isometri-

Abb. 4 und 5: Förderung der segmentalen Körperrotation. Fazilitation des Überrollens in der Seitlage, Widerstand wird hier an Schulter- und Beckengürtel gegeben. Abb. 4: das Kind rollt von der Seite auf den Rücken und Abb. 5: von Rücken-Seitlage zurück auf die Seite. (Spast. Tetraparese, 10 J.)

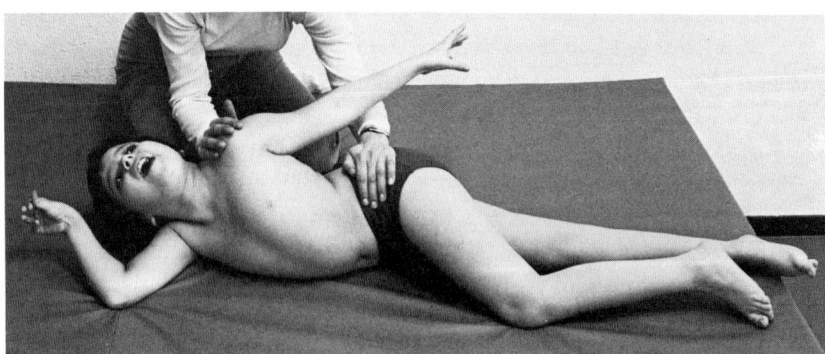

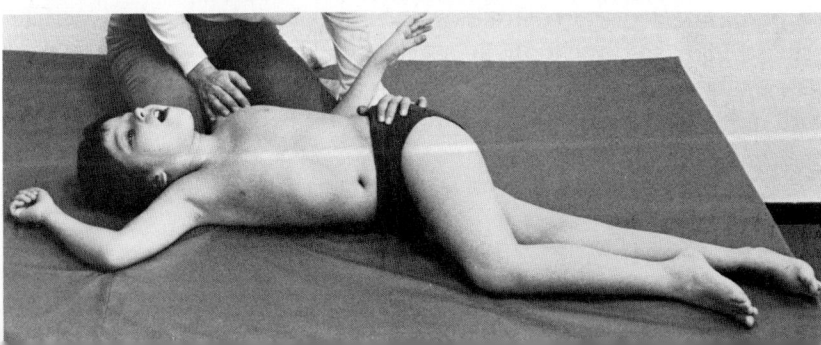

sche Schulung der Gegenrotation sehr günstig, da hiermit die Rumpfstabilität gefördert wird. Hierfür zum Beispiel wird Widerstand am Schultergürtel nach vorne/aufwärts und am Beckengürtel nach hinten/abwärts gegeben. Das Kind soll die Stellung halten.

Bestimmte Kopf- und Armbewegungen eignen sich gut zur Fazilitation des Überrollens: Kopf-Flexion-Rotation ist günstig zum Überrollen von Rükken- zu Bauchlage.

Kopf-Extension-Rotation ist nur anwendbar, wenn kein pathologisches Extensionsmuster auftritt. Dann fördert es besonders das Überrollen von Bauch- zu Rückenlage.

Arm-Pattern (Abb. 6)

Extension-Adduktion-Innenrotation in Kombination mit Kopfflexion und Rotation erleichtert das Drehen von Rücken- zu Bauchlage.

Elevation-Adduktion-Außenrotation erfüllen den gleichen Zweck. Damit ist allerdings meist Kopfextension und Rotation verbunden. Dies muß unter Umständen verhindert werden, falls erhöhter Extensorentonus auftritt.

Um von Bauch- in die Rückenlage zu kommen, ist es günstig, den Arm des Kindes neben den Kopf zu plazieren in der Endstellung des Elevations-Abduktions-Außenrotations-Pattern. Man läßt diesen Arm dann gegen Widerstand zurückdrücken.

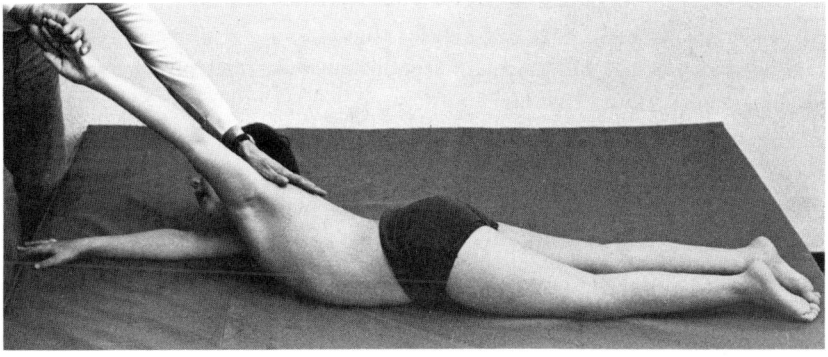

Abb. 6: Überrollen von Bauch zu Rückenlage. Widerstand in der Endstellung des Elevation-Abduktion-Außenrotationsmusters der oberen Extremität erleichtert diesen Bewegungsvorgang. (Spast. Tetraparese, 10 J.)

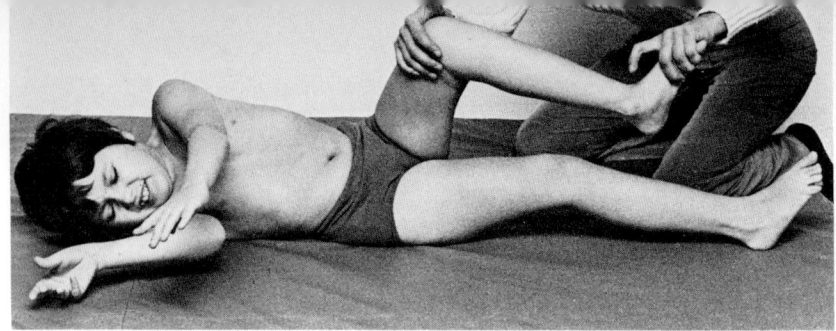

Abb. 7: Überrollen von Rücken zu Bauchlage. Flexion-Adduktion-Außenrotation der unteren linken Extremität leitet die Bewegung ein. Man beachte die durch den angemessenen Widerstand am Bein erfolgte Rotation des Schultergürtels und die spontanen Armbewegungen. (Spast. Tetraparese, 10 J.)

Bein-Pattern (Abb. 7)

Auch die Beine können zur Fazilitation des Überrollens gebraucht werden. Bevorzugt werden Flexion-Adduktion-Außenrotation, um von dem Rükken auf den Bauch zu rollen, Extension-Adduktion-Außenrotation für den umgekehrten Weg. *Verschiedene Kombinationen* der Muster richten sich immer nach dem Patienten. Eine weitere Möglichkeit ist, den eigenen Bemühungen des Kindes zum Überrollen Widerstand an Schulter- oder Beckengürtel zu geben. Dabei kann man häufig beobachten, wie automatisch spontane der Norm entsprechende Gliedmaßenbewegungen auftreten. Daraus ist klar ersichtlich, daß Rumpfrotation die Bewegung der Extremitäten erleichtert oder umgekehrt.

Hier sei noch einmal erwähnt, daß sich die Wahl der Pattern immer nach den individuellen Bedürfnissen des Kindes richtet.

Außerdem ist es unerläßlich zu verstehen, daß Überrollen nicht als in sich geschlossene Aktivität trainiert wird, sondern vor allem zur Schulung der Rumpfrotation und damit als Vorbereitung für alle späteren Tätigkeiten. Erwähnt seien hier als Beispiele: Aufsitzen, Sitzen, Stehen und Gehen. Ohne diese Rotation sind spätere Gleichgewichtsreaktionen nicht möglich.

3. Sitzen und zum Sitzen kommen

Mit PNF kann man das Erlernen der Kopfkontrolle im Sitzen, das Aufstützen der Arme, das Hochkommen zum Sitzen und die Gleichgewichtsreaktionen im Sitzen anbahnen. Wie schon erwähnt, dient das Training zum Überrollen als Vorbereitung.

174

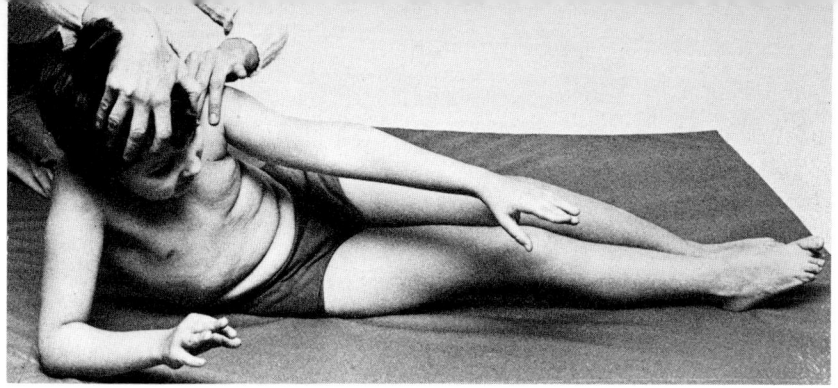

Abb. 8: Widerstand gegen Kopfflexion und Rotation im Zusammenhang mit Protraktion des Schultergürtels erleichtert das Aufsitzen aus der Rückenlage. (Spast. Tetraparese, 10 J.)

Aufsitzen (Abb. 8)

Kopfflexion und Rotation in Kombination mit Rumpfrotation sind günstig zum Aufsitzen, das Gewicht wird von einem Unterarm übernommen, während der andere Arm meist automatisch im Extension-Adduktions-Innenrotations-Muster nach vorne gestreckt wird. Noch eine andere Möglichkeit ist die Stabilisation der Beine des Kindes in Extension, Abduktion und Außenrotation durch die sitzende Krankengymnastin. Nun gibt diese Widerstand an einem Arm in Extension-Adduktion-Innenrotation bei gestrecktem Handgelenk (Thrust pattern). Das Kind kommt mit Rumpfrotation über die Belastung des anderen Unterarmes zum Sitzen. Relativ gute Kopfkontrolle ist hierzu Voraussetzung.

Aufstützen der Arme (Abb. 9 bis 12)

Extension-Abduktion-Innenrotation bei gestrecktem Handgelenk und Ellenbogen ist das allgemeine Stützmuster der Arme, vor allem auch bei Gleichgewichtsverlust seitwärts oder rückwärts.

Bei Gleichgewichtsverlust vorwärts kommt es häufig zum Extension-Adduktion-Innenrotations-Muster (Thrust) mit gestrecktem Handgelenk.

Sitzt das Kind, so wird es durch Widerstand aus dem Gleichgewicht gebracht. Entsprechend dem angewandten Widerstand können entweder Rumpfstabilität oder die Stützreaktion der Arme erlernt werden. Die Art des Sitzens (Langsitz, Seitsitz, Schneidersitz, Sitz auf Stuhl etc.) richtet sich nach dem Entwicklungsstand und den Fähigkeiten des Kindes.

Bei sehr schwer behinderten Kindern können Assistenz (Hilfestellung) und Widerstand Hand in Hand gehen. Die Krankengymnastin muß immer be-

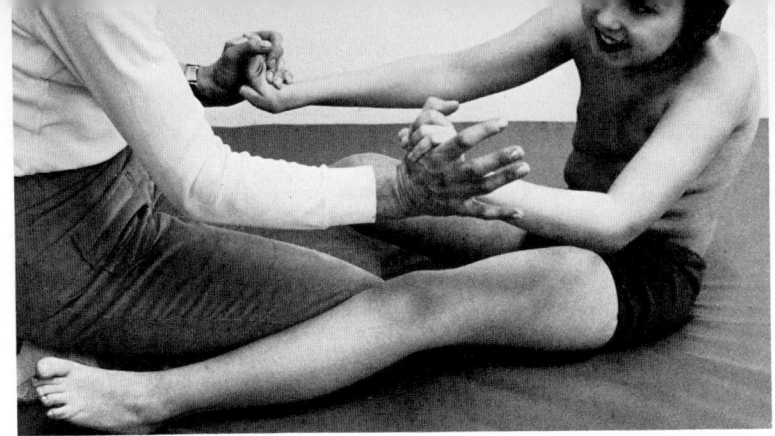

Abb. 9: Als Vorbereitung zum Aufstützen der Arme und auch zum Abfangen mit den Armen beim evtl. Fallen wird beidseitiger oder wechselseitiger Widerstand gegen die gestreckten Arme gegeben (Mittlere Bewegungsbahn des Thrust-Pattern). Erfolgt der Widerstand alternierend, so wird zusätzlich die Schultergürtelrotation gefördert. Außerdem kann man versuchen, das Kind aus dem Gleichgewicht zu bringen. (Spast. Tetraparese, 10 J.)

zwecken, die bestmögliche unabhängige Aktivität in dem Kind wachzurufen und ihre Rolle entsprechend lagern.

Vierfüßlerstand und Gang sowie Kniestand und Gang können ähnlich dem Überrollen und Sitz mit Kopf-, Rumpf-, Arm- und/oder Bein-Pattern fazilitiert werden. Hier wird nicht näher darauf eingegangen, da es sich um Übergangsstadien, welche oft nur kurzfristig sind, handelt. Außerdem wird der Nutzen der speziellen Schulung dieser Entwicklungsstufen oder Tätigkeiten für zerebrale Bewegungsstörungen in Frage gestellt.

Trotz bester Schulung überwiegen während der Ausführung im Alltag zu

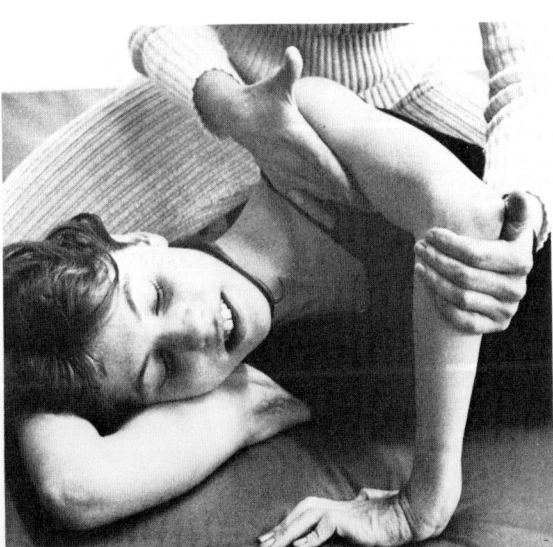

Abb. 10: Lockerung des Schultergürtels bei gleichzeitiger Förderung der Stützreaktion, zunächst bei gebeugtem Ellenbogen. Widerstand an Schulter und Ellenbogen gegen Protraktion und Depression der Schulter. (Spast. Hemiparese links, 14 J.)

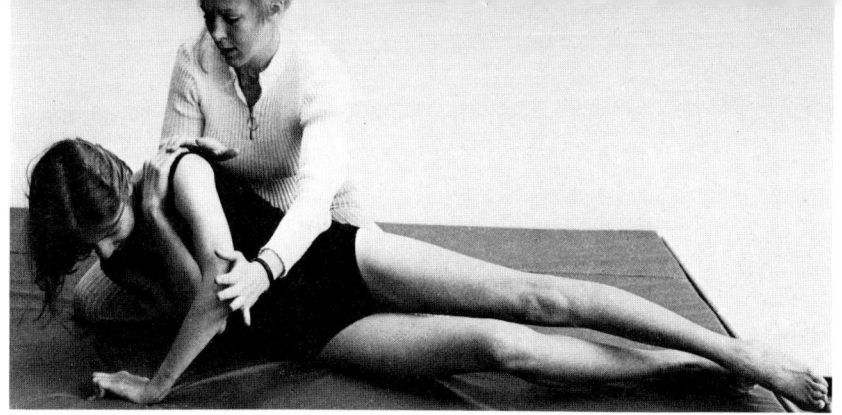

Abb. 11: Versuch gegen Widerstand auf dem hemiplegischen Arm hochzukommen, der andere Arm soll nicht benützt werden.

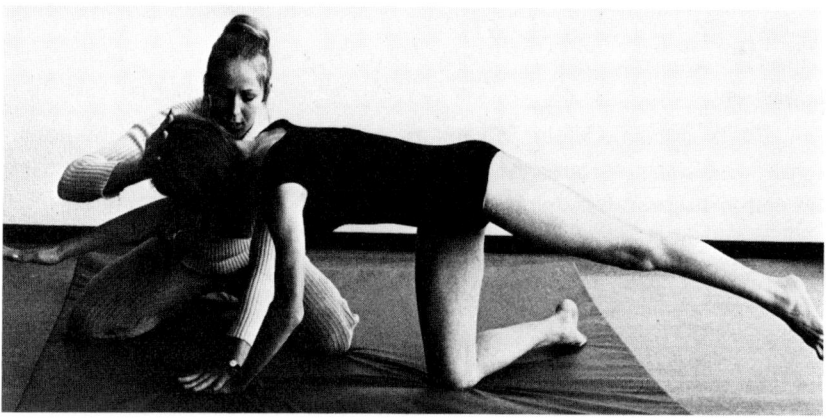

Abb. 12: Im Vierfüßlerstand können die Stützreaktion der Arme und Gleichgewichtsreaktionen gut gegen Widerstand geschult werden. Hier wird er in der Diagonalen am Kopf gegeben. Die Krankengymnastin verhindert pathologische Muster der aufgestützten hemiplegischen Hand.

leicht der STNR oder tonische Labyrinthreflexe mit starker Flexion. Beim *Spastiker* kommt es zum Häschensprung («bunny hop»), die Arme werden mit Hilfe des STNR gestreckt und die Beine im spastischen Beugemuster nachgezogen.

Reziproker Vierfüßlergang ist für diese Kinder sehr beschwerlich und langsam. Trotz der besten Hemmung und Fazilitation während des «Turnens» sind pathologische Muster im täglichen Leben meist nicht vermeidbar.

Athetotiker lernen das Krabbeln häufig ohne besondere Anleitung, korrigieren allerdings pathologische Muster meist aktiv auf Anregung.

Da sie oft relativ schnell im Vierfüßler- oder auch Kniegang vorwärtskommen, erschwert dies Stand und Gang. Außerdem besteht erhöhte Gefahr für Knie- und Hüftbeugekontrakturen.

Freier Kniestand und -gang kommen normalerweise in der Entwicklung fast gleichzeitig mit dem Stehen und Gehen.

Es obliegt der Entscheidung der Krankengymnastin, ob die Erlernung dieser Tätigkeiten beim Kind individuell gefördert werden muß.

Mittels der genannten Möglichkeiten sollte die Wahl der PNF-Pattern zu diesem Zweck keine Schwierigkeiten bereiten.

4. Stehen

Obwohl das normale Kleinkind erst mit etwa 13 Monaten frei steht, beginnen die ersten Stehvorbereitungen bereits mit ca. 6 Monaten, wenn das Kind die ersten Intentionen der Belastung der Beine zeigt.

PNF bietet gute Möglichkeiten, dem Kind das Erlernen des Aufstehens und die Gleichgewichtsreaktionen im Stand zu erleichtern (Abb. 13).

Einige Vorschläge hierzu sind: Das Kind sitzt, Widerstand wird beidseits gegen die, in mittlerer Rotationsstellung nach vorne gestreckten Arme gegeben. Auf Extension der Ellenbogen ist besonders zu achten; das Kind soll stoßen und sich nicht hochziehen. Dies würde beim Spastiker das pathologische Flexionsmuster stark begünstigen. Der Widerstand kann auch an Schulter- respektive Beckengürtel gegeben werden. Auf gute Beinstellung

Abb. 13: «Brücke bauen» dient als Vorbereitung zum Stand. Durch asymmetrischen Widerstand am Becken wird zugleich mobile Beckenstellung (Beweglichkeit) und Rotation gefördert. (Spast. Tetraparese, 10 J.)

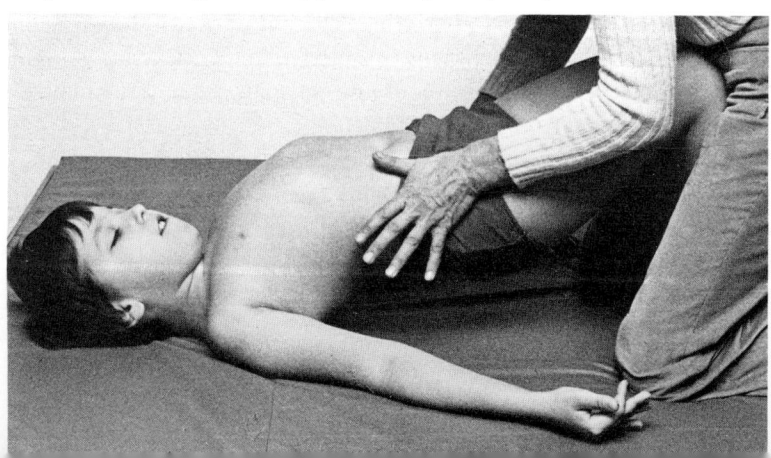

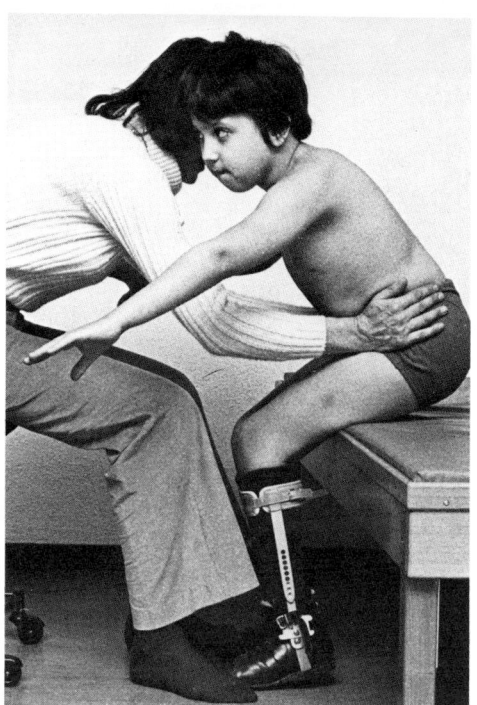

Abb. 14: Widerstand am Becken, um das Aufstehen zu erleichtern. Die Armbewegungen erfolgen spontan. Die Schienen dienen der Stabilisation der Knöchelgelenke und der Fußstellung. Dadurch werden Bein- und Rumpfbewegungen bei diesem Kind erleichtert.

(leichte Abduktion und Außenrotation, gestreckte aber mobile Kniegelenke im Stand) ist stets zu achten (Abb. 14).

Die gleiche Technik wird beim fortgeschrittenen Patienten auch in Schrittstellung angewandt.

Gibt man den Widerstand dann einseitig – an der, dem nach vorne gestellten Bein entgegengesetzten Seite – so erfolgt die Rotation von Schulter- gegen Beckengürtel automatisch (Abb. 15 und 16).

Der Stand des Kindes darf in keinem Fall fixiert sein. Es muß zwar stabil, aber doch beweglich sein, um sich einer stets veränderten Situation anpassen zu können. Zugleich werden die Gleichgewichtsreaktionen erlernt.

Approximation, rhythmische Stabilisation und Halten-Entspannen sind auch hier sehr vorteilhafte Techniken. Manueller Kontakt und Widerstand werden je nach Bedarf an Kopf, Schultern, Becken oder sogar Knie gegeben. Die bereits beim Überrollen erwähnte Gegenrotation von Schulter- und Beckengürtel kann als Vorbereitung zum Gehen besonders gut gegen Widerstand fazilitiert werden (Abb. 17 bis 21).

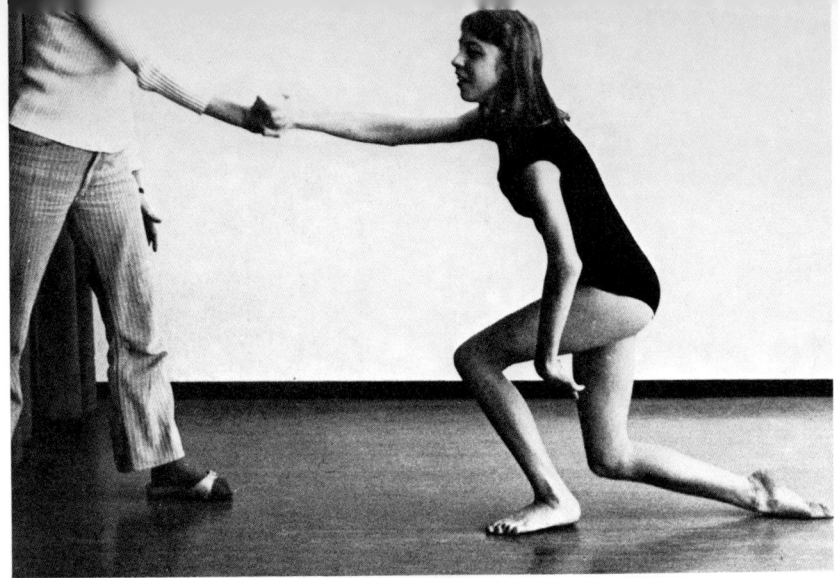

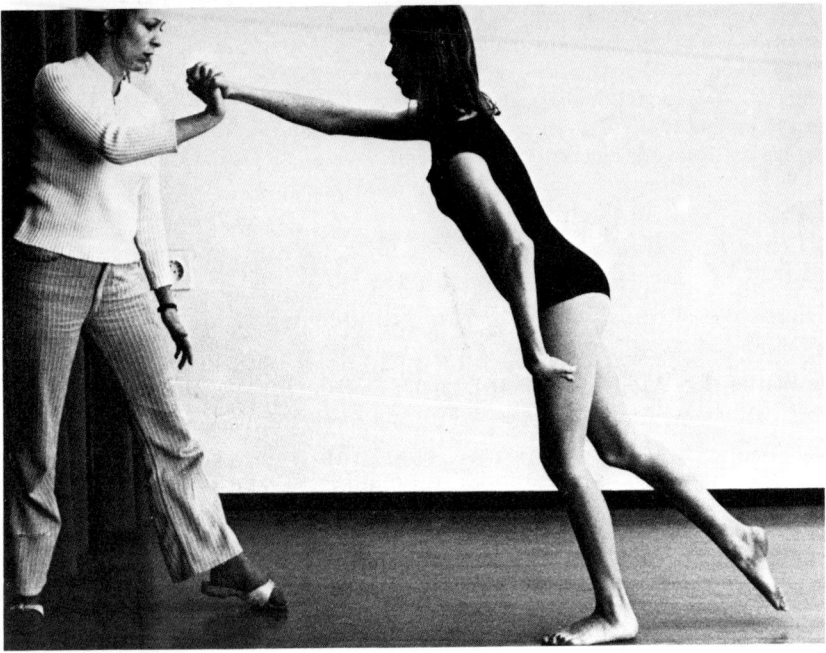

Abb. 15 und 16: Beim Aufstehen aus dem Halb-Kniestand kann man bei Hemiplegikern die Belastung des befallenen Beines durch Widerstand am besseren Arm erreichen. Zusätzlich kommt es automatisch zur Rotation Schulter- gegen Beckengürtel. (Spast. Hemiplegie links, 14 J.)

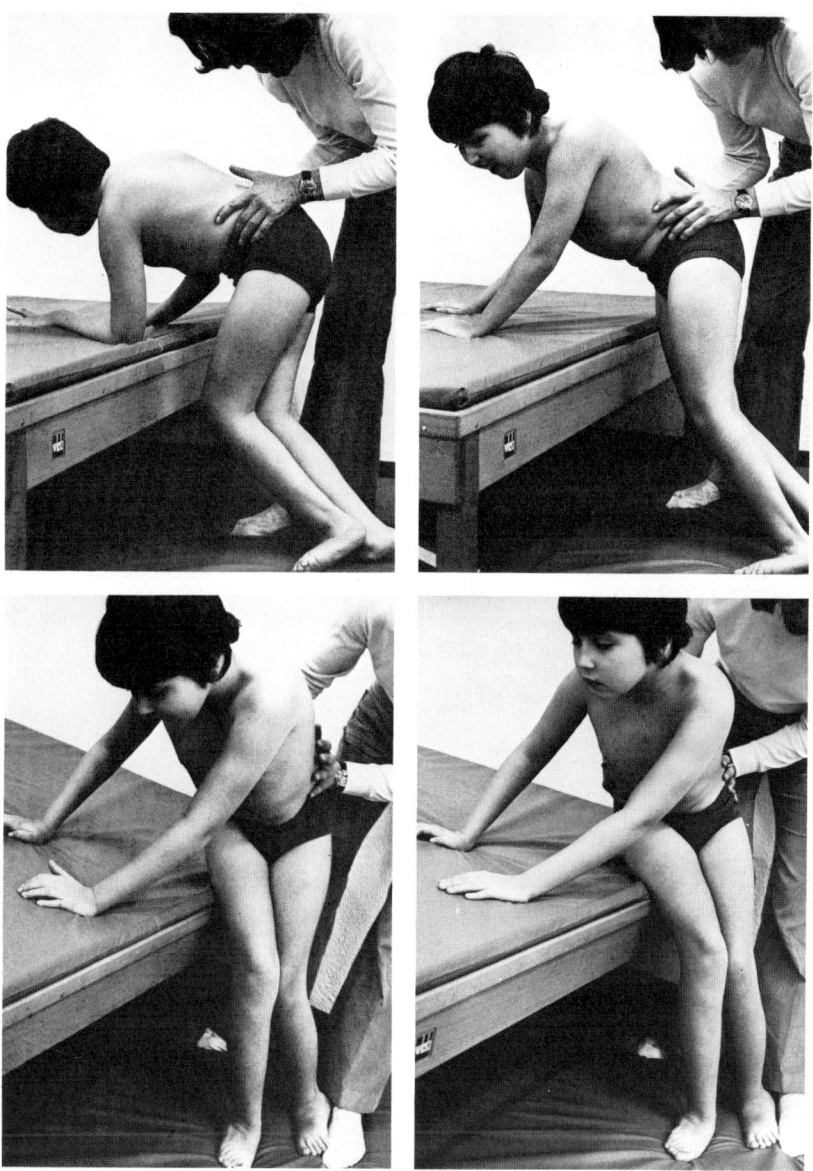

Abb. 17 bis 20: Die notwendige Rumpfrotation zum Aufstehen vom Boden mit folgendem Absitzen auf einer Bank (Brett) wird durch Widerstand am Becken eingeleitet. Die Stärke des Widerstandes wechselt in den verschiedenen Bewegungsphasen je nach den Bedürfnissen des Kindes. Die Stützreaktion der Arme erfolgt automatisch.

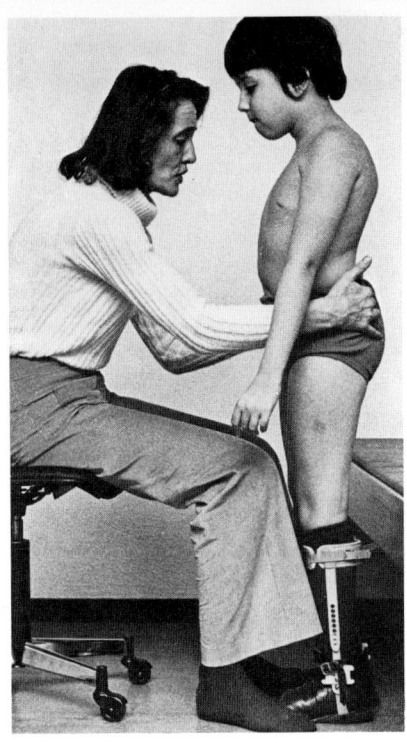

Abb. 21: Als Vorbereitung zum Gehen dient die Beckenrotation im Stand gegen Widerstand (rhythmische Stabilisation). (Spast. Tetraparese, 10 J.)

5. Gehen

Viele PNF-Techniken können zur Erlernung und Verbesserung des Gangmusters beitragen.

Einige Beispiele seien hier erwähnt (Abb. 22 bis 25).

Approximation am Becken des Standbeines oder evtl. auch des Knies mit gleichzeitigem Widerstand gegen die Beckenbewegung der Schwungbeinseite. Fazilitiert wird die Stabilität des Standbeines und die Bewegung des Schwungbeines. Relativ gute Schulter-Kopfkontrolle sind hierzu Voraussetzung (Abb. 22). Widerstand am Schulter- oder/und Beckengürtel beim Vorwärts-, Seitwärts- oder Rückwärtsgehen ist unter Umständen sehr vorteilhaft (Abb. 23).

Auch wechselseitiger Widerstand gegen die in Mittelstellung des Extension-Adduktion-Innenrotations-Musters nach vorne gestreckten Arme hat sich häufig als günstig erwiesen (Abb. 24 und 25).

Auf die gleiche Art wird das Gehen auf schrägen Ebenen, unebenem Boden und das Treppensteigen geübt.

182

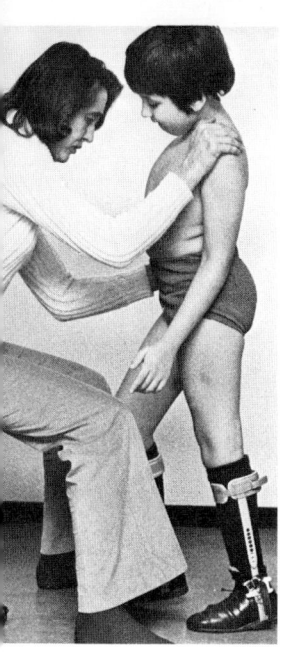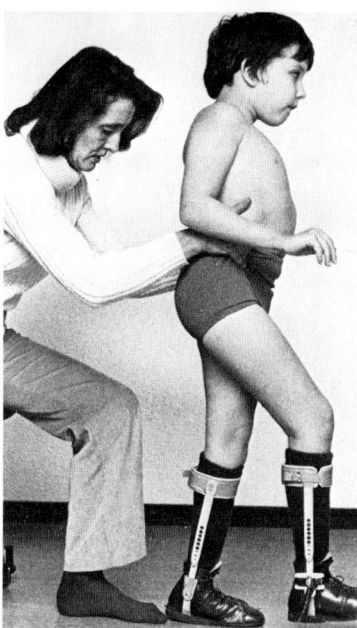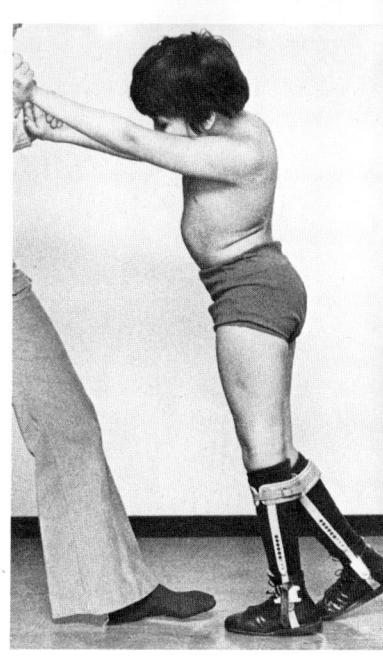

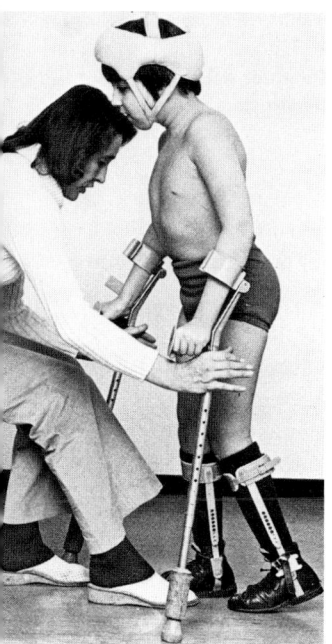

Abb. 22 bis 25: Verschiedene Möglichkeiten der Gang-schulung.

Abb. 22: Widerstand am Becken des Schwungbeines und der Schulter des Standbeines fazilitiert vor allem Rumpfro-tation und erleichtert die Schwungphase.

Abb. 23: Widerstand am Becken mit Approximation der Standbeinseite fazilitiert die Stabilität dieses Beines und erleichtert die Vorwärtsbewegung des anderen. Das Kind muß Kopf und Oberkörper aktiv kontrollieren.

Abb. 24: Alternierender Widerstand gegen die nach vorne gestreckten Arme stellt höhere Anforderungen an das Kind, da vermehrte Eigenkontrolle notwendig ist. Das Kind muß stoßen, Beugung der Ellenbogen und damit verbundenes «Ziehen» würde das typische Flexionsmuster hervorrufen.

Abb. 25: Benötigt das Kind zum selbständigen Gehen wei-tere Hilfsmittel (Rollator, Stöcke etc.), so kann der Wider-stand auch durch das Hilfsmittel gegeben werden. Damit entfällt die direkte Körperberührung. Diese Stöcke sind mit je 2 kg Bleiband beschwert, um die notwendige Stabili-tät zu gewährleisten.

183

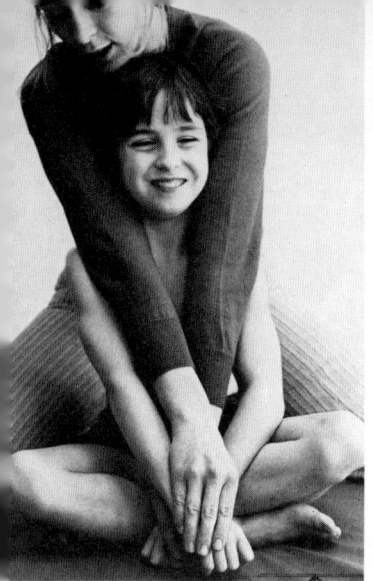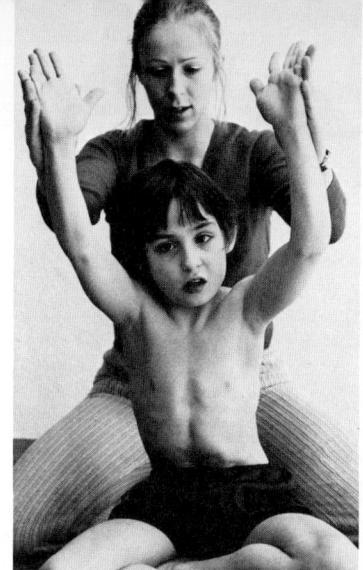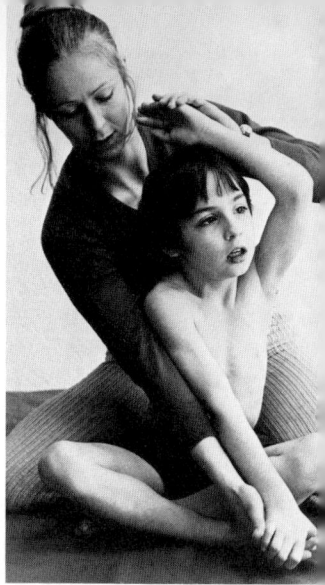

Abb. 26 und 27 (links und Mitte): Bilaterale Flexion-Abduktion-Außenrotation mit Handgelenkextension wird zunächst mit gestreckten Ellenbogen ausgeführt. Durch den Schneidersitz kann gleichzeitig Rumpfextension gefördert werden. – Abb. 26: Ausgangsstellung. – Abb. 27: Endstellung. (Spast. Tetraparese, 7 J.) – Abb. 28 (rechts): Reziproke Durchführung der gleichen Diagonalen. Handgelenkextension erfolgt in Koordination mit Ellenbogenflexion in der Elevationsphase. Handgelenkflexion (nur bis zur Mittelstellung) und Fingerschluß erfolgen mit Streckung des Ellenbogens der Extensionsphase. Totale pathologische Muster werden so aufgebrochen.

6. Spezielles Training der Arm- und Handfunktion (Abb. 26 bis 33)

Die sensomotorische Entwicklung ist ohne spezielle Arm- und Handfunktion nicht denkbar. Obwohl diese Funktion in alle bisher erwähnten grobmotorischen Fähigkeiten einbezogen ist, bietet gerade PNF sehr gute Möglichkeiten zur gezielten Schulung (Abb. 26 und 27). Erfahrungsgemäß können pathologische Bewegungsmuster durch Behandlung dieser Art mit Erfolg aufgebrochen und normale Bewegungsformen eingeleitet werden (Abb. 28). Die Folge sind verbessertes Greifen, Loslassen und Feinkoordination im Alltag (Abb. 29 und 30). Rückenlage ist – wenn möglich – eine gute Ausgangsstellung. Das besonders beim Spastiker häufig auftretende Flexionsmuster wird so gehemmt. Auf gute Lagerung der Beine in Außenrotation ist zu achten. Man beginnt zum Beispiel mit rhythmischer Stabilisation in Mittelstellung des Elevation-Abduktion-Außenrotations-Musters. Nachdem der Tonus normalisiert ist, gibt man angemessenen Widerstand bis

184

zum Ende der Bewegungsbahn mit Betonung der Streckung des Handgelenkes und dem Öffnen der Finger. Der Ellenbogen bleibt gestreckt. Nach mehrfacher Wiederholung der Diagonalen wird während der Elevation etc. und der Streckung des Handgelenkes der Ellenbogen gebeugt. Während der Extension-Adduktion-Innenrotation erfolgt Streckung des Ellenbogens bei nur leichter Beugung (bis zur Mittelstellung) des Handgelenkes mit Faustschluß. Anschließend ist es von Vorteil, diese Diagonale beidseitig symmetrisch und in der Folge auch reziprok durchzuführen.

Bei der zweiten Diagonalen (Elevation-Adduktion-Außenrotation/Extension-Abduktion-Innenrotation) erfolgt die Ellenbogenbeugung – nach entsprechender Vorbereitung – in der Retroversionsphase wiederum in Kombination mit Streckung des Handgelenkes und Öffnen der Finger (Abb. 31 bis 33).

Hat das Kind den Bewegungsablauf erlernt, so werden Widerstand und manueller Kontakt reduziert und schließlich der gleiche Bewegungsablauf nur noch mit einem Spielzeug stimuliert, welches das Kind greift und entsprechend losläßt.

Die gleichen Bewegungsabläufe können auch im Sitzen, Stehen und Gehen erlernt werden und dienen dann vermehrt der Schulung von Rumpfrotation und Gleichgewichtsreaktionen.

Abschließend sei noch einmal erwähnt, daß PNF mit seinen vielseitigen Behandlungstechniken bei der Förderung zerebral bewegungsgestörter Kinder nicht übersehen werden sollte.

Abb. 29 und 30: Der Widerstand wird langsam reduziert und das Kind lernt schließlich die entsprechende Bewegungskombination koordiniert aktiv auszuführen.

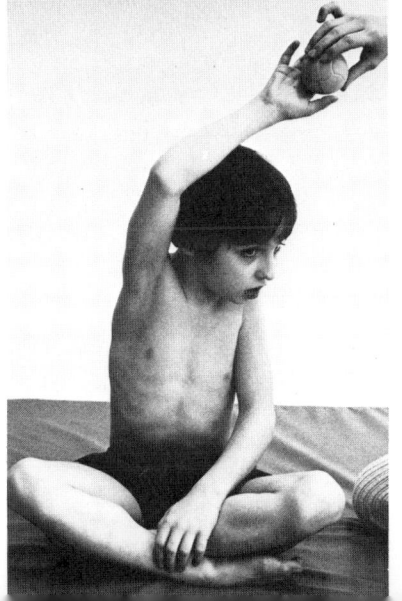
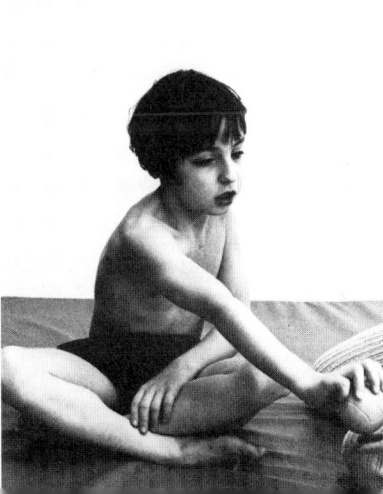

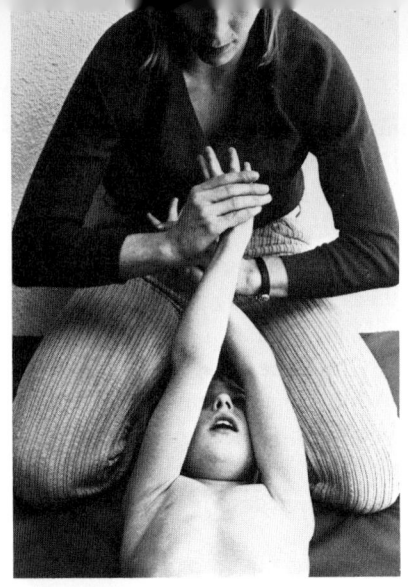

Abb. 31 und 32: Extension-Abduktion-Innenrotation mit Ellenbogenflexion und Handgelenk- und Fingerstreckung zunächst bilateral. – Abb. 31: Ausgangsstellung. – Abb. 32: Endstellung.
Zu beachten ist, daß keine pathologischen Bewegungsmuster im übrigen Körper auftreten.

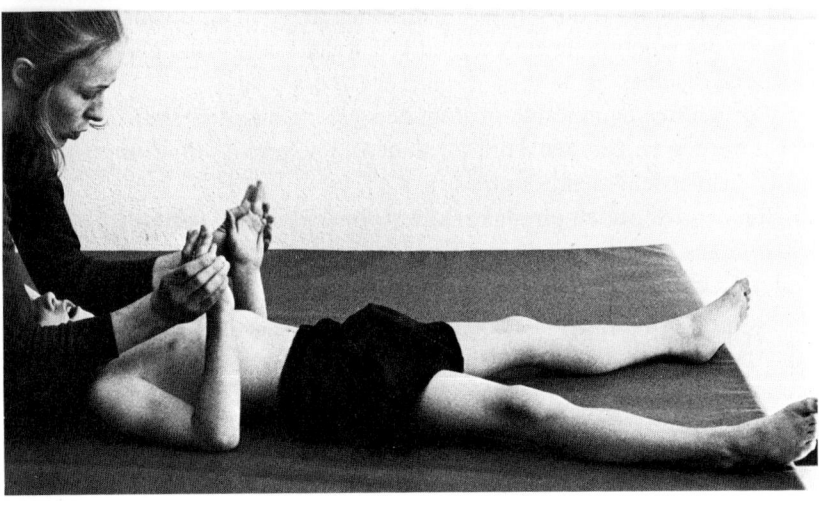

Literatur

Ames, L. B.: Individuality of motor development. J. Am. Physical Therapy Ass., 46: 121–127 (1966).

Buchwald, J. S.: Basic mechanism of motor learning. J. Am. Physical Therapy Ass. 46: 314–331 (1965).

Eldred, E.: Posture and Locomation. In «Handbook of Physioloy», Sect. 1 Neurophysiology, Vol. II, Chapter 41, Baltimore Williams-Wilkins Co., 1960.

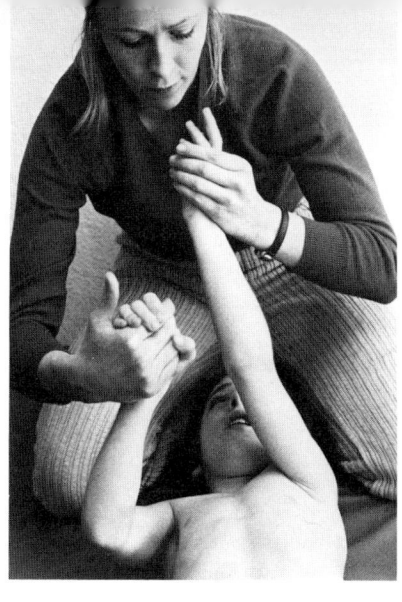

Abb. 33: Reziproke Durchführung der zweiten Diagonalen stellt höhere Anforderungen an die Koordination der verschiedenen Bewegungskomponenten. Auch hier wird das Auftreten pathologischer Muster durch Betonung der Rotationskomponente verhindert.

Gesell-Amaturda: Developmental Diagnosis, normal und abnormal child development. Hoeber medical division, Harper & Row, New York, 1966.

Humphrey, T. L. und *Huddleston, O. L.:* Applying Facilitation Techniques to selfcare Training. Physical Therapy Review 38: 605–609 (1958).

Kabat, H.: Central mechanisms for recovery of neuromuscular function. Science, 112: 23–24 (1950).

Kabat, H.: Proprioceptive Facilitation, in «Therapeutic Exercise» ed. by Licht, ed. 2, Kapitel 13, 1961.

Knott, M.: Neuromuscular Facilitation in the child with central nervous system deficit. J. Am. Physical Therapy Ass., 46: 721–724 (1966).

Knott, M. und *Voss, D. E.:* Proprioceptive neuromuscular Facilitation, Patterns and Techniques. 2nd ed., Hoeber med. division, Harper & Row publ. 1968.

Levine, M. G., Kabat, Knott, Voss: Relaxation of Spasticity by physiological Techniques. Archives Phys. Med., 35: 214–223 (1964).

Levitt, S.: The treatment of cerebral palsy and proprioceptive neuromuscular facilitation techniques, in «On the treatment of spastic pareses», Proceedings from an informal meeting at the Department of neurological Rehab., Karolinska Hospital, Stockholm, Aug. 24–25. 6 Sjukgymnasten, J. of Swedish Ass. of reg. Phys. Ther. 27: 9–18 (1969).

McGraw, M. B.: The neuromuscular maturation of the human infant. Hafner Publ. Co., New York, 1966.

Sherrington, C. S.: Selected writings, ed. D. Denny-Brown, New York, Paul B. Hoeber, 1940.

Voss, D. E.: Proprioceptive neuromuscular Facilitation. Am J. of Physical Medicine, 48: 838–898 (1967).

Voss, D. E., M. K. Ionta, B. J. Myers: Propriozeptive neuromuskuläre Fazilitation. Bewegungsmuster und Techniken. 4. neubearb. Aufl. G. Fischer. Stuttgart, 1988.

Weisz, S.: Studies in equilibrium reactions. J. of nervous and mental disease, 88: 153–162 (1938).

187

5

Konduktive Erziehung –
Bewegungspädagogik nach Petö

M. FELDKAMP

Einführung

Als Arzt und Pädagoge gründete *A. Petö* 1947 das Institut für Bewegungspädagogik in Budapest. Bis zu seinem Tode (1967) leitete er es unter ständiger Erweiterung. Frau *Dr. Maria Hari* ist nun seit vielen Jahren seine Nachfolgerin.

Das Institut vermittelt pädagogische Inhalte und Therapie in einer völlig integrierten Form. Schlüsselfigur dabei ist der «Konduktor», ein dort vor Ort geschaffenes akademisches Berufsbild mit vierjähriger Ausbildungszeit.

Der Konduktor (fast immer ist es eine Frau) ist Medizingehilfe, Pädagoge, Krankengymnast, Sprachtherapeut, Psychologe und Pfleger in einer Person. Dadurch ist er befähigt, die Förderung der hirngeschädigten Kinder in optimaler Weise kohärent zu vermitteln. Er ist der Regisseur des Systems, der Vermittler für spezielle Erfordernisse, vor allem aber Vermittler zwischen den Erfordernissen des akademischen Lernens und der körperlichen Entwicklung.

Dem Konduktor ist freie Wahl der Lernmittel gelassen. Sein Können steht für das Motto des Instituts: «Nicht weil, sondern um zu». – Alle Arbeit gräbt nicht in den Hintergründen, sondern ist ziel- d. h. zukunftorientiert. Fernziel ist ein Kind, welches sich in die Gesellschaft Gesunder als aktiver Partner einordnen kann. Das macht basale Fähigkeiten unentbehrlich: Kommunikation, aufmerksames Interesse, Denkvermögen, Einpassung in die institutsgebundenen Gruppen. Entwicklungsprozesse sollen in Gang gesetzt werden, die sich selbst aufrechterhalten, das heißt, daß das Kind aktiv

188

einbezogen ist in den eigenen Lernprozeß: es lernt zu lernen! Dabei spielen pädagogische Konzepte, Körperschema, Wahrnehmung der Umgebung, Selbstkonzept gleichermaßen eine Rolle. Das Hilfsmaterial ist sparsam ausgewählt, aber vielseitig verwendbar, dient immer dem gesteckten Ziel, unabhängig zu werden.

Die *Vorstellungen über das Erreichbare* sind keine Theorien, sondern realistisches Resultat der genauen Beobachtungen des einzelnen Individuums. Im Kind werden kreative Prozesse hervorgerufen, die dem Gehirn den Wiederaufbau, die Selbstformung, ermöglichen. Das bedeutet für jedes Kind einen eigenen Weg, eine Verbindung von Suchen und Ausführen, so daß das Tun mit den Betätigungswünschen in Einklang kommt. Das Ziel erhebt die Programme über ein simples Wiederholen von Übungen zu einer lernenden Suche nach Bewegungsausführungen, Balance, Wahrnehmungsverarbeitung, Gefühlsleben, Sprache oder Denken.

Petö prägte den Begriff der Orthofunktion. Darunter verstand er das Gegenteil von Dysfunktion. Die Dysfunktion ist nicht eine Eigenschaft des Kindes, sondern ein Ergebnis des Vergleichs mit der Umgebung. Für jedes einzelne Kind bedeutet Orthofunktion den von ihm gefundenen individuellen Weg zu seinen besten Möglichkeiten, auch unter Einbeziehung bestmöglicher Kompromisse.

Das Programm der konduktiven Erziehung ist zwar aus Vergleichen mit Gesunden motiviert, beinhaltet aber kleine Schritte, das Gelingen von realistischen Nah-Zielen. Dafür gibt es keine Kochbuchrezepte. Es gilt, dem Kind den Weg zum Lernen zu öffnen, denn Lernschwierigkeiten drücken nicht nur das Bewegungsvermögen, sondern ebenso nichtmotorische Fähigkeiten wie Verarbeitung, Ausdruck, Speicherung und Verwertung von Rückmeldungen. Das Programm sieht das ganze Kind als Indidivuum und als Teil der Gruppe, und die verschiedenen Förderungsansätze dürfen nicht zur Zersplitterung führen; weder zur Zersplitterung des Kindes in seinem Bemühen, unterschiedlichen Anforderungen – des Bewegens, der Sprache, der Sinnesfunktionen, der Pädagogik – nachzukommen, noch in einer Absplitterung, einer Isolierung des Kindes innerhalb seiner Gruppe.

Das Programm heißt Lernen, Lernvermögen schulen, und nicht Behandlung oder gar Vielzahlen von Behandlungen. Das erfordert eingehende Analysen: Analysen, die sich aus den Beobachtungen des Kindes in verschiedensten Situationen herleiten und die bestehenden Fähigkeiten erfassen, daraus aber auch die Notwendigkeiten defizitärer *Elementarfähigkeiten* erkennen; Analysen auch in der Formung der kind- und gruppengerechten Aufgaben. Das Programm vermittelt zwar Elementarfähigkeiten, aber nicht als Selbstzweck, sondern als Medium für ein aktives Leben. Als Elementarfähigkeiten gelten: Fortbewegung, Selbständigkeit in den Verrichtungen des Alltags (Anziehen, Waschen und Toilette, Essen und Trinken), Sprache. In der konduktiven Erziehung werden aber auch hinzugerechnet das Vermögen zu Konzentration und Aufmerksamkeit als Basis für Lernfähigkeit und die Fähigkeit, Funktionen zu verbinden, Abfolgen herzustellen, seien es nun solche des Bewegens oder des Denkens.

Elementarfähigkeiten werden nicht als isolierte Schritte eingeübt, vielmehr sind sie inkorporiert in umfassendere entwicklungsgebundene Bezüge. Was erst gewollt erübt wird, wird unter vielen Wiederholungen automatisiert, spontan verfügbar. Die Entwicklung des Kindes wird nicht so sehr als eine Treppe von Bausteinen sondern mehr als ein Rahmen gesehen, in dem sich ein kontinuierlicher Prozeß der Differenzierung von allgemeinen zu immer diffizileren Möglichkeiten abspielt. So wird der Lernprozeß zu einer aufsteigenden Spirale, indem sich Einzelfähigkeiten verbreitern und verbinden und gleichzeitig zu immer höher entwickelten Möglichkeiten anwachsen auf das Ziel eines erfüllten Lebens, einer Integration in Familie und Gesellschaft hin.

Die *Natur der konduktiven Erziehung* ist mehr Schule als Therapievermittlung*. Das Institut hat seine eigenen Archive, eigene Diagnostikeinrichtungen, einen Beratungsdienst für Eltern und ein ausgebautes Nachsorgesystem. Da die Mehrzahl der Kinder nach einigen Jahren in Regelkindergärten und -schulen überführt werden kann, werden diese Regeleinrichtungen von Mitgliedern der Institutsteams besucht, das transferierte Kind dort beobachtet, durch Gespräche mit den neuen Erziehern seine Situation diskutiert. Andererseits können sich auch Konduktoren, die vom Institut an andere Einrichtungen abgegangen sind, Rat und Hilfe beim Institut erbitten.

Das Training der Elementarfähigkeiten nimmt breiten Raum ein. Es wird aber in den Rahmen komplexerer Abläufe gestellt. Es heißt nicht «Strecke Deinen Arm aus», sondern «Wir schlagen jetzt einen Nagel ein». Ähnliche Tätigkeiten wiederholen die gleichen Grundanforderungen, schließlich

---

* Das in Ungarn für Staatsschulen vorgeschriebene Kurrikulum wird auch in der konduktiven Erziehung zugrundegelegt, mindestens zwei Stunden täglich sind diesen akademischen Aufgaben gewidmet. Für viele muß das Programm jedoch zeitlich auseinandergezogen werden.

können sogar imaginäre Vorgänge «geübt» werden. Diesem Prinzip liegt die Erkenntnis zugrunde, daß sich dem Gehirn relevante Abläufe besser einprägen. Es kommt zu deutlicheren Rückmeldungen, woraus die Korrekturen erwachsen und zur Erfahrung führen. Das aber bedeutet die erwünschten Lernprozesse, die zur Restrukturierung des geschädigten Gehirns erforderlich sind. Nicht übersehen werden darf auch die Tatsache, daß erfolgreiche Durchführungen der geschilderten Art das *Verhalten* positiv beeinflussen.

Die Zuwachsschritte im Lernprogramm sind auf das Kind zugeschnitten und müssen im Team der Konduktoren mit ihrem Stab an Schülern und Praktikanten ständig neu durchdacht und sorgfältig geplant werden. Die Lernschritte müssen nach den begrenzten Möglichkeiten klein genug sein, sind aber doch in größere Handlungsabläufe einzubetten, in denen die gezielten Anforderungen enthalten sind.

Sehr wichtig ist die optimale Zusammenstellung der *Gruppe*. Sie erfolgt nach hinreichender Beobachtung eines neu gekommenen Kindes. Die Gruppe muß groß genug sein, um Unterteilungen zu erlauben, jedoch sollten die Kinder alters-, behinderungs- und leistungsmäßig einigermaßen zueinander passen. Die Eingliederung schult den Gruppengeist und die Verantwortlichkeit für andere, schafft aber auch eine Problemlöse-Gemeinschaft. Jedes Kindes eventuelle Vorzüge sollen zum Zuge kommen und werden durch Lob und Zuspruch verstärkt, es wird aber nicht bemängelt. Tadel wegen unerwünschtem Verhalten wird immer an die ganze Gruppe adressiert, das betroffene Kind muß ihn aber auf sich beziehen können, eventuell durch Hilfe einer zweiten Konduktorin. Es gibt keinen Frontalunterricht, sondern ein vom Konduktor begleitetes Lernen, mit individuellen Modifikationen nach dem Bedarf. Bei den motorischen Ausführungsansätzen darf nur minimale Hilfe geleistet werden, wenn irgend möglich soll das Kind es allein bewältigen. Das Kind darf sich keinesfalls auf Hilfe oder Hilfsmittel verlassen. Zum Beispiel kann etwa das Hochreichen des Arms durch Festhalten des Schenkels ermöglicht werden. Es soll ein Gleichgewicht bestehen zwischen Neuerwerb und Schulung des bereits Gekonnten.

Der *Stundenplan* folgt zwar dem ungarischen Kurrikulum, der Konduktor hat aber sehr große Freiheit in seiner Gestaltung. Die akademischen Ziele können in Bewegungs- und Sprachabläufe eingebaut werden. Schwache Konzentration kann durch rasch wechselnde Einschübe aufgefangen werden, wobei durch allmähliche zeitliche Steigerungen Besserungen erreicht werden. Auch das Pausenprogramm ist vom Konduktor lernorientiert gestaltet. Wenn Gäste glauben, dadurch die Kinder überfordert zu sehen, dürfen sie sich per Augenschein überzeugen, daß die Kinder ein frohes, erfülltes Leben führen.

Das motorische Programm beinhaltet Sitzbalance, Abheben von Arm oder Bein, Ausstrecken der Arme, Augenkontrolle für die Bewegung, Armstütz und Rückenaufrichtung, Haltungsbewahrung. Die minimalen technischen Hilfen sind nicht als Daueranwendung gedacht, sondern sollen die eigenen Kräfte unterstützen. Wichtig ist auch die Anwendung von Wärme und Widerstand, letzterer, indem z. B. die Bewegung der Gliedmaßen gegen eine Wand gerichtet ist.

Immer heißt es aber multisensorisch zu lernen, Farben, Geräusche, Situationswechsel unterstützen selbst banale Alltagsabläufe wie das Toilettentraining.

Das Rhythmische Intendieren ist eine für das Institut charakteristische, besondere Unterstützung vor allem des motorischen Lernens. Es ist ein mentales Training über die Symbolbildung und stellt eine Hilfe zur Automatisation durch Selbststimulation dar. Der Konduktor hat eine für das Kind wesentliche Ausführung zur Aufgabe gestellt: «1-2-ich halte es» – Das Kind repetiert, und Konduktor und Kind sind sich einig in diesem vom rhythmischen Sprechen begleiteten Ablauf. Bewußt wählt der Konduktor die Ichform, die das Kind formelhaft unmodifiziert aufnehmen kann. Allmählich zieht er sich aber zurück, während im Kind im Bewußtsein «ich kann es» – das Selbstwertgefühl wächst. Abfolge und Rhythmus sind von Bedeutung. Ein Kind ohne Sprache intendiert mit einem zur Verfügung stehenden Körperteil, dessen Bewegungsfähigkeit sich dabei sogar verbessert.

Praktische Durchführung der Konduktiven Erziehung[*]

Die Förderung der Kinder ist im allgemeinen internatsgebunden. Nur Früh- und Kurzzeitbehandlungen werden täglich unter Anleitung der Mutter durchgeführt. Schon mit ca. 3 Jahren kommen die Kinder in das Internat. Es handelt sich meist um schwer- und schwerstbehinderte Patienten, welche etwa 2 bis 3 Jahre in dem Institut bleiben.

Eine gewisse Fähigkeit zur aktiven Mitarbeit ist allerdings Voraussetzung für die Aufnahme in das Institut.

[*] Unter Mitwirkung von E. Schäfer, Stuttgart

Die Konduktorin

Die in Ungarn anerkannte Ausbildung zum Konduktur erfolgt nach bestandenem Abitur am Institut und an der Universität. Sie dauert 4 Jahre.
Die Konduktorinnen leben ausschließlich mit ihrer Gruppe. Sie arbeiten täglich 6 Stunden und werden dann abgelöst. Innerhalb eines Tages haben also 3 Konduktorinnen Dienst an einer Gruppe.

Die Gruppe

Die Kinder sind in Gruppen von je 5 bis 15 eingeteilt.
Jedes neu aufgenommene Kind wird zunächst 14 Tage in eine Gruppe eingegliedert, bis über seinen endgültigen Verbleib entschieden wird. Die Wahl erfolgt nach Art und Grad der Behinderung, Alter und akademischen Fähigkeiten. Das jeweilig zeitgebundene Ziel einer Gruppe muß für jedes Kind erreichbar sein (Abb. 1). Ist eine Gruppe einmal gebildet, so bleibt sie im allgemeinen zusammen. Ausnahmen sind Kinder, welche viel schnellere oder viel langsamere Fortschritte machen. Diese werden anderen Gruppen zugeführt.

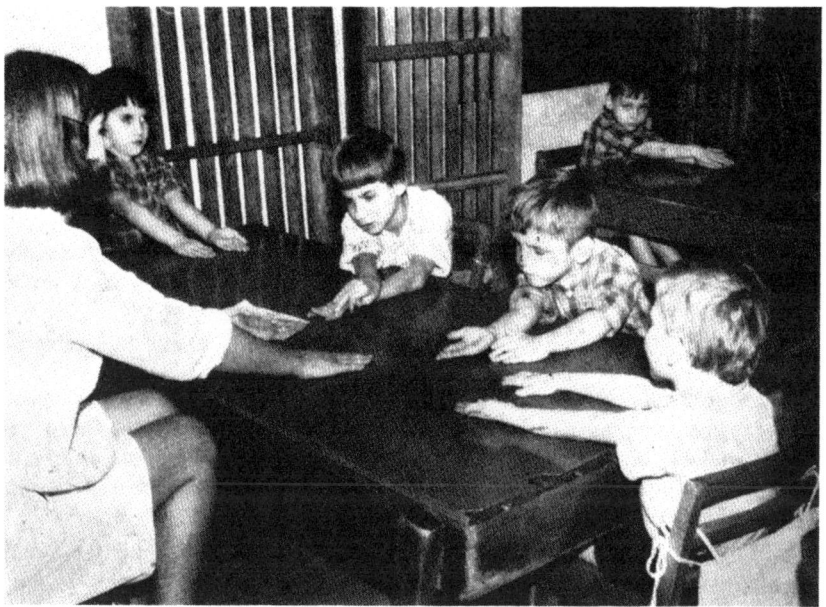

Abb. 1: Übungen in der Gruppe unter Führung der Konduktorin.

Die Räumlichkeiten und die Ausstattung (Abb. 2)

Jede Gruppe lebt gemeinsam in einem hellen, luftigen Raum, welcher als Wohn-, Behandlungs-, Schul- und Spielzimmer dient. Jedes Kind hat eine Pritsche, welche zugleich Liege, Tisch und «Turnmatte» ist, außerdem einen Stuhl mit Rückenlehne, einige bis zu 2,10 m hoch. Die Querverstrebungen dieser Lehne werden als Hilfe beim Gehen oder auch ähnlich einer Sprossenwand für Aufsteh- und Streckübungen benutzt. Durch kreuzweise Vestrebungen an den Beinen ist der Stuhl standfest. Außerdem ist der Stuhl mit «Elfengleitern» versehen, um die Gehschule zu erleichtern.

Die Bekleidung der Kinder ist von spartanischer Einfachheit. Hemdbluse, Shorts, Strümpfe und Schuhe stellen für Jungen und Mädchen die gesamte Bekleidung dar. Oft laufen die Kinder in den stets gut geheizten Räumen auch barfuß (Abb. 3). So lebt das Kind während seines Aufenthalts im Internat im gleichen Raum mit der gleichen Leitung. Es muß sich nicht ständig auf neue Räume und Personen mit eventuell verschiedener Auffassung von Behandlung und Erziehung umstellen. Diese Einheit ist – nach *Petö* – ausschlaggebend für den Erfolg.

Abb. 2: Einfache Ausstattung der Räumlichkeiten mit Universal-Pritschen, die Bett, Tisch und Gymnastikbank darstellen.

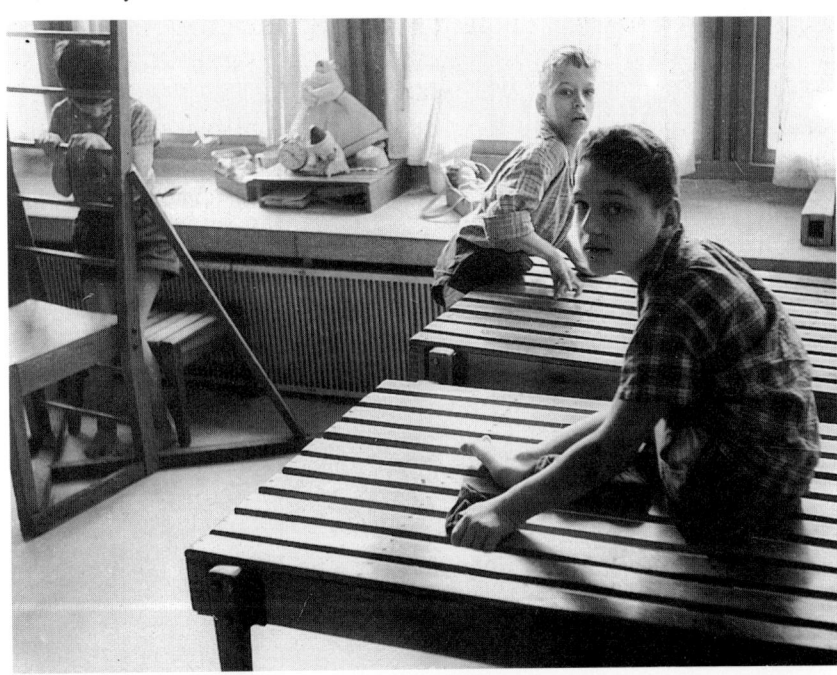

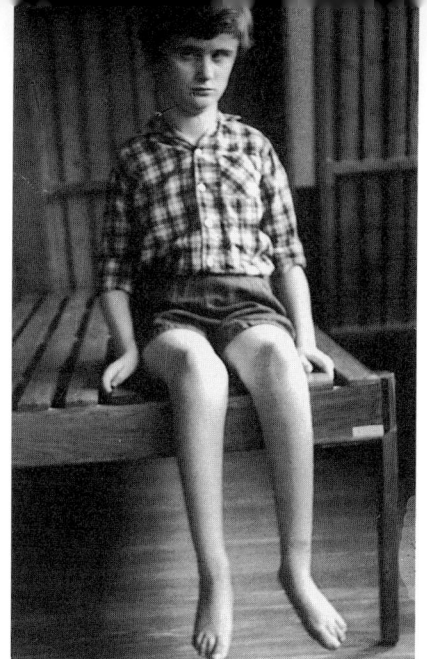

Abb. 3: Die Bekleidung der Kinder ist so einfach wie möglich gehalten. (Die Räume sind gut geheizt)

Rhythmisches Intendieren

Dieser Begriff ist nicht nur eine Grundlage der Übungsbehandlung, sondern maßgebend für den gesamten Tagesablauf und das Leben im Institut. Nach Berichten benützen längst aus dem Institut entlassene Patienten diese Selbststimulation auch im Lebensalltag.

Man könnte rhythmisches Intendieren auch als rhythmisch gezielte Steuerung bezeichnen. Das Kind soll dadurch aktive Bewegungen ohne Hilfe der Konduktorin (Therapeutin) selbständig ausführen. Abnormale Bewegungsmuster dürfen nicht verwendet werden. Nach *Petö* werden der Norm entsprechende, willkürliche Bewegungen durch häufige Wiederholung automatisch und dann spontan durchgeführt.

Lagerungs-, Sitz-, Steh- und Handübungen sind stets auf funktionelle Alltagsverrichtungen ausgerichtet.

Die Ausführung geschieht in der folgenden Weise:

Konduktorin: «Ich liege ganz ruhig.»

Konduktorin und Kinder: «Ich liege ganz ruhig.» 1–2–3–4–5

Konduktorin: «Ich drehe mich auf die linke Seite». usw.

Die Konduktorin leitet und führt die Kinder möglichst ohne sie zu berühren. Das Übungstempo wird durch betontes Mitsprechen der Konduktorin be-

195

stimmt und richtet sich nach den Bedürfnissen der Kinder. Bei Athetotikern ist es zum Beispiel betont langsam.

Es wird so lange gezählt, bis jedes Kind mindestens einmal das Ziel der Übung erreicht hat.

Zu Beginn der Stunden und zwischen den einzelnen Übungen wird durch «rhythmisches Intendieren» völlige Entspannung erreicht.

Der gesamte Übungsaufbau erfolgt gemäß der normalen kindlichen Entwicklung. Dies bezieht sich auf Kopf- und Körperkontrolle und auch lernpsychologische Faktoren.

Beherrschen die Kinder eine Übungsfolge, so wird diese durch eine neue ersetzt, welche höhere Anforderungen an Beweglichkeit und Körperbeherrschung stellt. Das *Ziel* ist eine der Norm angeglichene Willkürbeweglichkeit während des ganzen Tages.

Die Übungspläne beginnen immer mit Massenbewegungen (Grobkoordination) und leiten – oft erst nach langer Zeit – zu differenzierten Einzelbewegungen (Feinkoordination) über.

Ein Beispiel sind die Vorbereitungen zum Schreiben. Man beginnt im Liegen mit symmetrischen Armbewegungen, Klatschen und Greifen. Darauf folgen asymmetrische Armbewegungen ohne und später mit Greifen. Die gleiche Folge wird dann im Sitzen durchgeführt und erst viel später werden Fingerübungen, stets unter Ausnützung des «rhythmischen Intendierens» gemacht.

Da jede Bewegung durch Mitsprechen eingeleitet und ausgeführt wird, lassen sich zugleich verschiedene perzeptive Vorgänge (Wahrnehmung und Verarbeitung) günstig beeinflussen. Körperschema, Lateralität, Raumgefühl, um nur einige zu nennen, werden je nach Bedarf einbezogen und erlernt. Verschiedene physische, schulische und erzieherische Ziele werden gleichzeitig und einheitlich gefördert. Die Kinder sind während des Tagesablaufes nie inaktiv oder isoliert.

Stundenplan

Der tägliche Stundenplan kann folgendermaßen aussehen:

6.30 Uhr Aufstehen, Atemgymnastik vor offenem Fenster, Waschen und Frühstück.

9.00–10.00 Uhr Lagerungsübungen auf den Pritschen.

10.00–11.00 Uhr Steh- und Gehübungen, dazwischen Pause zum Händewaschen und Milchfrühstück.

196

11.00–13.00 Uhr Handübungen, danach Singen, Spielen, Schreibübungen und Malen, evtl. Schulunterricht.

13.00–15.00 Uhr Toilette, Mittagessen.

15.00–16.00 Uhr Lagerungsübungen.

16.00–17.00 Uhr Steh- und Gehübungen.

17.00–17.30 Uhr Toilette, Händewaschen, Milchpause.

17.30–18.30 Uhr Hand- und Schreibübungen.

18.30–21.00 Aufräumen, Abendessen, Waschen und Schlafengehen.

Für die täglichen Bedürfnisse wie Anziehen, Waschen, Mahlzeiten und die Toilette wird viel Zeit eingeräumt, damit auch schwerstbehinderte Kinder sie möglichst selbständig ausführen können oder dies erlernen. Wird noch Hilfe benötigt, so soll diese von Mitschülern gegeben werden.

Hilfsmittel wie Rollstühle, Krücken und Stöcke werden so gut wie gar nicht verwendet. Auch schwergeschädigte Kinder müssen lernen, sich an Möbeln festzuhalten. Für spezielle Hand- und Fingerübungen benützt man verschiedene Materialien.

Spiel und Spaß werden sinnvoll in den Tagesablauf eingebaut.

Der tägliche Schulunterricht beträgt nur zwei Stunden. Dabei muß man bedenken, daß es sich um Unterstufen-Klassen (1 bis 4) handelt, und wesentliche pädagogische Faktoren stets in die Übungspläne eingebaut sind. Daher reicht die, in diesen zwei Stunden konzentriert geleistete Unterrichtsarbeit aus, um die Lehrplananforderungen der ungarischen Grundschule zu erfüllen.

Die Atmosphäre dort ist froh und gesund. Entlassene Schüler berichten, daß sie lange nach ihrem Institutsaufenthalt bei der Durchführung schwieriger Bewegungen auf das rhythmische Intendieren zurückkommen, indem sie in Gedanken nachsprechen: «Ich hebe meinen Fuß, 1–2–3–4–5.»

Literatur

Clarke, J., Evans, E.: (1973) Rhythmical intention as a method of treatment for the cerebral palsied patient. Australien Journal of Physiotherapy, 19, 57–64.

Cotton, E.: (1974) Improvement in motor function with the use of Conductive Education. Developmental Medicine and Child Neurology, 16, 637–643.

Hári, M.: (1980) L'Education Conductive. Motricité Cérébrale, 1, 115–123.

Hári, M.: (1982) Metod konduktivnoj pedagogiki i ego Rol' v Szocial'noj adaptacii bolnüh detszkim cerebralnüm paralicsom. Zhurnal Nevropatologii i Pszihiatrii, 82, 67–70.

Hári, M. u. *Th. Tillemans:* (1984) Conductive Education. In: Scrutton, D. (Ed.), Management of the motor disorders of children with cerebral palsy. Spasties Internat. Med. Publ., Blackwell, Oxford.

Loring, J.: (1978) Integrated therapy education and child care. In: Apley, J. (Ed.) Care of the handicapped Child. Clinics in Developmental Medicine No. 67. London: S. I. M. P. with Heinemann, Philadelphia: Lippincott.

Ungvári, E., Schmidt, H. L.: (1967) Bericht über das Institut für Bewegungstherapie in Budapest. Krankengymnastik, 19, 323–325.

Vizkelety, T.: (1980) Die Tätigkeit des Orthopäden im Rahmen der Behandlungsmethode Petö. Orthopädische Praxis, 16, 270–272.

6

Die Berücksichtigung anderer zerebraler Störungen in der krankengymnastischen Behandlung

Sensorische Integrationsstörungen und ihre Behandlung nach Ayres

M. FELDKAMP

Bedeutung der sensorischen Integration

Sensorische Integration ist *Organisation,* das heißt, die Nutzbarmachung der Sinneseindrücke. Unsere Sinne informieren uns über unseren Körperzustand und über die Gegebenheiten in unserer Umgebung. Die Sinneseindrücke fließen in das Gehirn wie Ströme in einen See. Das Gehirn muß alle diese Sinnesempfindungen organisieren, das heißt ordnen, wenn ein Mensch sich normal bewegen, normal lernen und ein normales Verhalten zeigen soll. Das Gehirn stellt fest, woher die Einströme kommen, sortiert und reguliert ihren Verlauf, wie ein Verkehrspolizist.

Sensorische Integration fügt kleine Teile zusammen. Stellen wir uns das Schälen und Essen einer Orange vor. Wir sehen die Frucht, wir riechen sie, wir schmecken sie und unsere Hände und Finger können sie fühlen. Alle Sinneseindrücke von der Orange und alle Gefühle von den Fingern und Händen werden im Gehirn zusammengefügt und diese Zusammenfügung, nämlich Integration, läßt uns die Orange erleben.

Integration bewirkt also die Wahrnehmung aus den Sinneseindrücken. Wir nehmen unseren Körper, andere Leute, Gegenstände wahr. Bei intakter sensorischer Integrationskapazität des Gehirns kann ein Kind den Forderungen der Umwelt leicht folgen, es ragiert angepaßt, kreativ, befriedigt.

Äußerungen einer defekten Integrationsfähigkeit

Schlechte Integration kann sich äußern in Überaktivität und Ablenkbarkeit. Das Kind ist immer in Bewegung, läuft herum, ohne daß es zu einem sinnvollen Tun kommt. Es ist ihm fast nicht möglich, ruhig zu sitzen und etwas mit Konzentration zu verfolgen. Solche Störungen im Verhalten werden selten mit dem Nervensystem in Verbindung gebracht. Sensorische Deprivation kann zu Feindseligkeit und Aggressivität, eventuell zu Autismus und Schizophrenie führen.

Ihr Verhalten macht die Kinder unbeliebt, sie können regelrecht gemein werden und es kann sein, daß auch die Eltern die Kontrolle verlieren. Negatives Ich-Bewußtsein, unangenehmes Verhalten und nachteilige Reaktionen anderer gegenüber bewirken Zunahme des Elends.

Auch die Sprachentwicklung kann beeinträchtigt sein. Die Sprache hat zahlreiche Voraussetzungen in geordneten sensorischen Verarbeitungsprozessen und entwickelt sich deshalb meistens verlangsamt, wenn Störungen vorliegen.

Schließlich kann aufgrund von Gleichgewichts- und Koordinationsstörungen eine schlechte Bewegungsbeherrschung auffallen. Dies kommt zustande, wenn die Einflüsse aus den Gleichgewichtsorganen, den Berührungs- und Gefühlssinnen des Körpers nicht normal verarbeitet werden. Das Kind stolpert leicht. Oft ist der Muskeltonus schlaff. Den Kindern entfällt häufig etwas und sie haben ungeschickte Bewegungen. Manchmal fallen sie sogar vom Stuhl. Die Unfähigkeit, Bauklötze aufeinander zu stellen, mit Spielsachen zu manipulieren oder Puzzles zusammenzustecken, ist oft frühes Zeichen sensorischer Integrationsprobleme.

In aller Regel hat das integrationsgestörte Kind Schwierigkeiten mit räumlicher Verarbeitung. Es stößt oft Leute oder Gegenstände an, da es seine Bewegungen nicht hinreichend genau einrichten kann. Besonders schwer fällt es, Planungen von aufeinanderfolgenden Verrichtungen zu machen, so daß die Sachen am falschen Ende angefaßt oder vergessen werden. Es gibt Tage, da dies besonders ausgeprägt ist und andere, an denen es etwas besser zu gehen scheint.

Über die Gleichgewichtsorgane erfolgt auch die Regelung der Muskelgrundspannung. Die Überfunktion des Vestibulum führt zur Vermehrung der Muskelspannung. Deshalb sind Kinder mit Symptomen von Spastik

200

überempfindlich für Reize aus den Bewegungs- und Gleichgewichtssinnen und sollten *nicht* mit vestibulärer Stimulation behandelt werden. Umgekehrt kann das Kleinhirn diese Überaktivitäten hemmen. Die Hemmung wirkt wie ein Filter, der zur Ordnung des Einstroms beiträgt.

Lern- und Denkfähigkeit

Nicht nur im Schulalter ist ein Lernversagen mißlich. Die elementaren Sinnesinformationen kommen aus dem Gleichgewichtsorgan und dem Tastsystem. Nächstwichtig sind die Muskel-, Sehnen- und Gelenkreflexe. Diese Gefühlsinformationen fügen sich mit Seh- und Gehörempfindungen zueinander. In der Verbindung der verschiedenen Empfindungen können wir schließlich bis zu abstrakten Gedanken gelangen. Man kann ohne Sinnesverbindungen mit der Umwelt kaum lernen. Fast unser gesamtes Lernen basiert auf der Integration des Sinneseinstroms. Dies gilt auch für das reife intellektuelle und akademische Lernen.

Levine konnte bei Experimenten mit Ratten folgendes finden: Berührungsdeprivierte Rattenjungen entwickelten vermehrte Angstgefühle, wenn sie in neue Umgebungen kamen, so daß sie vor Angst nicht fähig waren, ihre Umwelt zu untersuchen und kennenzulernen. Bei den Ratten schienen dabei weniger die Hautreize, sondern mehr die Gleichgewichtsorgane von Bedeutung zu sein. Mehrere Untersucher, nämlich *Mason, Berkson, Thompson* und *Melsack* führten deshalb Versuche durch, bei denen junge Tiere spezielle Reize für das Gleichgewichtsorgan erhielten, indem man sie umherschwang und schaukelte. Diese Tiere entwickelten im Vergleich zu den unbehandelten Geschwistern normale Fähigkeiten im Lernen und Verhalten.

Vestibuläre Reaktionen

Das unterfunktionierende Vestibulärsystem führt zu gesteigertem Bedarf an Bewegung, besonders für solche des Drehens und Vorwärtskommens. Das Bedürfnis der Kinder nach vestibulärer Reizung kann so groß sein, daß es kaum befriedigt werden kann, die Kinder scheinen «süchtig» nach Bewegung zu sein.

Die unvollkommene Vestibulärarbeit verhindert auch die Spezialisierung des Gehirns, so daß die Dominanz der Hand sich schlecht oder gar nicht entwickelt.

Vestibuläre Überaktivität äußert sich hauptsächlich in zwei Kategorien, in der Gleichgewichtsunsicherheit und in der Angst vor Bewegung.

Weitere Integrationsleistungen

Körperschema und Bewegungsplanung

Die Gewißheit über das Verhalten des eigenen Körpers und seiner Teile, eben das Körperschema, ist eine wichtige Voraussetzung für die Bewegungsplanung. Störungen der Bewegungsplanung nennt man Dyspraxie. Wenn ein Kind ein Spielzeug sieht, weiß es gewöhnlich, was man damit machen kann. Das Kind mit Dyspraxie jedoch erkennt die Möglichkeiten des Spielmaterials nicht oder schlecht: Bauklötze werden nicht aufeinandergestellt, sondern vielleicht herumgeworfen. Seine Bewegungen sind ungeschickt. Oft geht etwas zu Bruch.

Berührungserfahrung

Einige Kinder sind für schnelle und lockere Berührung äußerst empfindlich. Andere Kinder zeigen nur im Bereich von Kopf oder Gesicht überhöhte Empfindlichkeit.

Auch der Gesunde kennt die Erfahrung, daß eine kitzelnde Bewegung besonders unangenehm ist. Fester Druck dagegen wird wesentlich seltener als unangenehm empfunden.

Bei Kindern mit Berührungsüberempfindlichkeit verfährt man ähnlich: Man wendet festen, tiefen Druck an, auch macht man es sich zunutze, daß kein Mensch sich selbst unangenehm kitzeln kann. Wir lassen das Kind also über Teppiche oder teppichbedeckte Gegenstände kriechen. Auch durch Bürsten und vestibuläres Reizen wird das taktile System gedämpft, besonders, wenn das Bürsten den vestibulären Reizen folgt.

Visuelle Wahrnehmungsverarbeitung

Dabei können die verschiedenen körperlichen Sinneserfahrungen schlecht mit den optischen Informationen zusammengebracht werden. Dies führt zu typischen Schwierigkeiten.

Das Kind kann schlecht einen Turm aus Klötzen bauen, kann Puzzles schlecht zusammensetzen, geht ungern Stufen und Treppen, kann sich Wege schlecht merken, verläuft sich leicht und hat Angst vor fremder Umgebung.

Es zeichnet schlecht, kann bei gemusterten Vorlagen Ähnlichkeiten und Verschiedenheiten schwer erkennen. Eine bestimmte Form kann es nur schlecht vor störendem Hintergrund wiedererkennen.

Das autistische Kind

Autismus ist charakterisiert durch einen Mangel an Beziehungen zu anderen Menschen. Wenn autistische Kinder testfähig sind, zeigen sie gewöhnlich ähnliche Befunde wie Kinder mit Dyspraxie: Sie können schlecht Berührungspunkte lokalisieren und können ihre Körperteile nicht benennen, wenn sie sie nicht sehen. Sie haben Schwierigkeiten mit der Bewegungsplanung, die bei Imitationsübungen deutlich wird.

Wie der Dyspraktiker hat auch der Autist Schwierigkeiten bei der Sprache, der Alltagsselbständigkeit und bei allen komplexen Verhaltensbeanspruchungen.

Die Therapie zielt auf Verbesserung der sensorischen Verarbeitung, so daß Empfindungen besser registriert und moduliert werden können.

Sehr gern hat das autistische Kind oft festen Druck, so daß es gern zwischen zwei Polstern oder Matten liegt, und es liebt es, wenn etwas Schweres über ihm ist. Es schiebt gern seine Hände unter sehr schwere Säcke und jauchzt bei Reizen, die einem Durchschnittskind zu viel wären.

Prinzipien der Therapie

Die Kernidee ist die therapeutische Versorgung mit Empfindungen, besonders solchen des Gleichgewichtsorgans, der Muskeln und Gelenke sowie der Haut, und zwar so, daß das Kind sich spontan anpaßt und damit die Empfindungen integriert. In der Praxis sieht dies aus wie Spiel.

Obwohl sich die Kinder nach Möglichkeit den sensiblen Einstrom selbst verschaffen sollen, können einige Hautreize besser vom Therapeuten verabreicht werden. Bürsten oder Reiben sind Reize, die große Teile des Gehirns erreichen. Es können fördernde oder hemmende Wirkungen erreicht werden, je nachdem, an welchen Körperteilen gearbeitet wird, und je nachdem, ob die Reize leicht oder tief angebracht werden.

Die meiste Stimulation wird am Vestibulum angesetzt, und dies ist wahrscheinlich auch der wirksamste therapeutische Zugang. Man sollte das Kind mit vestibulärer Unterfunktion sein Lieblingsspielzeug aussuchen lassen, es wird besonders gern zu schnell und vielfältig fahrenden Geräten greifen. Bei vestibulärer Überaktivität hat das Kind dagegen keinen Bewegungsdrang und der Therapeut arbeitet bevorzugt mit propriozeptiven und taktilen Reizen, die ordnend und dämpfend auf das Vestibulum einwirken.

Das Material muß nicht teuer sein. Simple Haushaltsgegenstände, Löffel, Bettücher, leere Kartons oder Plastikflaschen, Schläuche, Seile, alte Töpfe und Pfannen, Schaumstoffkissen und andere Sachen bieten reiche Spielmöglichkeiten. Auch ein Sandhaufen ist besonders gut. Vermischt mit Wasser läßt er sich schaufeln, graben, backen, unterhöhlen, bauen.

Eine Polsterrolle aus einigen zusammengerollten Tüchern regt das Kind zum Kriechen, Rollen, Draufklettern, Balancieren, Hoch- und Überspringen an. Man soll solche Stücke auswechseln, wenn das Kind mit ihnen gut umgehen kann. Von ganz besonderer Bedeutung ist das Rollbrett, das sich auf Sesselrollen allseitig leicht bewegen läßt.

Auch die ganz alt überlieferten Spiele sollten zu Ehren kommen: Versteckspielen verbessert Raum- und Körpergefühl, Hüpfspiele erleichtern die Gleichgewichtsreaktionen und die Bewegungsplanung, Bohnenwerfen bezieht Augen- und Handkoordination ein.

Gekauftes Spielzeug soll hinreichend vielseitig sein, um Ganzkörperbewegungen herauszufordern. Dreiräder, Handwagen, Springseile, Schlitten, Schaukeln, Schaukelpferde, Gymnastikbälle sind günstig. Einfache Zieh- oder Schiebespiele dagegen enthalten zu wenig Bewegungsherausforderung. Tischspiele sollten konstrukiv sein wie Baumaterialien und Puzzles. Je früher die Störungen erkannt werden, desto besser, damit rechtzeitige Förderung einsetzen kann. So wird die Grundlage geschaffen für besseres Lernvermögen und geordnetes Verhalten.

Verhaltensstörungen und Störungen des Lernvermögens (Intelligenz)

I. DANIELCIK

Zerebrale Schädigungen sind im allgemeinen diffus, das heißt, verschiedene Gebiete des Gehirns sind mehr oder weniger stark befallen. Bewegungsstörungen sind nur ein Teil der möglichen, vielfältigen Beeinträchtigungen. Jede Behandlung, welche die Beeinflussung motorischer Funktionen anstrebt, kann es nicht vermeiden, sensorische und andere Störungen mit einzubeziehen. Weil die Behandlung dazu dienen soll, die Entwicklung des zentralen Nervensystems zu fördern, ist die koordinierte Beeinflussung von wahrnehmendem Aufnahmevermögen (Sehen, Hören, Fühlen) und Verarbeitung (Integration), Bewegungsfähigkeit, Verhalten und Lernvermögen besonders wertvoll. Auch für die Krankengymnastin ist es daher unerläßlich, diese Störungen in ihrer Behandlung zu berücksichtigen, wenn sie das Kind in seiner Gesamtheit von Körper, Seele und Geist richtig erfassen und gezielt fördern will.

Störungen der Wahrnehmungsintegration

Das Vorkommen von sensorischen Integrationsstörungen bei zerebral bewegungsgestörten Kindern wurde in den letzten Jahren als wesentlicher entwicklungshemmender Faktor erkannt.

In allen neurophysiologischen Behandlungsweisen arbeitet die Krankengymnastin bewußt oder unbewußt über das kindliche Wahrnehmungsvermögen.

Sehr wichtig in der menschlichen Entwicklung ist das Zusammenspiel von sensorischen und motorischen Vorgängen, welche immer voneinander abhängig sind und sich gegenseitig beeinflussen. Jede Bewegungsschulung ist folglich mit sensorischem Input verbunden.

Sensorische Verarbeitungsstörungen beeinflussen das Verhalten und die sensomotorischen Fähigkeiten des Kindes erheblich. Auch bei leicht behinderten Patienten sind sie häufig der Grund funktioneller Unselbständigkeit, welche motorisch nicht erklärlich ist, sowie mangelnder sozialer Anpassungsfähigkeit.

Unter Wahrnehmungsintegration versteht man die Verarbeitung von Sinnes-
eindrücken. Der gesamte Vorgang umfaßt:
- Empfindung von äußeren und inneren Reizen (extero- und propriozeptiv)
- deren Verarbeitung (Sinngebung und Einordnung).
- Eine richtige motorische Antwort (Wiedergabe) setzt diese Vorgänge voraus.

Gewisse Integrationsstörungen sind auf lückenhafte frühere Erfahrungen zurückzuführen, zum Beispiel Mangel an Bewegungserfahrung. Letztere lassen sich im Verlauf einer gezielten Therapie günstig beeinflussen, man kann relativ rasch gute Resultate erreichen.

Empfindung, Wahrnehmung, Verarbeitung und Wiedergabe geschehen in der folgenden Reihenfolge:

1. Eines oder mehrere Sinnesorgane werden gereizt.
2. Die Reize werden im zentralen Nervensystem verarbeitet und mit anderen verglichen – Wahrnehmung und Speicherung.
3. Die Möglichkeiten der Verarbeitung sind:
   a) Reflexantworten, z. B. Lidschlag der Augen;
   b) Integration mit anderen Eindrücken auf kortikaler Ebene;
   c) Information anderer Gehirnteile.

Die Wiedergabe durch das Zentralnervensystem ergibt nun folgende Reaktio-
nen

1. Die Reaktion ist nicht offensichtlich. Der Vorgang wird trotzdem als Erfahrung gespeichert (Gedächtnis).
2. Sprachmotorische Äußerungen;
3. Motorische Bewegungsabläufe, welche den Körper oder nur einzelne Teile betreffen (*Denhoff*).

Die Entwicklung der integrativen Fähigkeiten hängt weitgehend von den gespeicherten sensorischen Eindrücken, den Erfahrungen ab. Diese kann das Kind bei jedem neuen Sinneseindruck vergleichend zu Rate ziehen.

Die fünf wichtigsten Einwirkungen, welche dazu beitragen, dem zentralen Nervensystem Informationen zuzuleiten, um *zweckmäßige motorische Pla-*
nung zu gewährleisten, sind:

1. Oberflächensensibilität (Tastempfindung),
2. Tiefensensibilität (Propriozeption),
3. Vestibuläre Funktionen (Gleichgewicht),
4. Visuelle Funktionen (Sehen),
5. Akustische Funktionen (Hören).

Die ersten drei werden gewöhnlich durch Bewegung ausgelöst. Zur wirkungsvollen motorischen Planung sind die Erinnerungen an frühere zielgerichtete Bewegungen notwendig. *Jeder Bewegungsablauf wird unbewußt oder bewußt aus Einzelkomponenten planvoll zusammengesetzt, bevor er automatisch wird (Jean Ayres).* Das Resultat motorischer Planung sind geschickte, koordinierte Bewegungsabläufe in Beziehung zur gegenständlichen Umwelt, z. B. Anziehen eines Kleidungsstückes oder angepaßtes Öffnen einer Tür.

Obwohl Integrationsstörungen sich im Bereich der Pädagogen, Psychologen, Beschäftigungstherapeuten und Sprachtherapeuten ebenfalls auswirken, muß die Krankengymnastin über diese Schäden gut orientiert sein. Nur dann kann sie zur Behebung der Störungen beitragen und Über- oder Unterforderung vermeiden. In beiden Fällen zeigen sich meist psychologische Schäden, welche eine bestmögliche Förderung des Kindes nicht zulassen.

Von der Krankengymnastin direkt zu beeinflussende Integrationsleistungen sind:

1. Tastbewußtsein;
2. Körperbewußtsein (body awareness): die Wahrnehmung des Körpers und seiner Teile;
3. Körperorientierung: Kenntnis von oben/unten, vorne/hinten, rechts/links im Hinblick auf den Körper;
4. Beziehung zum Raum: Wahrnehmung des Standortes im Raum und Übertragung der Orientierungsbegriffe oben/unten, fern und nah etc. auf den Raum;
5. Gleichgewichtsgefühl: darunter wird die Wahrnehmung der Gleichgewichtslage verstanden;
6. Richtungsgefühl: die Wahrnehmung von Bewegungen in allen Ebenen des Körpers und allen Richtungen von dem Körper;
7. Fähigkeit zur Einschätzung von Entfernungen: Kenntnis der Erreichbarkeit der Gegenstände im Raum;
8. Formerfassung: Fähigkeit z. B. einen Kreis zu bilden oder einer Linie zu folgen;
9. Kinästhetisches Bewußtsein – Tiefensensibilität: Erkennen der Stellung der Körperteile mit geschlossenen Augen;
10. Körperbild (body image).

Der Begriff «Körperbild» ist flexibel und dynamisch. Er umschließt nicht nur die Wahrnehmung des Körpers und die geistige Vorstellung der Körperstruktur. Das Körperbild organisiert sich allmählich aus allen Einflüssen, welche auf das Kind einwirken. Dazu gehören (momentane) Konstitution, sensorische Reize, psychische Erfahrungen und Umgebung. Diese Einflüsse werden individuell interpretiert und in die Persönlichkeit integriert. Betrachtet man die menschliche Entwicklung, so kann man den perioralen Bereich als erstes Zentrum der Sensorik ansehen. Darauf folgen Augen, Hände, Ohren. Mit der koordinierten Kombination aller Sinne beginnt der normale Säugling seinen Körper zu entdecken. Die Erkenntnis der Unterschiede seines Körpes im Vergleich mit anderen Körpern, zunächst dem der Mutter, ist die nächste Stufe. Mit vermehrter Beweglichkeit entwickelt sich das taktile Reizempfinden. Das Kind beginnt die Beziehung seiner verschiedenen Körperteile zu erkennen und nach und nach differenzierter zu unterscheiden. So entwickelt sich allmählich die neurologische Integration des Körperbildes im Kortex. Schon *Denner* und *Cashdan* (1967) zeigten, daß ein wesentlicher Faktor in der geistigen Entwicklung die vom Kind ausgeübte Aktivität ist. *Die kognitive Entwicklung des Kindes hängt weitgehend von aktiven, koordinierten Bewegungen und dadurch automatisch gewonnenen Erfahrungen ab.*

Lernvermögen und Verhalten

Daß auch Lernvermögen und Verhalten des Kindes beeinflußbar sind, ist eine bekannte Tatsache. Mit guten Kenntnissen in der Entwicklungspsychologie ist es auch der Krankengymnastin möglich, diese Faktoren in ihre Behandlung einzubeziehen. Am besten geschieht dies in einem guten Team: Arzt – Psychologe – Krankengymnastin – Beschäftigungstherapeutin – Sprachtherapeutin und Erzieher (Pädagoge).
Die Verbesserung der Motorik kann unter diesen Umständen unter allen Bemühungen der Entwicklungsförderung am bewegungsgestörten Kind den Grundton darstellen.

Entwicklungsphasen des Lernens

(nach *Frostig*)

0–1½ Jahre
Das Kind lernt durch Bewegung in der folgenden Reihenfolge:

Selbstbewegung, anfangs kombiniert mit bewegt werden, z. B. wickeln;
Bewegen von Gegenständen;
Selbstwahrnehmung (es sieht sich selbst unabhängig von der Umgebung);
Fremdwahrnehmung.

1½–3½ Jahre
Das Kind lernt hauptsächlich durch die Sprache:
Verbale Wunsch- und Erfahrungsäußerungen fördern den Denkprozeß.

3½–7 Jahre
Perzeption tritt in den Vordergrund im Hinblick auf Konzeptbildung, zwischendimensionale Orientierung, Vergleiche von Form, Größe, Farbe und anderem.

ab 7 Jahre
steht das Denken im Vordergrund des kindlichen Lernens.
Gedächtnis, Vorstellungsgabe, Konzentration und Koordination werden dadurch automatisch geschult.

Verhalten

Die normale menschliche Entwicklung weist Verhaltensphasen auf, welche aus der folgenden Tabelle des Gesell-Institutes ersichtlich sind.
Für das Verhalten des Kindes ist die Bedeutung der emotionalen Situation ausschlaggebend. Darunter verstehen wir das Verhältnis zu Bezugspersonen, seien es Eltern, Betreuer, Therapeuten, Lehrer oder andere Kinder.
In jedem Fall sollte das Kind schon frühzeitig zur schöpferischen Tätigkeit angeregt werden und auf möglichst vielen Gebieten Erfolgserlebnisse haben.
Aus diesen Überlegungen geht hervor, wie wichtig es auch in der krankengymnastischen Behandlung oder Handhabung zerebral bewegungsgestörter Kinder ist, neben den richtigen, möglichst weitgehend der Norm angeglichenen Bewegungsabläufen, die für das Verstehen der Umwelt und die Anpassung daran notwendigen Begriffe zu vermitteln.
Eine sinnvolle Bewegung muß Zweck, Richtung und Ziel haben.
Die enge Beziehung der motorischen Entwicklung zu den Fähigkeiten des Lernens und Verstehens ist offensichtlich. Eine Über- oder Unterforderung während des «Turnens» führt nicht zu den erstrebenswerten Erfolgserlebnissen, sondern eher zur Frustration.

Bedenkt man, wie lange diese Kinder meist krankengymnastisch betreut werden müssen, so ist es selbstverständlich, daß die richtige Motivation einer der wichtigsten Faktoren ist.

Die Zyklen der Entwicklung

I ... Geb. – 4 Wo.	Regulation, um Stabilität und relative Homöostase der eigenen physiologischen Funktionen zu gewinnen.
II 4–40 Wochen	Entdeckung von Möglichkeiten und frühe Synthese zur Erlangung von Informationen. Finden und Angleichen der Sinne – der Werkzeuge des Wissens – Entdecken von Gegenständen.
III 40 Wo. – 2 Jahre	Entwicklung der Fortbewegungsmöglichkeiten. Entdecken des Sich-Repräsentierens (einschließlich Sprache). Entdecken von Zeit und Raum (bei Fortbewegung wird Entfernung das Maß der Zeit).
IV 2–5 Jahre	Erforschung und Ausarbeitung der Repräsentation. Erforschen von Zeit und Raum. Entdecken der Abstraktion.
V 5–10 Jahre	Erforschung der Abstraktion, entdeckt sich selbst als Mitglied der menschlichen Gesellschaft und Kultur.
VI 10–16 Jahre	Erforschung seiner Rolle im Hinblick auf die menschliche Gesellschaft und Kultur, trennt in dieser Beziehung Tatsachen von Phantasie.
VII 16 Jahre ...	Regulation um Stabilität als Mitglied der menschlichen Gesellschaft und Kultur zu gewinnen.

Die Phasen der Entwicklungszyklen

Phase	Verhalten	Versuch des Problemlösens
A – Ausgeglichen	Relativ ruhig, begegnet Anforderungen zufriedenstellend, fügt sich in die Umgebung	Begegnet Problem mit Selbstvertrauen, als ob es alle nötigen Antworten bereit hätte. Sieht noch relativ wenig Unbeständigkeiten.
B – Auflehnend	Opposition – ist uneinig mit sich selbst und der Umgebung, aufbrausend und übersprudelnd, ritualistisch.	Wird sich langsam der Unbeständigkeiten bewußt. Neigt dazu, sich an Modelle der Vergangenheit zu klammern, welche gute Resultate zeigten, ist jedoch damit nicht zufrieden.
C – Sortierend	Zeitweise Beruhigung – verschiedene Aufgaben, Orte und Situationen lösen entsprechend unterschiedliches Verhalten aus. Verbindet Resultate mit einem bestimmten Problem oder einer Aufgabe. Innerlich ausgewogen, knüpft menschliche Beziehungen an.	Entdeckung und Erforschung neuer Wege der Anerkennung. Benützt bestimmte Modelle für spezifische Probleme.
D – Introvertiert	Wünscht Beständigkeit, Ordnung und wenig Wechsel. Fürchtet das Unerwartete. Abhängig von kontrollierbaren Dingen. Verlust der Umgebung ... Distanzierung. Paßt die Welt seinem inneren «Ich» an.	Induktiver Prozeß, logisch, entscheidet durch Abgrenzung. Versucht aus Bruchstücken das Ganze zu gestalten, neigt dazu, Veränderungen zu übersehen.

Phase	Verhalten	Versuch des Problemlösens
E – Extrovertiert	Ständig laut und in Bewegung ... unbeherrscht. Möchte neu entdeckten Raum ausfüllen, verliert dabei sich selbst. Bewegung und Wechsel sind richtungweisend.	Deduktiver Prozeß, handhabt das Ganze, um Bruchstücke zu erkennen. Wünscht Wechsel und Bewegung, lehnt Status quo ab.
F – «Neurotisches» Zusammenfügen	Verworrene Verflechtung der Kräfte. Trennung von Tatsachen und Phantasie.	Sieht Problem und viele Alternativen. Ist sich nicht sicher, welche Möglichkeit die beste ist.
	«Quälende» Jahre. Beschäftigt mit der Ahnung des Möglichen aber nicht immer Erreichbaren.	Ahnt den zu erstrebenden Endzustand.
A – Ausgeglichen	Zufriedenheit (gefestigt)	Probleme und Lösung treffen sich, Wahrscheinlichkeiten werden mehr unterschieden.

Motivation

Mangelhafte Motivation ist häufig das größte Problem bei der krankengymnastischen Behandlung, besonders bei etwas älteren Kindern. Heute werden von allen Seiten motivationsfördernde Spielsachen und Lehrmittel angeboten, welche bestimmt ihre Berechtigung haben, wenn sie zur rechten Zeit und im richtigen Fall angewandt werden.

Grundlegend sollte man immer bedenken, was echte Motivation ist. *Denhoff* sagt: «True motivation refers to that which is within the individual, that

Die Zyklen der Entwicklung (nach Gesell)

Zyklus No	Phase des Zyklus	Ausgeglichen A	Auflehnend B	Sortierend C	Introvertiert D	Extrovertiert E	„Neurotisch" F	Ausgeglichen A
I		4 Wochen	8–12 Wo.	16 Wochen	20 Wochen	Geburt	1–2 Wo.	4 Wochen
II		40 Wochen	44–48 Wo.	52–56 Wo.	15 Monate	24–28 Wo.	32 Wochen	40 Wochen
III		2 Jahre	2½ Jahre	3 Jahre	3½ Jahre	18 Monate	21 Monate	2 Jahre
IV		5 Jahre	5½ Jahre	6–6½ Jahre	7 Jahre	4 Jahre	4½ Jahre	5 Jahre
V		10 Jahre	11 Jahre	12 Jahre	13 Jahre	8 Jahre	9 Jahre	10 Jahre
VI		16 Jahre				14 Jahre	15 Jahre	16 Jahre
VII								

Gleich nach der Geburt sind die Zyklen kürzer und erweitern sich mit zunehmendem Alter. Im großen Rahmen gesehen ist jeder Zyklus eine Phase eines Größeren, bedeutend daß ein Zyklus in eine jeweilige Phasenrubrik paßt. Zyklus Nr.: I – G. –4 Wochen. II – 4–40 Wochen. III – 40 Wochen bis 2 Jahre. IV – 2–5 Jahre. V – 5–10 Jahre. VI – 10–16 Jahre. VII 16–20 Jahre.

which incites him to action». (Motivation weckt vorhandene Möglichkeiten im Inneren des Individuums, welche zur Aktion aufrufen.)

Aus diesem Grund muß man zunächst die geistigen, körperlichen und seelischen Besonderheiten des Kindes analysieren, um die ensprechenden motivierenden Wege und Möglichkeiten zu finden. Auch die Krankengymnastin sollte sich besonders bei Mißerfolg die Frage stellen: «Warum gelingt es mir nicht, das Kind zu motivieren. Was mache ich falsch?»

Werden Behandlungsweise und Anforderungen den geistigen, körperlichen und emotionalen Bedürfnissen des Kindes angepaßt, so können erfahrungsgemäß praktisch alle Kinder zur aktiven Mitarbeit angeregt werden. Dazu gehört vor allem, daß das Kind Erfolg erlebt, indem es den Lerneffekt an sich und seiner Umwelt erfährt.

Nach Joel *Brumlik* (1966) sind von allen Faktoren, welche die Rehabilitation und Eingliederung zerebraler Bewegungsstörungen beeinträchtigen, geistiger Entwicklungsrückstand und Integrationsstörungen die auffallendsten.

Einbeziehung psychologischer und pädagogischer Faktoren in die krankengymnastische Behandlung

Aus allem Vorangegangenen ist ersichtlich, daß die Krankengymnastik die erwähnten Faktoren bewußt und immer, den individuellen Bedürfnissen des Kindes entsprechend, in die Behandlung aufnehmen kann oder muß.

Wir möchten hier einige praktische Hinweise geben, wobei wir die Entwicklungsphasen des Lernens als Leitfaden benutzen. Bei zerebral bewegungsgestörten Kindern ist die Überlagerung dieser Phasen auffälliger als bei nicht behinderten und zeitlich stark verschoben.

1. *Entwicklungsphase des Lernens,* in welcher das Kind vorwiegend durch *Bewegung* lernt.

a) Der Einfluß der krankengymnastischen Behandlung auf die *Selbstbewegung* ergibt sich automatisch.

b) *Bewegen von Gegenständen* kann ohne weiteres in die Behandlung eingebaut werden. Schon bei der Bahnung des Umdrehens (überrollen) wirken reizvolle Gegenstände, welche in greifbarer Entfernung liegen, stimulierend. Zusätzlich werden dabei Augen/Handkoordination und Greifen geübt, falls dies dem Entwicklungsstand entspricht. Je nach geistigen

214

Fähigkeiten und Alter des Kindes kann man schon hier Farb- und/oder Formbegriffe einflechten.

Selbstverständlich ist, daß pathologische Bewegungsmuster möglichst weitgehend vermieden werden müssen. Die zusätzliche Stimulation darf sich nicht negativ auf den Bewegungsablauf auswirken.

c) *Selbstwahrnehmung* wird wiederum automatisch erlernt. Es kann durch taktile, visuelle oder akustische Reize erleichtert werden. Ein Beispiel ist das Mitsprechen «Ich hebe meinen Arm», während die Bewegung durchgeführt wird. Mit der Imitation einer Puppe oder durch den Körperkontakt mit Gegenständen bieten sich weitere Möglichkeiten an.

Je nach Alter und Aufnahmefähigkeit des Kindes kann man methodisch ähnlich vorgehen, wie in der 3. und 4. Entwicklungsphase des Lernens erwähnt ist (siehe unten).

d) *Fremdwahrnehmung* wird erleichtert, indem man während der Behandlung Gegenstände und deren Standort im Raum benennt. Versucht das Kind diese Gegenstände zu erreichen (wiederum unter möglichst weitgehender Vermeidung pathologischer Bewegungsmuster), so ermöglicht dies auch die – für das Kind unbewußte – Schulung des Richtungsgefühles, der Beziehung zum Raum und der Tiefenerfahrung.

2. *Entwicklungsphase des Lernens,* in welcher das Kind hauptsächlich durch die *Sprache* lernt:

Fazilitiert wird diese Lernphase zunächst durch verbale Kommentare der Krankengymnastin. Je nach dem Zustand des Kindes kann es dann die Bewegungsformen selbst kommentieren (Abb. 1 bis 4).

Man steigert von einem Wort bis zu Satzkommentaren in enger Zusammenarbeit mit der Sprachtherapeutin, der Erzieherin und/oder dem Lehrer.

Hierbei werden je nach Befund die verschiedensten Vorgänge, welche der Bildung des Körperschemas dienen, beeinflußt (Abb. 5 bis 7).

Das Ziel ist weniger, das Kind zum Sprechen zu bringen, sondern vielmehr, die Fähigkeit des Verstehens zu schulen.

3. *und 4. Entwicklungsphase des Lernens*

Konzeptbildung, zweidimensionale Orientierung, Vergleiche und schließlich das *Denken* stehen im Vordergrund.

Schulung der Vorstellungsgabe, des Gedächtnisses, der Konzentration, der Formerfassung und die Koordination dieser Vorgänge können bis zu einem gewissen Grade in die krankengymnastische Behandlung eingebaut werden.

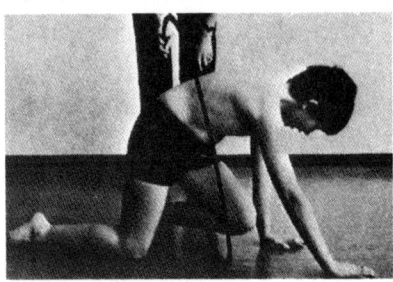
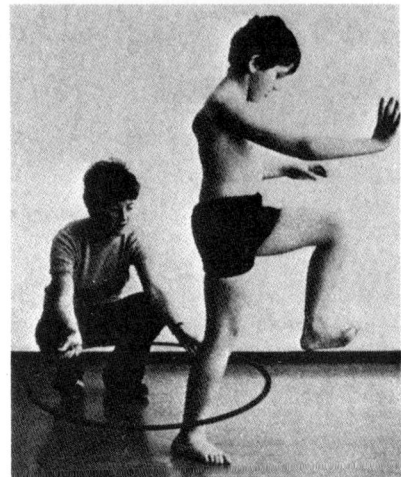
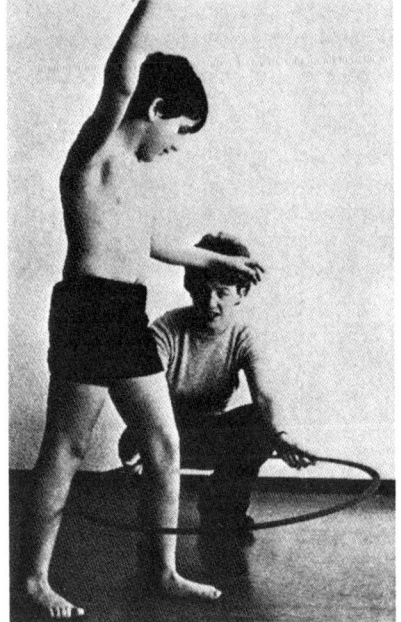
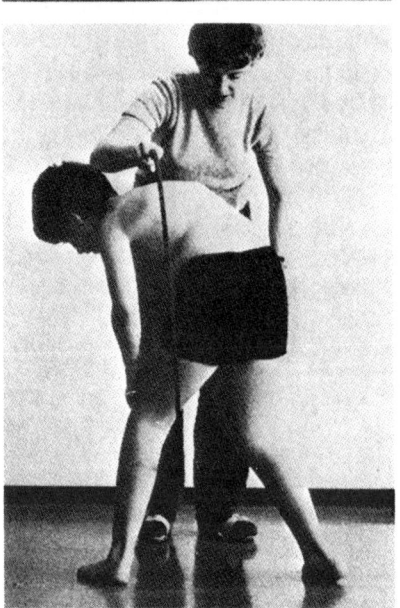

Abb. 1 bis 4: Lernen durch Bewegung und Sprache.

Je nach Lage des Reifens im Raum muß das Kind erkennen und kommentieren, auf welche Art es durch den Reifen steigen soll. Die Krankengymnastin gibt keine Anweisungen. Auffallend ist bei der freien Bewegung das Auftreten assoziierter Reaktionen. (Spast. Hemiparese rechts, 11 J., starker geistiger Entwicklungsrückstand, Verhalten stereotyp).

216

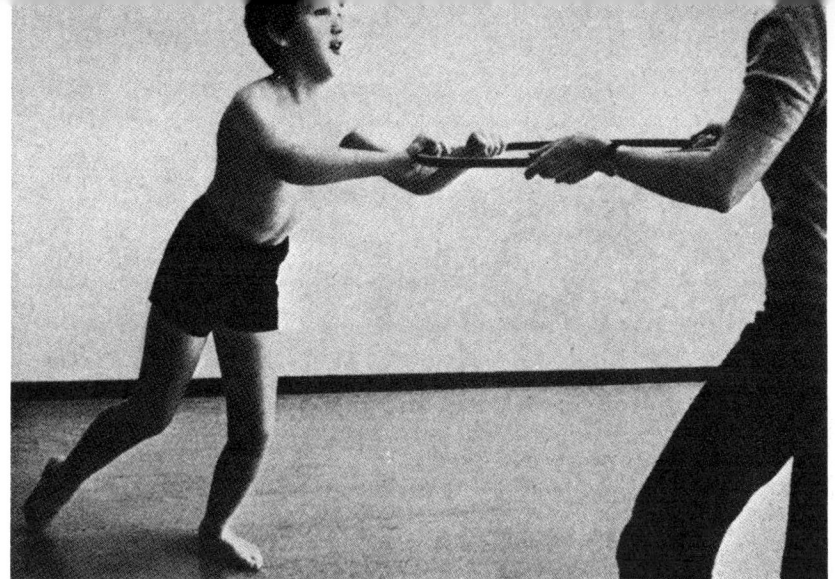

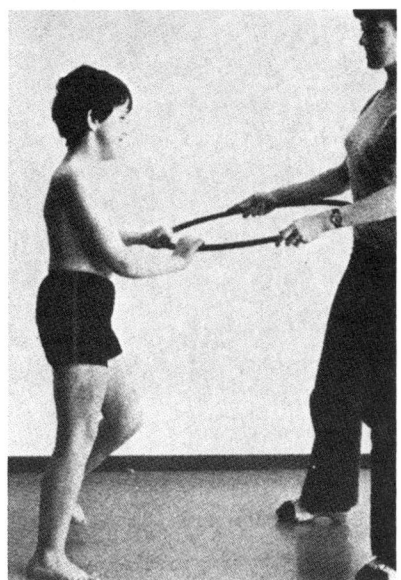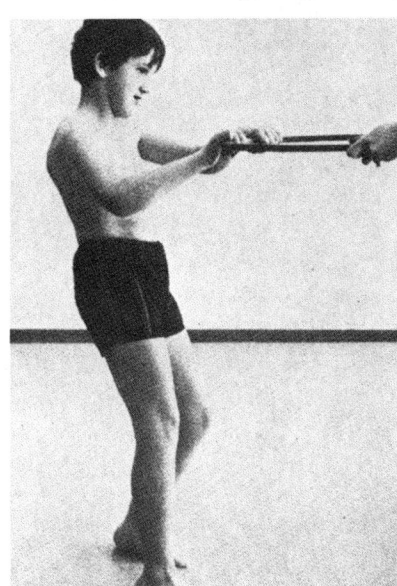

Abb. 5 bis 7: Das Zuordnen der verschiedenen Richtungen im Raum zu einem, von der Krankengymnastin gegebenen Begriff (z. B. Hase-vorwärts, Krebs-rückwärts, Pferd-nach links, Schaf-nach rechts laufen) ist perzeptiv für das Kind leichter. Die motorischen Anforderungen sind hingegen größer, da der Reifen symmetrisches Greifen und Halten im Zusammenhang mit der Fortbewegung verlangt. Pathologisch ausfahrende Bewegungen werden dabei verhindert.

217

Hat das Kind diese Phase erreicht, so ist es meist in einem Sonderkindergarten oder in der entsprechenden Schule. Die Krankengymnastik sollte den methodischen Aufbau im Hinblick auf die Lernfähigkeit des Kindes mit dem Pädagogen gemeinsam ausarbeiten (Abb. 8 und 9).

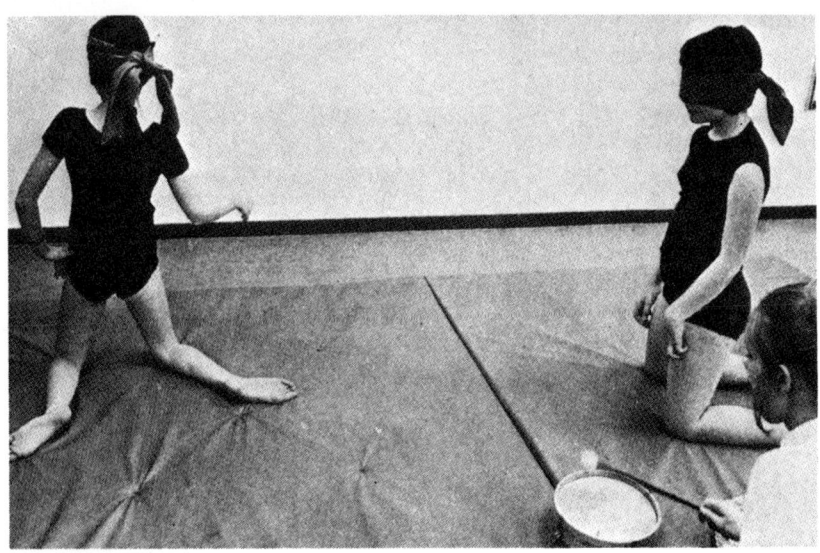

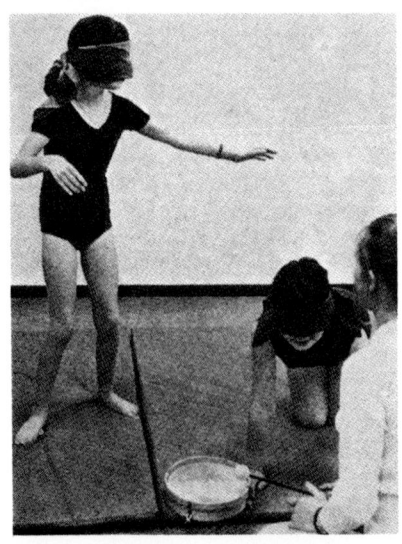

Abb. 8 und 9: Die Kinder verändern ihre Stellung im Raum auf akustische Signale. Bestimmte Rhythmen, Lautstärke oder Anzahl der Tamburinschläge geben die Position an z. B. Rückenlage, Kniestand, Sitz, Stand etc. Man beginnt mit zwei Möglichkeiten und steigert den Fähigkeiten entsprechend. Punktwertung erhöht den Reiz. Durch die verbundenen Augen werden einerseits höhere Anforderungen an das Körpergefühl gestellt, Nachahmung ist ausgeschlossen und andererseits ist die Konzentrationsfähigkeit erleichtert durch Ausschluß der visuellen Stimuli (1 – spast. Tetraparese, 11 J., 2 – spast. Hemiparese, 10 J., beide prakt. bild.-fähig).

Handelt es sich um frei bewegungsfähige Kinder, so muß *neben* individueller Behandlung der Vorteil der Gruppenbehandlung zur Schulung der sozialen Anpassung ins Auge gefaßt werden. Selbst schwerbehinderte Kinder sollte man, wenn irgend möglich, einmal wöchentlich in einer Zweier-Gruppe turnen lassen. Die Kinder sollten dabei unter anderem lernen, pathologische Bewegungsmuster, wenn nötig, zunächst willkürlich zu vermeiden. Entsteht ihnen daraus ein funktioneller Vorteil, so sind sie meist gerne dazu bereit. Erfahrungsgemäß wird dadurch die Automatisierung von Bewegungen, welche besser koordiniert und der Norm angeglichen sind, unterstützt. Gedächtnis, Konzentration und Reaktion können zum Beispiel in folgendem Aufbau geschult werden:

1. Verbale Bewegungsaufforderung der Krankengymnastin;
2. Nachahmung von Bewegung ohne Worte (Abb. 10);
3. Eigenkommentar des Kindes während des Bewegungsablaufes;
4. «Rollenwechsel» – das Kind gibt das Kommando, nachdem es die «Turnübung» erklärt hat. Die Krankengymnastin ist «Schüler» (Abb. 11);
5. Optische Signale der Krankengymnastin – für jede Bewegung wird dem Kind ein Zeichen gegeben, auf Grund dessen es die Bewegung ausführt;
6. Akustische Signale der Krankengymnastin – bestimmte Geräusche (zum Beispiel mit dem Tamburin) bestimmen die Bewegungsabläufe;
7. Verwendung von Zahlensymbolen – für bestimmte Bewegungsabläufe werden Zahlen festgelegt.

Zum Beispiel: 1 = Arme seitwärts heben

2 = Rumpfdrehen nach rechts

3 = Ball nehmen oder fangen

4 = Ball hoch über den Kopf heben

5 = Ball gezielt zum Partner werfen

8. Zahlentraining zur Einübung von Zahlenbegriffen.

Zum Beispiel: 2mal Armkreisen, 3mal klatschen

In spielerischer Form können so viele Faktoren in verschiedensten Weisen erlernt werden (Abb. 12 bis 23).

Dabei wird je nach Bedarf z. B. die Rumpfrotation von der Krankengymnastin gesteuert, Augen/Handkoordination und Greifen im Zusammenhang mit Begriffsbildung – für das Kind unbewußt – geschult.

Zur Erschwerung können die Zahlen, die optischen oder akustischen Zeichen zunächst in einer bestimmten Reihenfolge und später durcheinander verwendet werden.

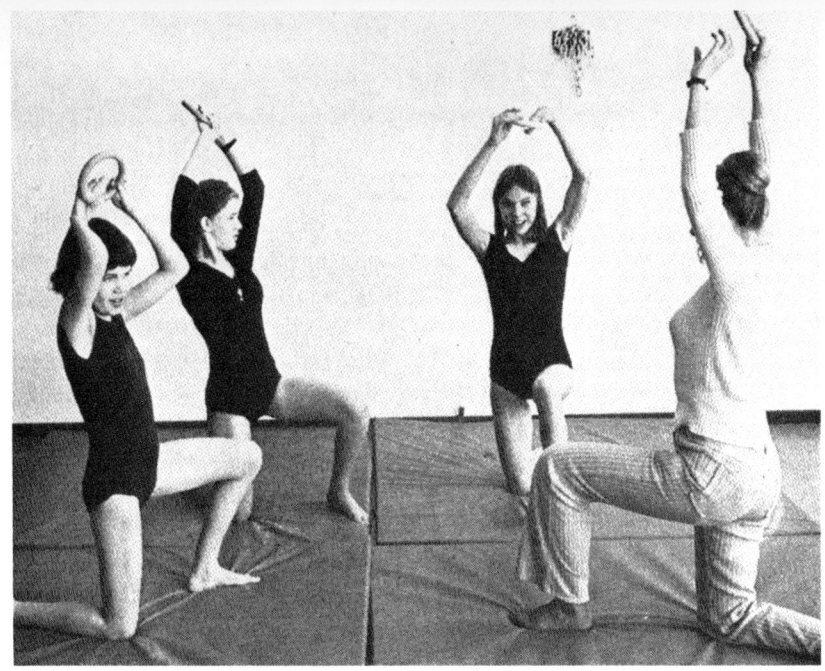

Abb. 10: Nachahmung zunächst ohne Worte. Während der Nachahmung werden als „nächster Schritt" die Bewegungen von den Kindern abwechselnd kommentiert.

Abb. 11: Ein Kind übernimmt das Kommando, sollte die Bewegungen mitmachen und gleichzeitig die Fehler der „Schüler" entdecken. (Alle haben die Arme erhoben, die Krankengymnastin verwechselt die Begriffe.)
(1. spast. Hemiparese, links, 14 J., 2. spast. Hemiparese, links, 13 J., 3. spast. Hemiparese, rechts, 13 J.)

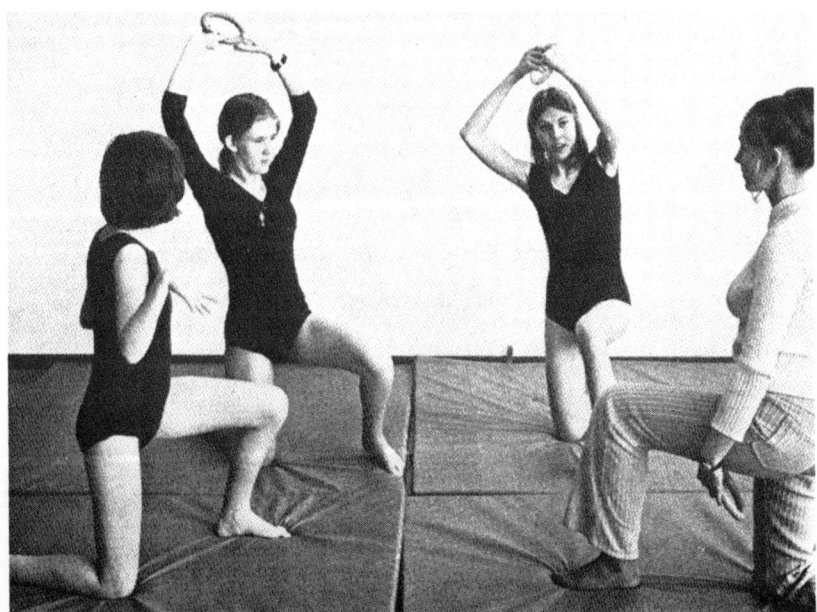

Abb. 12 bis 19: Spielend werden automatische Gleichgewichtsreaktionen auf dem Schaukelbrett erlernt. Dazu kommen Geschicklichkeit und Gedächtnisschulung.

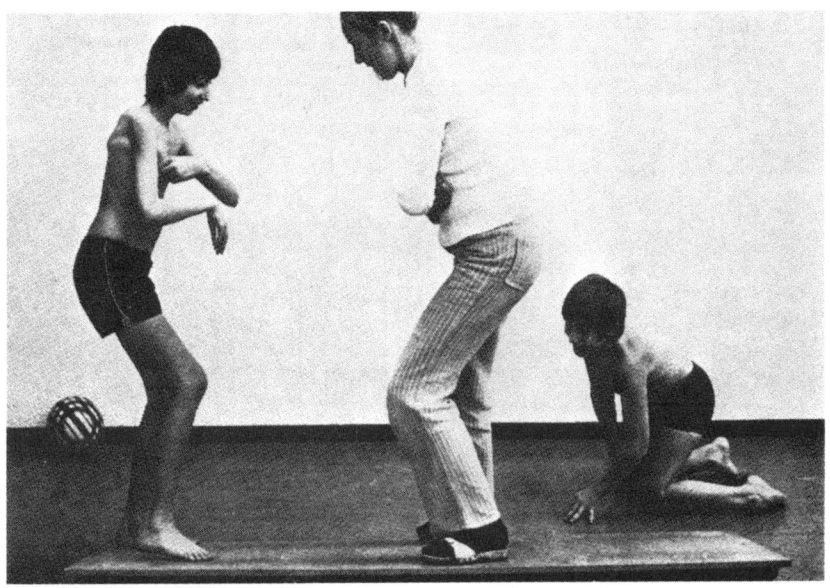

Abb. 12: Wer kann's am besten? – Einer mußte schon aufgeben.

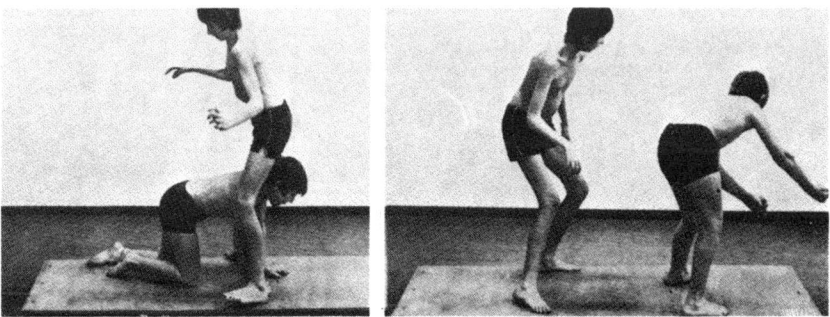

Abb. 13 und 14: Einer kriecht durch die Beine des anderen, muß aufstehen und oben bleiben!

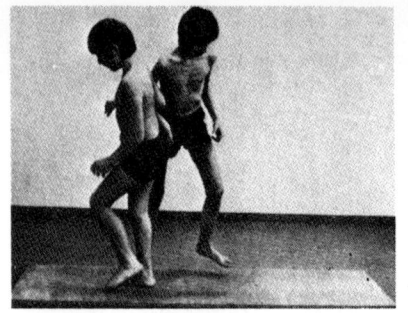
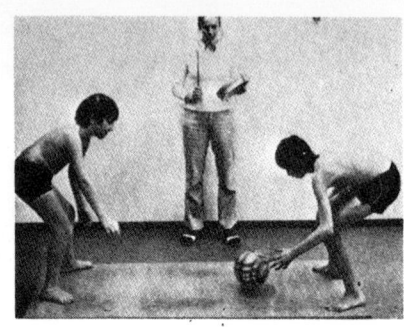
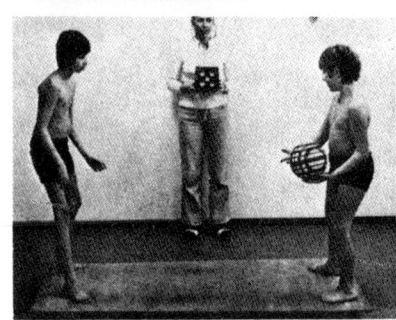

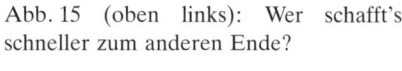

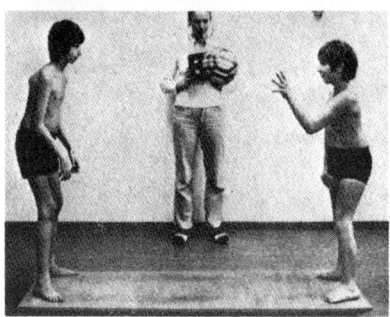

Abb. 15 (oben links): Wer schafft's schneller zum anderen Ende?

Abb. 16 (oben rechts): Die Zahl auf dem Würfel gibt an, ob der Ball rollen, fliegen oder aufprallen soll, nach kurzem Zögern ...

Abb. 17 (Mitte oben): wird er geworfen ...

Abb. 18 (Mitte unten): und vom Partner gefangen. Dieser sollte Fehler erkennen, außerdem versucht man, sich gegenseitig durch Schaukeln vom Brett zu bringen.

Abb. 19 (links unten): Akustische Signale sind meist eine perzeptive Erschwerung (1 – spast. Tetraparese, 11 J., 2 – spast. Hemiparese, 12 J., beide schulbildungsfähig).

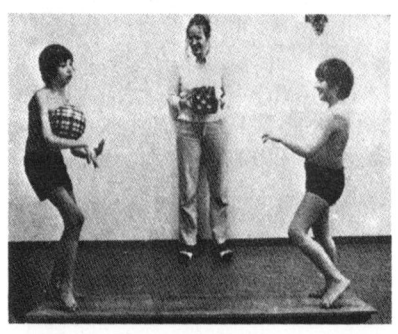

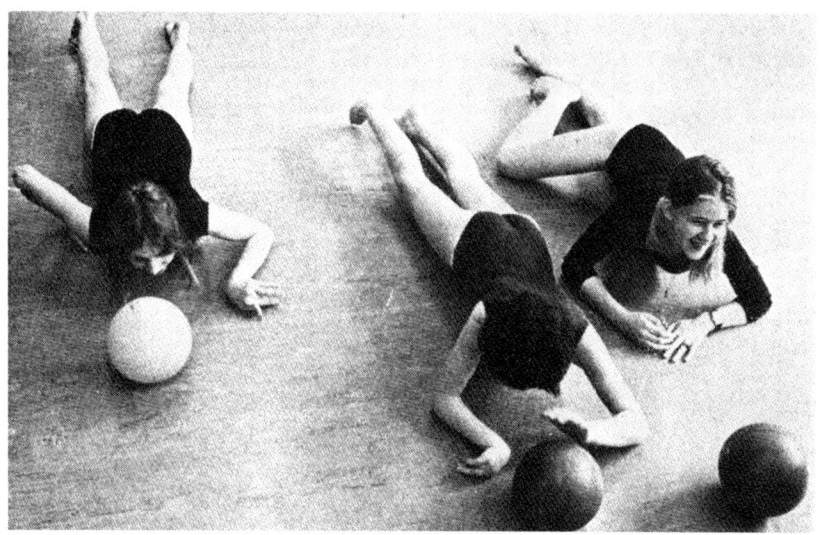

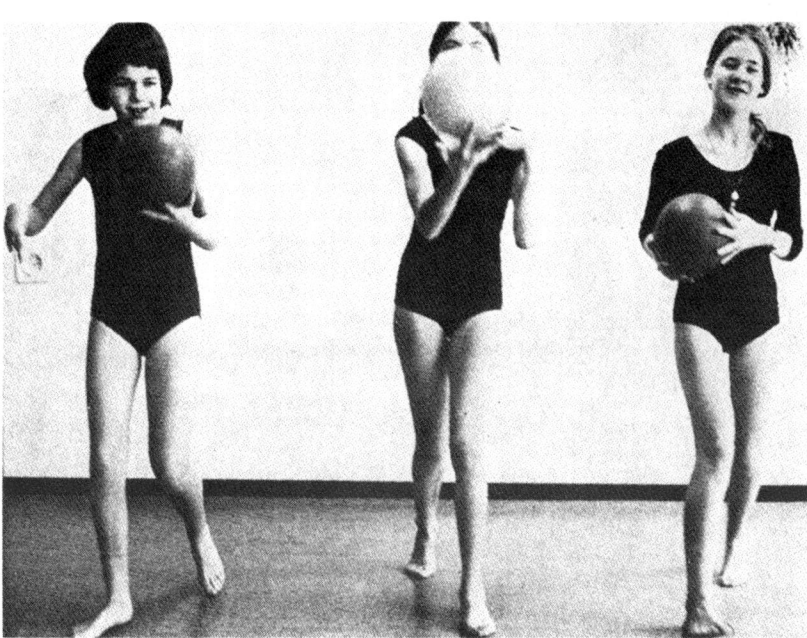

Abb. 20 und 21: Spiele fördern unter anderem Selbstbewußtsein und Gemeinschaftsgeist neben der physischen Komponente. Auf verschiedene Signale der Krankengymnastin bewegen sich die Kinder, den Ball rollend, werfend und fangend etc. zu einem Ziel.

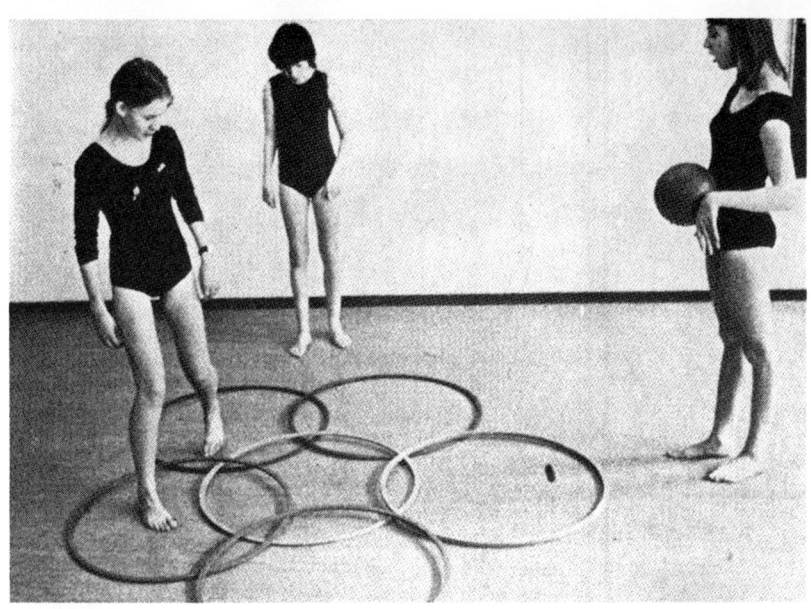

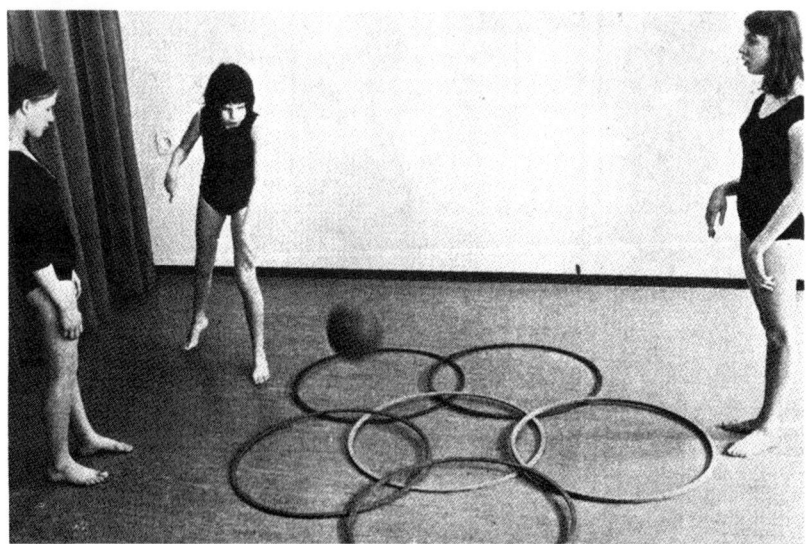

Abb. 22 und 23: Ein Kind numeriert die Reifen. Dem Kind mit dem Ball wird von einem Partner eine Zahl gesagt und es muß den Ball gezielt in den entsprechenden Reifen prellen. Der Partner fängt den Ball. Das dritte Kind soll die Fehler bemerken. Während des Spieles erfolgt ein dauernder Rollenwechsel. Punktwertung spornt dabei an. Statt Zahlen können beliebig auch Farben oder Begriffe gebraucht werden.

In dieser Art werden auch Gruppenstunden methodisch und systematisch aufgebaut (Abb. 20 bis 23).

Von weiteren Beispielen wird abgesehen, da jede Behandlung individuell dem einzelnen Kind oder der Gruppe angepaßt werden muß. Dies ist von der Intuition, dem Gestaltungsvermögen und den Kenntnissen der Krankengymnastin abhängig. Anzustreben ist immer *der Prozeß des Problemlösens.*

Es sei davor gewarnt, daß man die Kinder einfach irgend etwas spielen läßt, nur weil es ihnen Spaß macht und sie «wenigstens überhaupt etwas tun». Werden dem Kind gemäße sensorische Reize gesetzt, so kann es diese wahrnehmen und verarbeiten. Dies erlaubt entsprechende Bewegungsabläufe in koordinierter und zweckmäßiger Weise auszulösen.

Diese Faktoren sollten schon in der Frühbehandlung bedacht werden.

Bei sinnvoller Zusammenarbeit aller Fachgebiete ist es möglich, ein synthetisches Programm zu planen, welches die Selbstverwirklichung des Kindes in jeder Hinsicht fördert und die funktionelle Integration in die Gesellschaft erleichtert.

Literatur

Ayres, J. A.: Interrelation of Perception, Function and Treatment. J. Am. Physical Therapy Ass. 46: 741–744 (1966).

Ayres, A. J.: Sensory integration and the child. WPS, Los Angeles, 1979.

Anthony, E. J.: The child's discovery of his own body. J. of the Am. Physical Therapy Ass. 48: 1103–1114 (1968).

Brumlik, J.: The multiple handicapped child. Am. J. of Physical Medicine, 46; 555–562 (1967).

Denhoff, E., und *Robinault:* Cerebral palsy and related disorders, a developmental approach to dysfunction. Kapitel 3, 7, 9, 10. McGraw-Hill Book Co., New York–London, 1960.

Dettaven und *Madock:* Coordination exercises for children with minimal brain dysfunction. J. Am. Physical Therapy Ass., 50: 337–343 (1970).

Flavell, J. H.: The developmental psychology of Jean Piaget. D. van Nostrand Co., Princeton. N. J., 1967.

Frostig, M.: Fortbildungskurs Innsbruck, Nov. 1971.

Gesell-Amatruda: Developmental diagnosis, normal and abnormal child development. Hoeber medical division, Harper & Row, New York, 1966.

Kunert, S.: Frühbehandlung und Früherziehung von Kindern mit zerebralen Bewegungsstörungen. Krankengymnastik 23: 169–172 (1971).

Mathis, B. C.: Motivation and Emotion in learning. Am. J. of Physical Medicine 46: 468–479 (1967).

Piaget, J.: The psychology of intelligence. Littlefield, Totowa, N. J., 1968.

Rutherford, D.: Auditory-motor learning and the acquisition of speech, Am. J. Physical Med. 46: 245–251 (1967).

Schenk-Danzinger, L.: Entwicklungspsychologie. Österreichischer Bundesverlag für Unterricht, Wissenschaft und Kunst, Wien, 1971.

Witenger, M.: An adaptive playground for the physically handicapped. J. Am. Physical Therapy Ass. 50: 821–826 (1070).

Wolff, MacKeith (ed.): Planning for better learning. Clinics in Developmental Medicine No. 33 *William Heinemann,* publ., London 1969.

7

Orthopädische Betreuung

JÜRG U. BAUMANN

Kinder mit zerebralen Bewegungsstörungen sind fast immer mehrfach behindert. Sie stellen der ärztlichen Behandlung und Betreuung vielseitige Aufgaben. Der längerfristige Erfolg allgemein-orthopädischer und orthopädisch-chirurgischer Maßnahmen hängt nicht nur von einer pathophysiologisch gut begründeten Indikation und technisch richtiger Ausführung, sondern auch von der Korrektur von Begleitstörungen wie Epilepsie, Seh- oder Hörschäden sowie den geistigen und motorischen Entwicklungsmöglichkeiten des Patienten ab. Die Arbeit des Krankengymnasten wird erleichtert, wenn er über die Faktoren, welche die ärztlichen Entscheidungen beeinflussen, unterrichtet ist. Mit Kenntnis der mannigfaltig vorliegenden Probleme kann er sein Bestes für das betreffende Kind leisten. An der Förderung seiner Entwicklung beteiligen sich neben Eltern, Arzt und Krankengymnasten früher oder später noch andere Personen wie Ergotherapeuten, Sprachtherapeuten, Lehrer und andere Spezialärzte.

Der Arzt, welcher den Therapieplan aufstellt und die verschiedenen Therapien verordnet, sollte deren Nutzen und Erfolge in regelmäßigen (3 bis 6-monatigen) Abständen kontrollieren. Eine gute Koordination der Bemühungen aller Mitglieder der Arbeitsgruppe ist wichtig.

Orthopädische Maßnahmen im engeren Sinne sind Bausteine im ganzen Behandlungs- und Förderungsgefüge und für sich allein bei zerebralen Bewegungsstörungen nur von begrenzter Nützlichkeit. Sinnvoll angewendet, können sie entscheidende kurz- und langfristige Verbesserungen der aktiven Bewegungsfähigkeit erlauben.

Hauptaufgabe des Orthopäden ist es, die drohenden typischen Verformungen am Skelett-Muskel-Sehnen-System verhüten zu helfen oder entstandene Veränderungen zu korrigieren. Dabei soll die Erreichung und Erhaltung guter Funktion vor kosmetische Wünsche gestellt werden. Unmittelbare Gewinne können funktionelle Hilfsmittel wie Schuhzurichtungen, Geh-Orthesen, Rumpf-Orthesen zum Sitzen im Rollstuhl, Fortbewegungsmittel mit Rädern, aber auch Kommunikationshilfen erbringen. Die langfristige Behandlungsplanung muß den bestmöglichen Zustand im Erwachsenenalter anstreben.

Die Form und die Proportionen des Körpers und seines Skelettes wandeln sich während der Wachstumsjahre unter normalen Verhältnissen beträchtlich. In Perioden hoher Wachstumsgeschwindigkeit entwickeln sich Formveränderungen bei neurogenen Bewegungsstörungen – wie auch bei gesunden Kindern – am schnellsten. Das Längenwachstum des Körpers verläuft in den ersten drei Lebensjahren sowie in den zwei bis drei Jahren vor Erreichen der Pubertät am raschesten. Gleich wie das Skelett wachsen auch Muskeln, Sehnen und Bänder in die Länge und Breite. Dies beeinflußt die Kraftwirkung auf die zugehörigen Gelenke und deren Formentwicklung. Spastische Muskulatur ist in ihrem Längenwachstum aber regelmäßig gestört. Die daraus folgenden Wachstums- und Entwicklungsstörungen am Skelett lassen sich nur selten vermeiden. Häufig entwickeln sich sekundäre Schäden an Hüft- und Kniegelenken. Bei schweren Formen zerebraler Bewegungsstörung reichen Krankengymnastik, Ergotherapie und therapeutischer Sport nicht aus, um dies zu verhüten. Geeignete orthopädische Maßnahmen können die Wirkung aktiver und assistierter Bewegungsübungen in wesentlichem Maße unterstützen und ergänzen.

Der orthopädische Behandlungsplan umfaßt Krankengymnastik, Ergotherapie, die Versorgung mit Spezialschuhen und Orthesen, Hilfsmitteln zur Fortbewegung wie Rollstühle, ferner spezielle Sitzvorrichtungen, Schrägliegebretter, Stehkisten, schließlich auch redressierende Gipsverbände sowie operative Maßnahmen zur Behebung von sekundären Fehlformen und Kontrakturen. Alle diese Mittel sollen die Entwicklung des Kindes möglichst nicht beeinträchtigen und langfristig immer fördern. Erfolg oder Mißerfolg hängen von der richtigen Wahl, Qualität und zeitlichen Ausführung ab, in hohem Maße aber auch vom Zusammenspiel des Behandlungsteams. Die Arbeit der Krankengymnasten und ihre positive Einstellung zu Patient, Eltern und beruflichen Mitarbeitern ist eine der wichtigsten Voraussetzungen für den nützlichen Einsatz orthopädischer Maßnahmen bei zerebralen Bewegungsstörungen.

Wahl und Anwendungsweise der einzelnen Behandlungsmöglichkeiten wird durch zahlreiche Faktoren beeinflußt. Von seiten des Patienten sind folgende zu erwähnen:
– Alter des Kindes, Art der vorliegenden Haupt- und Begleitstörungen.
– Geistige Entwicklung und psychisches Verhalten des Patienten.
Soziale Faktoren beeinflussen den orthopädischen Behandlungsplan regelmäßig:
– Ist die finanzielle Sicherung der Familie für alle in Betracht kommenden therapeutischen und schulischen Maßnahmen gewährleistet? Auch wo eine volle Deckung durch Versicherungsleistungen vorliegt, bleiben soziale Faktoren wirksam, so zum Beispiel
– Einstellung der Eltern und Geschwister zum behinderten Kind.
– Geistige und physische Möglichkeiten der Eltern, insbesondere der Mutter, zur Mitarbeit an der Behandlung und Förderung des Kindes.
– Wegstrecke von der elterlichen Wohnung zur nächsten Behandlungsstelle, zu Tagesheim oder Schule mit Therapieeinrichtungen.
Es ist Aufgabe des Arztes, alle diese Faktoren bei der Aufstellung des Behandlungsplanes zu berücksichtigen.

Im Folgenden werden einige orthopädische Behandlungsmethoden beschrieben, welche sich für Kinder mit zerebralen Bewegungsstörungen bewährt haben. Je nachdem wie weit sie die Aufgaben der Krankengymnastik direkt beeinflussen, sind sie mehr oder weniger ausführlich beschrieben.

Funktionelle orthopädische Therapie und orthopädische Hilfsmittel können in reversibler Weise Gelenke stabilisieren, wo die neuromuskulären Fähigkeiten des Patienten dazu nicht ausreichen. Bei spastischer Muskulatur stehen mangelhaftes Längenwachstum einzelner Muskeln und Verlust an passiver Dehnbarkeit mit im Vordergrund der Aufgaben. Als Folge von spastischer Überfunktion und derartigen Muskelkontrakturen entwickeln sich Einschränkungen des aktiven und passiven Bewegungsumfanges der Gelenke. Mit der Zeit leidet damit auch der Gelenkschluß. An Hüft- und Kniegelenken, Füßen, Händen und Wirbelsäule entwickeln sich Subluxationen und Luxationen der Gelenke.

Um möglichst normale Muskellängen zu bewahren, sind Fixationsverbände und Lagerungsorthesen nützlich. Starke Muskelverkürzungen und Gelenkverformungen benötigen zur Korrektur orthopädisch-chirurgische Operationen.

Der reflexhemmende Fixationsverband für Fuß und Unterschenkel aus Gips oder Kunststoff

Fixationsverbände aus Gips- oder Kunststoffbinden in bestmöglicher Korrekturstellung haben sich als Behandlungsmittel zum Ausgleich von Muskellängen sowie von Über- und Unterfunktion antagonistischer Muskelgruppen bei Patienten mit vorwiegender Spastizität seit Jahrzehnten bewährt. Ihr Nutzen oder gar Schaden hängt von der technischen Ausführung ab. Klagt der Patient über Schmerzen, dann muß der Verband korrigiert oder entfernt werden. Am häufigsten sind Gehverbände für Fuß und Unterschenkel angezeigt. Die Anwendungsdauer beträgt in der Regel zwei Wochen. Bereits einwöchiges Tragen kann aber lang anhaltenden Nutzen bringen. Bei Kontrakturen am Triceps surae sind bisweilen Serienbehandlungen erforderlich, wobei der Gipswechswel zumeist in einwöchigen Abständen erfolgt. Für die Redressions-Gipsbehandlung eignet sich vor allem der Spitzfuß. Die Erfahrungen haben gezeigt, daß Gehübungen bei relativer Ruhigstellung des Fußes mit Dorsalflexion der Zehen es erlauben, die Fußhebe-Muskulatur besser zu trainieren als bei freiem Spiel der Plantarflexoren. Die Fuß- und Zehenheber werden durch den Fixationsverband vor Überdehnung geschützt. Durch seine große Auflagefläche und breite Druckverteilung vermeidet der gepolsterte Zirkulärverband lokalisierte Druckerscheinungen, welche die Spastizität steigern. Bei richtiger Ausführung ist die Methode regelmäßig erfolgreich. Die Wirkung hält je nach Patient sowie Intensität und Qualität der weiteren Krankengymnastik meist über 6 Monate an.

In der Regel ist es von Vorteil, das Behandlungsergebnis durch anschließenden Gebrauch einer Lagerungsorthese aus Kunststoff zu sichern. Die Unterschenkel-Fixationsverbände können in Abständen von 6 bis 12 Monaten beliebig oft erneuert werden. Das Anlegen der Gipsverbände wird erleichtert, wenn vorher der Muskeltonus durch 30 bis 40 Minuten entwicklungsneurologischer Krankengymnastik soweit wie möglich herabgesetzt wird.

Das praktische Vorgehen beim Anlegen eines reflexhemmenden Unterschenkel-Fuß-Verbandes ist in Abb. 1 bis 7 dargestellt.

Kann und soll die Krankengymnastik dem Arzt das Anlegen von Gipsverbänden bei Kindern mit Zerebralparesen abnehmen? Zunächst ist es besser, ihm dabei zu helfen, als die ganze Verantwortung für mögliche Komplikationen übernehmen zu müssen. Mit eigener Erfahrung des Therapeuten kann ihm diese Aufgabe aber vom Arzt übergeben werden.

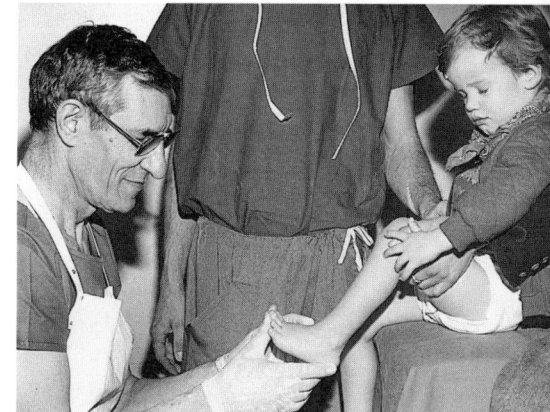

Abb. 1: Der Patient sitzt am Rande eines hochgestellten (Operations-) Tisches. Die Begleitperson sitzt rittlings oder seitwärts hinter ihm und stützt so seinen Rücken. Bei kleinen Kindern kann sie zusätzlich auch den Oberschenkel in neutraler Rotation und der gewünschten Hüft- und Kniebeugestellung halten.

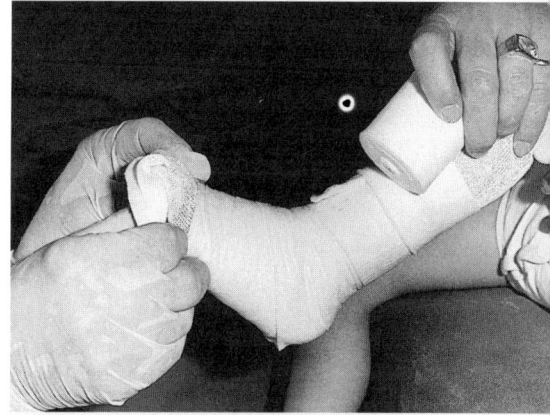

Abb. 2: Die Haut wird durch einen Baumwollstrumpf und 2–3 Schichten vliesartiger Polsterwatte vor Druck und Scheuern während der Tragzeit sowie vor Verletzungen beim Entfernen des Verbandes geschützt.
Bei rechtwinklig gebeugtem Knie wird der Fuß im oberen und unteren Sprunggelenk ohne Kraftanwendung in bestmöglicher Neutralstellung gehalten.

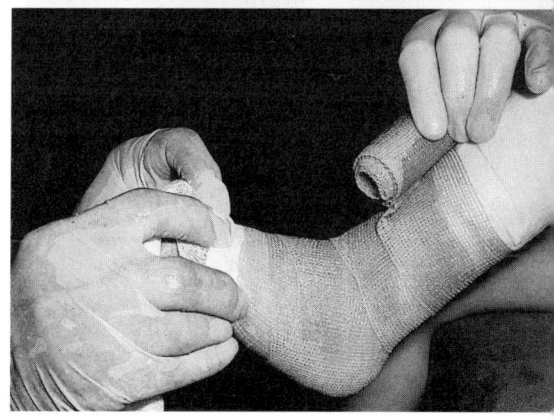

Abb. 3: Das härtende Bindenmaterial wird von der Fußspitze her ohne Zug, aber satt, angerollt. Die Sohle aus dem gleichen Material läßt sich unter Anheben der Zehengrundgelenke und leichter Beugung der Interphalangealgelenke formen.

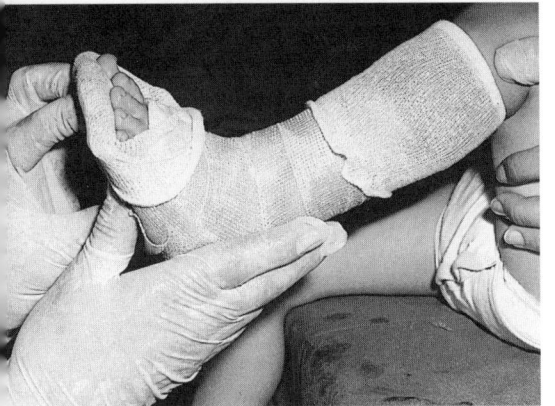

Abb. 4: Von entscheidender Bedeutung für die Wirksamkeit und ein beschwerdefreies Tragen ist das Anmodellieren des Verbandes von der Sohle her. Dabei ist jedes Berühren der druckempfindlichen Stellen im Bereiche von Fersenbeinhökker, Knöcheln, Kahnbein und Fußrücken sorgfältig zu vermeiden. Wer den Verband modelliert, muß gute Kenntnisse über die funktionelle Anatomie des Fußes im allgemeinen und jene des unteren Sprunggelenkes im besonderen besitzen.

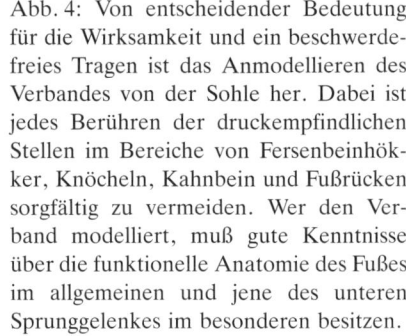

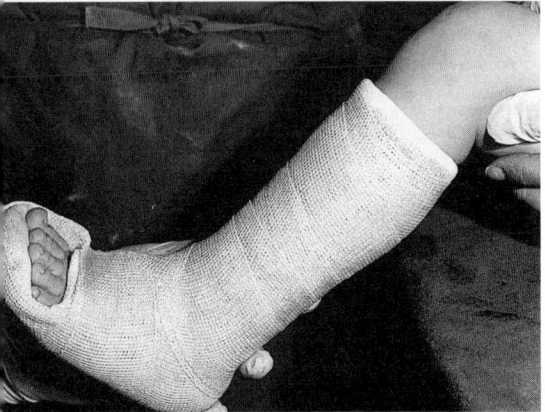

Abb. 5: Oft verbleibt am Schluß eine Spitzfußstellung. Sie beeinträchtigt die Wirksamkeit des Fixationsverbandes nicht, schützt er doch vor allem die Muskeln vor dem spastisch gesteigerten Dehnungsreflex.

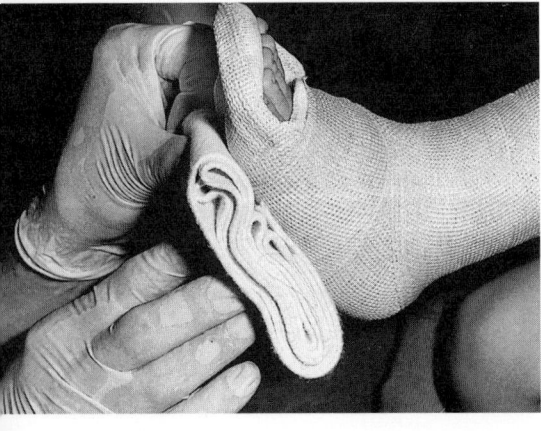

Abb. 6: Die Spitzfußstellung erfordert aber einen Absatz am Verband. Die Lauffläche benötigt eine Sohle mit leichter Abrollrampe. Mit Heftpflastertouren befestigte Filzlagen sind dazu geeignet.

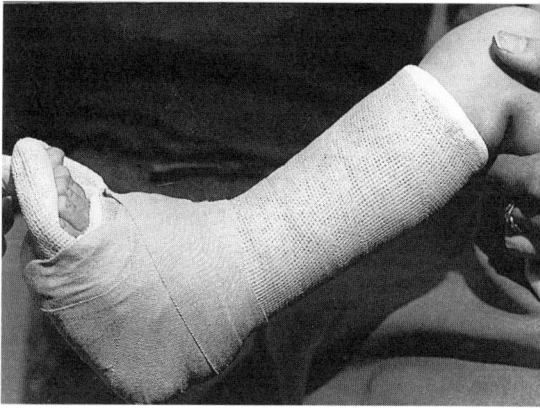

Abb. 7: Reflexhemmender Gehverband mit Mittelfußabrollung. «Hüttenschuhe» schützen vor Verschmutzung beim Stehen und Gehen. Sie können aus großen Sokken mit Wildledersohle auch selbst hergestellt werden.

Mögliche Komplikationen jeder Fixationsbehandlung mit zirkulären Verbänden aus Gips oder Kunststoff sind Druckgeschwüre und Scheuerstellen, Lähmungen, vor allem des N. peronaeus durch Druck der Gipskante sowie Zirkulationsstörungen bis zur Gangrän bei Verschiebung der Extremität im Gips. Leichtes Hochlagern der eingegipsten Beine für die Zeitdauer des Trocknens sowie sofortige Maßnahmen bei Schmerzen des Patienten, welche meistens in der Entfernung des Gipsverbandes bestehen, helfen Schäden durch die Gipsbehandlung zu vermeiden.

Ein Patient, der über Schmerzen von seinem Fixationsverband klagt, hat immer recht, auch wenn es sich um ein kleines Kind handelt!

Fußdeformitäten und orthopädisches Schuhwerk

Aus dem normalen Fuß des Neugeborenen entwickeln sich bei zerebralen Bewegungsstörungen häufig leichte und mittelschwere, bisweilen auch extreme Fehlformen. Die Krankengymnastik kann Wesentliches dazu beitragen, sekundäre Fußdeformitäten als Folge einer krankhaften Verteilung der Muskelaktivität zu vermeiden. Bei mittelgradigen und schweren Zerebralparesen sind in der Regel zusätzliche Maßnahmen notwendig. Geeignetes Schuhwerk mit orthopädischen Zurichtungen erlaubt in vielen Fällen eine ausreichende Stabilisierung der Füße. Man versteht darunter individuelle Änderungen an Serienschuhen durch stützende Einbauten für die Erhaltung der natürlichen Fußform. Ferner werden Verbreiterungen und Formverän-

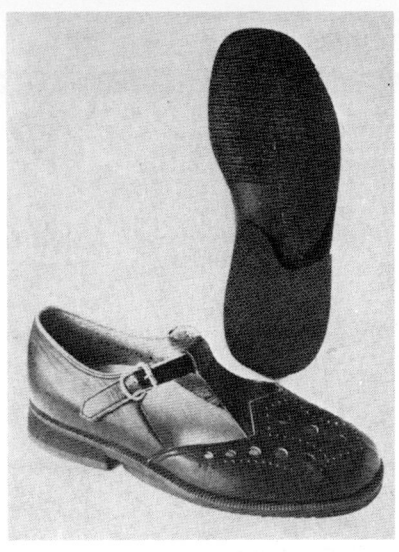

Abb. 8: Sandale mit hochgeschnittenem Schaft und Verbreiterung der Standfläche durch medialen Flügelabsatz und lateralen Sohlenunterbau. Mit Schuhzurichtungen kann vor allem die seitliche Stabilität der Füße beim Stehen und Gehen erhöht und die Belastung ausgeglichen werden.

derungen an Absätzen und Sohlen zur Anpassung der Standfläche an besondere Bedürfnisse vorgenommen. Bisweilen sind Erhöhungen und Abrollrampen an den Sohlen oder Schaftverstärkungen notwendig. Bei einer kleinen Zahl von Patienten kommt zusätzlich eine operative Behandlung in Frage. Orthopädisch zugerichtete Schuhe vermögen Krankengymnastik und die Behandlung mit Gehverbänden sinnvoll zu ergänzen. Orthopädische Schuhzurichtungen zeigen ihre beste Wirkung, wenn sie bei allen Fällen von wesentlicher Fußfehlstellung stehfähiger Kinder bereits vom 2. Lebensjahr an zur Anwendung kommen. Im Gegensatz zu orthopädischen Schuhzurichtungen haben harte Schuheinlagen in ausgiebigen Versuchen bei Zerebralparesen in der Mehrzahl der Fälle entweder ungenügende Wirksamkeit oder Unverträglichkeitserscheinungen von seiten des Patienten mit sich gebracht. Orthopädische Maßschuhe sind bei rasch wachsenden Kindern unökonomisch und kaum je notwendig. Auch der Gang von Schulkindern und erwachsenen Patienten läßt sich in der Regel mit zweckentsprechenden, orthopädisch zugerichteten Serienschuhen günstig beeinflussen. Die Instabilität betrifft vorwiegend das untere Sprunggelenk. Um ein freies Bewegungsspiel im oberen Sprunggelenk zu erlauben, sind Halbschuhe mit hohem Schaft meistens vorzuziehen (Abb. 8). Besonders günstig sind gute, moderne Jogging-Schuhe wegen ihrer breiten, stabilen und durchgezogenen Sohlen, dem hohen Schaft, der kräftigen Fersenkappe und breiten Zehenpartie.

Die Zahl möglicher Kombinationen von neurogenen Fußdeformitäten bei zerebralen Bewegungsstörungen ist groß. Die Schuhe müssen den Anforderungen dieser verschiedenen Fußformen entsprechen. **Spitz-Knickfüße** (pes equino-valgus) finden sich am häufigsten. Unter dem Einfluß einer Überbelastung des spastisch plantarflektierten Fußes entsteht eine Verformung im Fuß-Skelett durch Ausweichbewegungen im unteren Sprunggelenk im Sinne der Eversion: Das Fersenbein weicht in Valgusstellung aus, der Vorfuß in Abduktion und Supination. Zudem werden die Zehen in Valgusstellung abgebogen, wodurch es bereits bei Schulkindern zu einem Hallux valgus extremen Grades kommen kann. Schuhe mit ausreichender Absatzhöhe eignen sich in diesen Fällen zur Beeinflussung des seitlichen Abknickens in Valgusstellung, kaum aber der Spitzfüßigkeit. Krankengymnastik, Fixationsverbände, Lagerungsorthesen aus Kunststoff und operativer Ausgleich der Muskel-Sehnenlängen können die Spitzfußkomponente vermindern oder aufheben. Die Eversion des Rückfußes und Supination des Vorfußes läßt sich mit Einbauten von der Standfläche her korrigieren (Abb. 9). Zur Wiederherstellung der medialen Längswölbung wird der Kalkaneus im Bereiche des Sustentaculum tali abgestützt. Das Ausweichen der Ferse nach lateral läßt sich durch eine gute Paßform der Fersenpartie des Schuhes vermeiden. Außerdem wird der äußere Fußrand durch eine «Gegenstütze» gehalten. Zur Erhöhung der Standsicherheit können die Absätze medial und lateral um 3 bis 5 mm breiter als der Schaft und als Keil- oder Flügelabsätze nach vorne gezogen werden (Abb. 10). Die chronische Überlastung des Vorfußes unter dem Einfluß der Streckspastizität wird durch die «retrokapitale Abstützung» besser verteilt (Abb. 9).

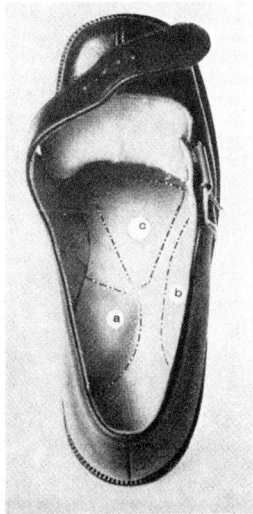
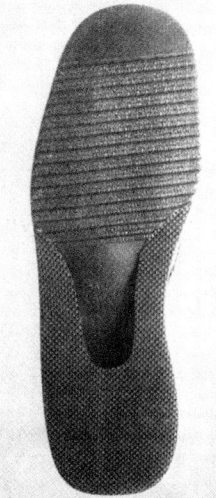

Abb. 9: Eingebaute plateauförmige mediale Abstützung des Fersenbeines (a) laterale Gegenstütze (b) und retrokapitale Abstützung der Mittelfußknochen (c) aus elastischem Polyurethan (Celasto®) bei Spitz-Knickfuß.
Abb. 10: Vergrößerung der Standfläche mittels Absatzverbreiterung, medialer und lateraler Absatzverlängerung und Carré-Absatz. Biegsame Rillensohle.

Gute Paßform und Qualität des verwendeten Schuhes sind Voraussetzung. Zusätzliche Stabilisierung durch seitliche Verstärkung des Schaftes (Abb. 11) hat sich vor allem bei Kleinkindern als vorteilhaft erwiesen, fand aber auch bei extremen Fußfehlstellungen Erwachsener nützliche Anwendung. Trotz dieser Zurichtungen soll der Schuh im Vorfußbereich geschmeidig bleiben und ein leichtes Abrollen gewährleisten (Abb. 10).

Hackenfüße (Pes calcaneus) als unmittelbare Folge einer zerebralen Bewegungsstörung finden sich bei überwiegendem Beugetonus der unteren Extremitäten. Gewöhnlich zeigt sich dabei eine spastische Überfunktion der lateralen Fußheber. Schließlich weicht der Kalkaneus in Valgusstellung ab. Hackenfüße entwickeln sich wegen zerebralen Bewegungsstörungen spontan bei gehunfähigen Schwerstbehinderten. Bei Gehfähigen sind sie meist Folge einer Achillessehnenverlängerung.

Bei Kindern besteht unter dem Einfluß axialer Belastung der Beine und der damit verbundenen Erhöhung der Aktivität der plantarflektierenden Muskulatur eine natürliche Rückbildungstendenz von Hackenfüßen unter Steh- und Gehtraining. Bei der Schuhversorgung von Hackenfüßen steht die Stabilisierung gegen seitliches Abknicken durch mediale Sohlenverbreiterung und mediale Abstützung des Kalkaneus im Vordergrund. Hackenfüße als Folge überschüssiger Verlängerung oder Durchtrennung der Achillessehne bereiten der Krankengymnastik große Schwierigkeiten.

Die funktionelle Behinderung durch Hackenfüße grundsätzlich gehfähiger Patienten erfordert das Benützen von funktionellen Unterschenkel-Fuß-Orthesen mit steifem Sprunggelenk.

Abb. 11: Eingebaute mediale und laterale Schaftverstärkung am Serienschuh.

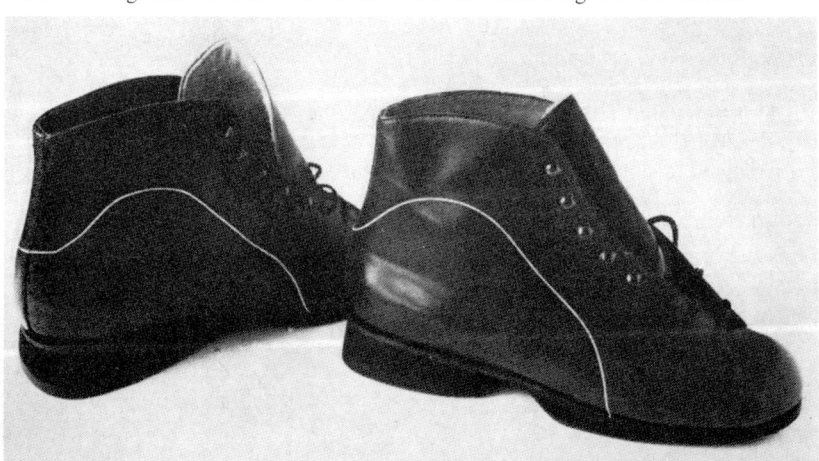

Der neurogene Klumpfuß (Pes equino-varus-adductus) droht vor allem bei Hemiplegie.

Die Beeinflussung einer Varus-Fehlstellung der Ferse durch Schuhe und Schuheinbauten ist schwieriger als jene der Valgus-Stellung. Eine Korrektur neurogener Klumpfüße durch orthopädisch zugerichtete Serien-Schuhe ist nur in geringem Maße – wenn überhaupt – zu erwarten. Abknicken des Fußes in Inversion läßt sich durch laterale Absatzverbreiterung und -verlängerung, verbunden mit Schaftverstärkung hemmen.

Funktionelle Unterschenkel-Orthesen erlauben es, einen neurogenen «Klumpfuß» weit besser zu stabilisieren und seine Entwicklung zu beeinflussen als Schuhe. «Innenschuhe» und «funktionelle Unterschenkel-Orthesen mit festem Sprunggelenk» sind Synonyme. Sie unterscheiden sich nur in der Oberflächen-Bearbeitung. Entscheidend für die Qualität ist die Paßform.

Lagerungsorthesen

Das Ziel der Behandlung mit Lagerungsorthesen ist das Erhalten oder die Wiedererlangung physiologischer Muskellängen ohne Verlust an Elastizität, Gleitfähigkeit und Kontraktionsfähigkeit.

Muskeln verlängern sich durch die Anlagerung von Sarkomeren an den Faserenden. Werden die Muskeln nicht regelmäßig im Zustand der Entspannung und elektrischen Inaktivität gedehnt, dann verkürzen sie sich unter Abbau von Sarkomeren. Muskeln mit spastisch gesteigerter Aktivität des Dehnungsreflexes mangelt es an der Fähigkeit, sich in entspanntem Zustand dehnen zu lassen. Sie nehmen in Perioden mit raschem Längenwachstum des Kindes zu wenig an Länge zu. Ihre relative Länge im Vergleich zum Skelett nimmt ab, es bilden sich «myogene Kontrakturen», welche auch den brauchbaren Bewegungsumfang in den Gelenken vermindern. Während tiefer Schlafphasen ruht die Muskelaktivität jedoch auch bei Spastizität. Dies ermöglicht sanfte Dehnung mit Lagerungsorthesen.

Tardieu et al. (1982) haben festgestellt, daß zur Erhaltung normaler Muskellängen ein gewißer Dehnungszustand während mindestens 6 Stunden pro Tag notwendig ist und daß Orthesen deshalb während 6 Stunden getragen werden müssen, um voll wirksam zu sein.

Lagerungsorthesen haben sich bei uns für Füße und Hände, Hüft- und Kniegelenke bewährt. Jeder Körperteil birgt dabei seine besonderen Probleme für die Anwendung des gleichen Prinzips.

Ihre größte vorbeugende Wirkung haben Lagerungsorthesen in Perioden hoher Wachstumsgeschwindigkeit, also bei Kleinkindern und während des Pubertätswachstumsschubs. Die Erhaltung eines ausreichenden passiven Bewegungsumfanges mit entsprechenden Muskellängen ist aber für Personen jeden Alters wichtig.

Die praktische Schwierigkeit liegt in der erforderlichen guten Paßform, welche leider von Orthopädie-Werkstätten oft nicht erreicht wird. Entsprechend dem Wachstum des Kindes müssen die Orthesen alle 4 bis 6 Monate dem Orthopädie-Mechaniker zum Nachpassen gebracht werden.

Lagerungsorthesen für Fuß und Unterschenkel

Die günstige Wirkung von zirkulären reflexhemmenden Unterschenkel-Fuß-Fixationsverbänden kann durch Unterschenkel-Doppelschalen mit Zehenrampe langfristig erhalten und weiter ausgebaut werden.

Lagerungsorthesen für die Nacht müssen angenehm im Tragen und leicht, trotzdem aber bruchfest sein. Weder die Schiene noch ihre Befestigungsvorrichtung darf Druckstellen an der Haut verursachen. Die Schienenwirkung muß breitflächig verteilt werden. Das Material soll hautfreundlich sein und kein unangenehmes Schwitzen verursachen. Zur Hemmung des Strecktonus soll ein Zehenkeil aus Schaumstoff die Zehen in Dorsalflexion halten. Die Erfahrungen mit leicht gepolsterten Unterschenkel-Doppelschalen zur Behandlung funktioneller und zur Verhütung struktureller Spitzfüße sind erfreulich gut (Abb. 12a und b).

Abb. 12a, b: Reflexhemmende Lagerungsorthese für Fuß- und Unterschenkel aus thermoplastischem Kunststoff. Die Doppelschale mit Zehenrampe kann für Stehübungen mit einer Sohle versehen werden.

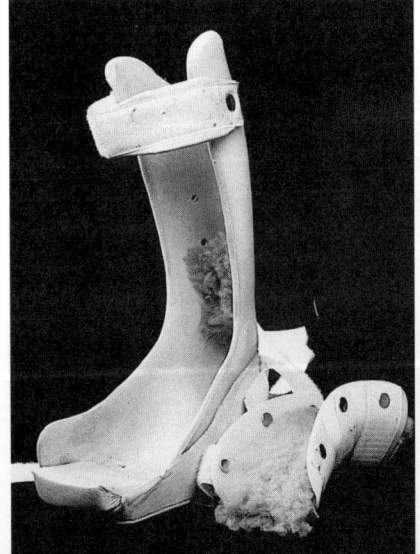
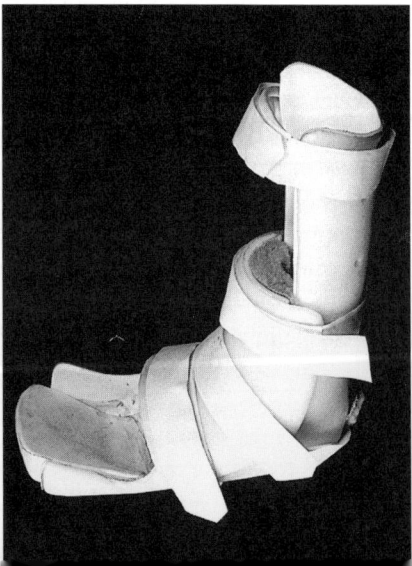

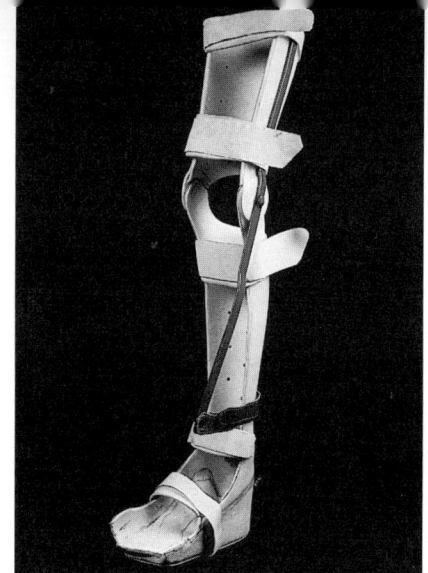

Abb. 13: Oberschenkel-Lagerungsorthese mit Kniestreckstab und korrigierter Fuß-Stellung.

Oberschenkel-Lagerungsorthese = Knie-Sprunggelenk-Fuß-Orthese mit Kniestreckstab

Steifes Ruhigstellen des Kniegelenkes oder gar Quengelwirkungen werden von den Patienten schlecht ertragen. Einfache Hinterschalen mit steifem Sprung- und Kniegelenk lassen sich auch nur mühsam korrekt anziehen. Je nach Sprung- bzw. Hüftgelenkstellung ändert sich auch die Kniebeugewirkung von Gastrocnemius und ischiokruraler Muskelgruppe sowie die Streckwirkung des M. rectus femoris.

Die Oberschenkel-Orthese mit Kniestreckstab hat sich zur Nachbehandlung von Verlängerungsoperationen der ischiokruralen Muskelgruppe regelmäßig bewährt. Der Streckstab erlaubt es, starke Kniebeugung auszuschließen, aber die für ausreichenden Tragkomfort unerläßliche Bewegungsfreiheit von 10 bis 20 Grad zu gestatten (Abb. 13).

Bauchliegeschalen aus Gips

Zur Eindämmung der hohen Rate von Hüftgelenkschäden bei spastischen zerebralen Bewegungsstörungen erscheint die Anwendung systematischer Lagerung gefährdeter Kinder mit abgespreizten, leicht gebeugten und nach innen rotierten Beinen von deutlichem Nutzen.

Eine fellgepolsterte Bauchliegeschale hat sich uns zu diesem Zwecke bei vielen Patienten bewährt. Sie ist den individuellen Körperproportionen und

239

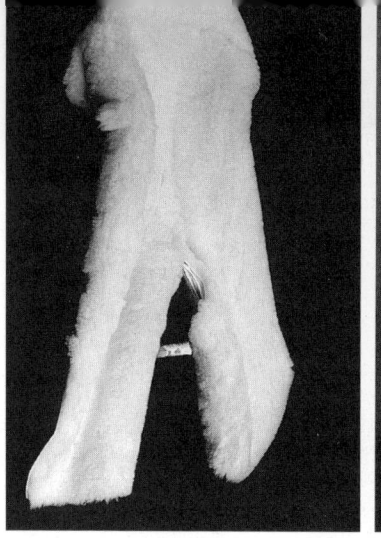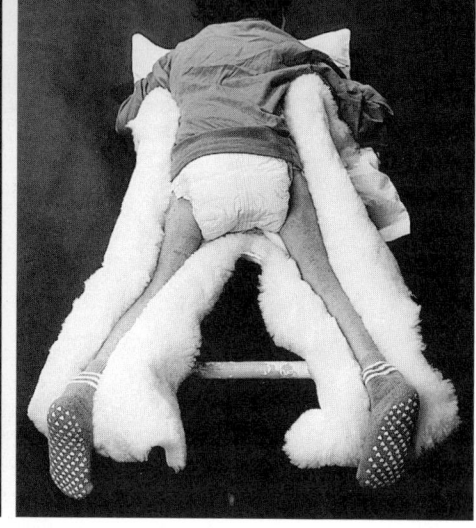

Abb. 14a und b: Bauchliegeschale aus Gips mit Fellpolsterung zur Hüftspreizlagerung.

Bedürfnissen des einzelnen Patienten angepaßt. Rückenliegeschalen werden wegen ihrer leicht stimulierenden Wirkung auf den Strecktonus nur ausnahmsweise benutzt. Der ärztliche Zeitaufwand für die Anfertigung und die Materialkosten sind relativ niedrig. Die Lagerungshilfe kann ohne Wechsel 1 bis 2 Jahre lang benützt werden (Abb. 14). Die standardisierte Herstellung der Schalen läßt sich leicht erlernen. Kenntnis der Form des proximalen Femurendes unter Einschluß des Antetorsionswinkels des Femur aus Röntgenbildern oder Ultraschall-Messung sowie der Kongruität von Gelenkkopf und -pfanne ist aber Voraussetzung für die richtige Formgebung. Der die optimale Form der Schale beim Halten der Beine bestimmende Arzt benötigt Erfahrung.

Lagerungsorthesen für Handgelenk und Finger

Nach Sehnenverlagerungen am Handgelenk werden Lagerungsorthesen regelmäßig während eines Jahres benützt. Besonders bei Hemiplegie gelingt es, durch nächtliches Tragen einer volaren Kunststoffschale mit halbkugelförmiger Auflage für die Handfläche und die Langfinger – der Daumen liegt in Abduktion und Opposition – die Hand lockerer und funktionstüchtiger zu erhalten. Die meisten Patienten möchten dieses Hilfsmittel nicht mehr missen, auch wenn sie erwachsen sind (Abb. 15).

240

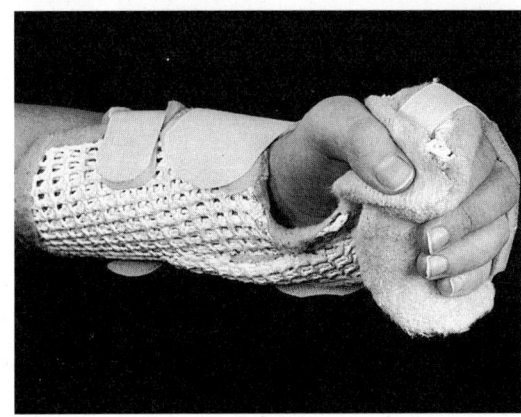

Abb. 15: Lagerungsorthese
für Handgelenk und Finger in
Funktionsstellung.

Funktionelle Orthesen

Die Geschichte der funktionellen Orthesen für Patienten mit zerebralen Bewegungsstörungen ist lang. Sie umfaßt Lob, Tadel und Verzweiflung sowohl bei Patienten, Betreuern, Therapeuten und Ärzten wie auch beim Orthopädie-Mechaniker.

Grundsätze der Anwendung, Einschränkungen ihrer Brauchbarkeit bei individuellen Verhältnissen und die Schwierigkeiten, eine gute Paßform zu erreichen, übertreffen an Bedeutung die Frage nach den besten Orthesen-materialien.

Grundsätzlich können funktionelle Orthesen ein Auslösen übermäßiger Muskelkontraktionen durch Schutzwirkung gegen das Auslösen des spastisch gesteigerten Dehnungsreflexes verhüten. Damit senken sie den Muskeltonus und begünstigen einen normalen Bewegungsablauf.

Außerdem erlaubt ein die funktionelle Anatomie der Gelenke ausreichend berücksichtigender Aufbau, chronische Fehlhaltungen und Fehlbewegungen zu verhüten, die Tragfunktion der Beine zu verbessern und krampfartige muskuläre Fehlfunktionen zu vermeiden.

Funktionelle Unterschenkel-Fuß-Orthesen

Hackenfüße nach Achillessehnenverlängerung wegen Spastizität und Kontraktur der Wadenmuskulatur bilden eindeutige Indikationen zur Anwendung von funktionellen Unterschenkel-Orthesen mit stabilem Sprungge-

241

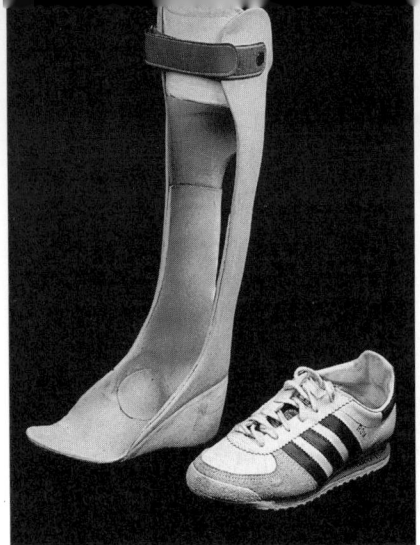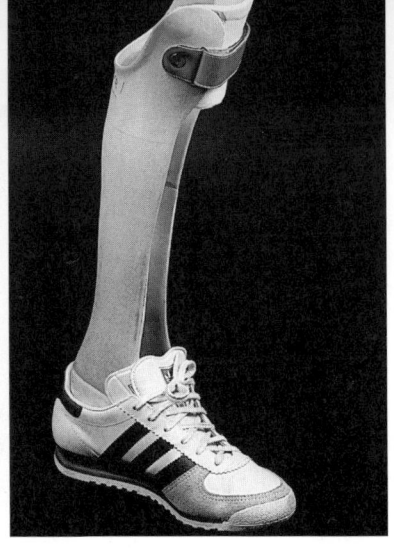

Abb. 16a und b: Funktionelle Unterschenkel-Orthese zur Stabilisierung von oberem und unterem Sprunggelenk, mit Spitzfußausgleich wegen spastischem Pes equinovalgus.

lenk. Sie geben dem Patienten die Fähigkeit zurück, mit gestreckten Knien zu stehen und die Antriebskraft seiner Hüft- und Oberschenkelmuskulatur beim Gehen über den Fuß auf den Boden zu übertragen. Für diese Anwendung hat sich Polypropylen als Orthesen-Material besonders gut bewährt. Es weist geringes Gewicht bei hoher Bruchfestigkeit und geeigneter Elastizität auf. Außerdem erlaubt sein thermoplastisches Verhalten ein Nachpassen (Abb. 16a und b).

Die Kombination von Krankengymnastik mit periodisch angewendeten reflexhemmenden Verbänden und Lagerungsorthesen vermag bei kindlicher *Hemiparese* in der Regel eine operationsbedürftige Fußdeformität zu vermeiden. Nicht selten verbleibt aber eine therapieresistente Fallfußkomponente mit erheblicher Gangstörung. Eine Kunststoff-Federorthese ersetzt die schwachen Fußheber in der Schwungphase und stabilisiert den Fuß in der Standphase. Sie kann mit weichen Normalschuhen unauffällig getragen werden.

Bei spastischer Diplegie und Tetraparese sind funktionelle Orthesen seltener nützlich, weil die Patienten – stärker als bei Hemiparese – auf bestmögliche Kraftübertragung durch die Füße auf den Boden in der Antriebsphase der Schritte angewiesen sind und bewegliche Sprunggelenke für ihre Gleichgewichtsreaktionen benötigen.

242

Die Stabilisierung eines oder beider Knie mit *funktionellen Oberschenkel-Orthesen* verlangt in der Regel eine Kniesperre. Fehlende Beugefähigkeit des Knies auf 50 bis 60 Grad in der Schwungphase beeinträchtigt das Gehen aber in hohem Maße. Nur bei besonderen Formen von Knieinstabilität überwiegen die Vorteile der Blockierung. Funktionelle Oberschenkel-Orthesen kommen deshalb heute nur ausnahmsweise zur Anwendung.

Rumpforthesen als Sitzhilfe

Skoliosen bei zerebralen Bewegungsstörungen treffen vorwiegend gehunfähige Schwerbehinderte. Die Hauptkrümmung liegt in der Regel tief, im Bereich der Lendenwirbelsäule oder thorakolumbal. Regelmäßig besteht eine starke Torsion im skoliotischen Abschnitt. Der Großteil der Brustwirbelsäule ist meist wenig gekrümmt, so daß die Beeinträchtigung von Atmung und Lungenkreislauf gering bleibt.

Die typischen skoliotischen Verkrümmungen verursachen einen Beckenschiefstand und beeinträchtigen die Sitzfähigkeit. Ähnlich wie bei idiopathischen Skoliosen besteht im präpubertären Wachstumsschub Tendenz zu rascher Verschlechterung.

Doppelschalen-Rumpforthesen sind geeignet, die Zunahme dieser Krümmungen zu hemmen und den Rumpf beim Sitzen zu stabilisieren. Auch die Torsion der Wirbelsäule läßt sich im Gegensatz zu Sitzschalen beeinflussen. Doppelschalen-Rumpforthesen sind vor allem im Alter von 8 bis 16 Jahren angezeigt. Bei kleinen Kindern ist das Skelett des Thorax in der Regel allzu weich, um äußere korrigierende Kräfte auf die Wirbelsäule zu leiten. Erwachsene zeitlebens eine Rumpforthese tragen zu lassen, stellt für sie selbst und die Betreuer eine große Belastung dar (Abb. 17a und b).

Abb. 17a und b: Doppelschalen-Rumpforthese als Sitzhilfe bei neurogener Skoliose mit Rumpf-Instabilität.

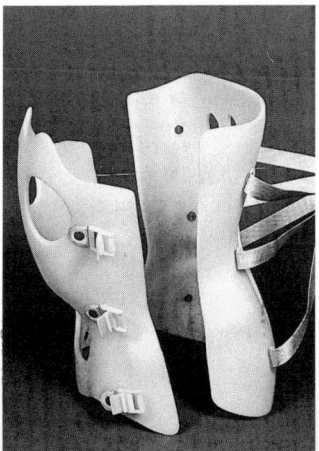 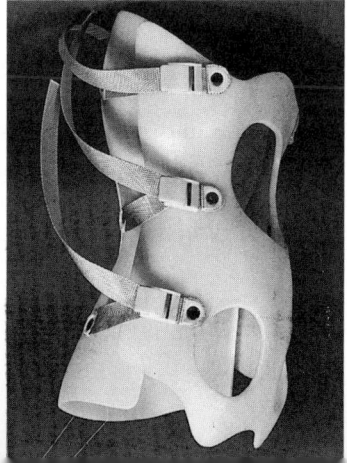

Schrägliegebretter und Stehhilfen
(Abb. 18 bis 20)

Verzögerung im Erlernen freien Gehens über das 2. Lebensjahr hinaus bringt bei sitzfähigen Kindern häufig ein unnatürlich langes Verharren in Sitzstellung mit sich. In noch höherem Grade sind sitzunfähige Kleinkinder durch ihre Bewegungsstörung im Sammeln von Erfahrungen beeinträchtigt. Steile Bauchlagerung auf einem Schrägliegebrett erlaubt es ihnen, den Kopf in eine vertikale Stellung zu bringen und die Welt aus diesem Gesichtswinkel zu betrachten. Das Kind kann symmetrisch, mit gestreckten Hüften und Knien bei Rechtwinkelstellung der Sprunggelenke gelagert werden. Arme und Hände sind frei zur Betätigung. Der Neigungswinkel der Liegefläche läßt sich den individuellen Bedürfnissen des einzelnen anpassen. Je steiler die Einstellung, desto geringer ist die Anforderung an die Kopfhaltung, und desto größer ist die Belastung der Beine. Während der Lagerung auf dem Schrägliegebrett muß man sich mehr oder weniger eingehend mit dem Kleinkind beschäftigen. Das Hilfsmittel wird in der Regel zweimal täglich während etwa 30 Minuten benützt. Gehunfähige und stark gehbehinderte Schulkinder sind für Beugekontrakturen von Hüften und Knien sowie skoliotische und kyphotische Verkrümmungen der Wirbelsäule anfällig. Der Zeitdauer ihrer täglichen Gymnastik und sportlichen Betätigung, z. B. im Schwimmbad, sind enge Grenzen gesetzt. Unterbrechung der sitzenden Körperhaltung in der Schule und im Fahrstuhl durch regelmäßige und stundenweise Lagerung auf einem Schrägliegebrett ist von Vorteil, ja oft zwingend notwendig. Die verstellbaren Schrägliegebretter für Klein- und Schulkinder verdienen eine breite Anwendung für Patienten mit mittelgradigen und schweren zerebralen Bewegungsstörungen. Sie lassen sich auch in geschützten Werkstätten für Körperbehinderte am Arbeitsplatz einsetzen. Bei großgewachsenen Personen bietet allerdings der Raumbedarf am Arbeitsplatz dabei ein Problem. Es läßt sich durch steile Aufstellung des Brettes teilweise lösen. In diesem Falle muß aber die zu verrichtende Arbeit auf eine ungewöhnliche Höhe verschoben werden. Sie liegt zwischen derjenigen des sitzend und stehend Arbeitenden.

Stehhilfen erlauben es, die Stützreaktion der Beine zu stimulieren und auch der Neigung zu Beugekontrakturen im Hüft- und Kniebereich entgegen zu wirken. Zusätzlich scheint regelmäßiges Stehen die Mineralisierung des Beinskelettes zu fördern und pathologische Frakturen wegen Inaktivitäts-Osteoporose verhüten zu helfen.

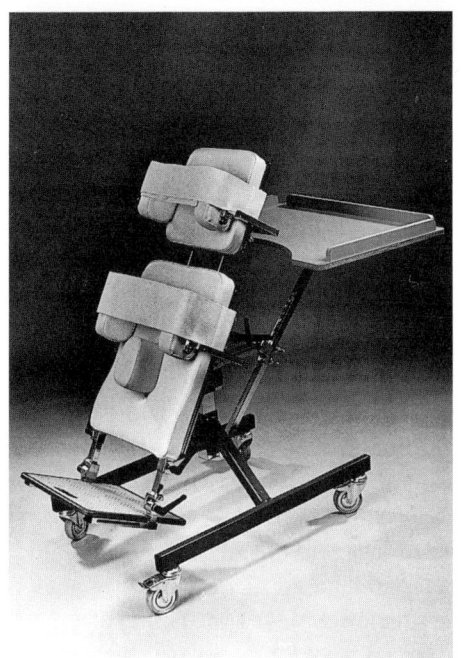

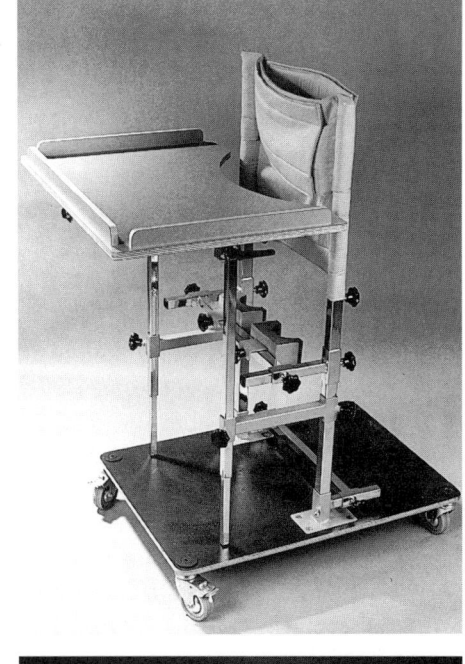

Abb. 18 (oben links): Schrägliegebrett für Kleinkinder mit Arbeitstisch.

Abb. 19 (oben rechts): Stehhilfe mit Stützschalen für die Unterschenkel und Haltegurten für Becken und Brustbereich.

Abb. 20 (unten rechts): Stehhilfe aus Holz mit vielfältigen Einstell-Möglichkeiten

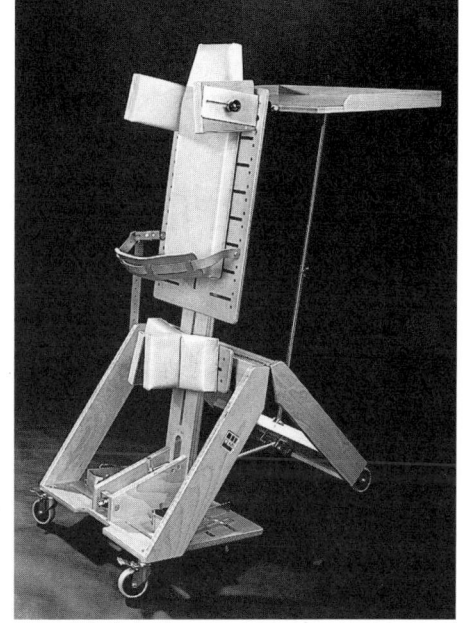

Weil gehunfähige Kinder, welche einer Stehhilfe bedürfen, häufig ein- oder doppelseitig geschädigte Hüftgelenke aufweisen, sollte die Stellung der Oberschenkel und Knie sorgfältig beachtet werden. Leichte Abspreizung und Innendrehung der Beine ist zur Kompensation der typischen verstärkten Femur-Antetorsion und der Steilstellung des Schenkelhalses bei Kindern zu empfehlen. Stehilfen dürfen keinen direkten Druck auf die Kniescheibe ausüben, weil dies Schmerzen und Knorpelschäden im Gleitlager der Kniescheibe verursacht. Eine große Zahl von Hilfsgeräten steht heute zur Verfügung. Wichtig sind eine breite und sichere Standfläche sowie einfache aber großflächige Haltevorrichtungen. Je nach Alter des Kindes und der Anwendung zuhause oder in einer Schule kommen viele in Frage, vom Stehbrett über den Kipptisch, vom Schrägliegebrett für Bauch- oder Rückenlage bis zu der eigentlichen Stehkiste oder dem Stehständer.

Bei größeren Kindern kann auch ein Rollstuhl mit elektrischer Verstellbarkeit vom Sitzen zum Stehen für zuhause oder für die Arbeit nützlich sein.

In jedem Falle ist eine sorgfältige individuelle Abklärung des geeigneten Modelles, der Notwendigkeit von Zusatzeinrichtungen wie Haltegurten und ähnliches notwendig. Dazu leistet die Hilfe einer in der Anpassung von Hilfsmitteln erfahrenen Ergotherapeutin große Dienste. Es ist auch ihre Aufgabe, das Schrägliegebrett während seines Gebrauches zu kontrollieren und dabei mitzuhelfen, die im täglichen Leben im Einzelfalle möglichen Schwierigkeiten zu lösen. Zur Anschaffung des Schrägliegebrettes für Patienten im Wachstumsalter gehört die periodische Überwachung der Paßform.

Das Sitzen im Rollstuhl, Sitzhilfen

Bei sitzender Körperstellung ist die extensorische Reflexaktivität zerebraler Bewegungsstörungen an Rumpf und unteren Extremitäten gehemmt, während Arme und Hände frei bewegt werden können. Wegen dieser alten Erfahrung mit einer verhältnismäßig günstigen Körperstellung besteht eine natürliche Tendenz von Eltern und Betreuern, ihre Schützlinge dauernd sitzen zu lassen. Die nachteiligen Auswirkungen auf Beweglichkeit und Formentwicklung von Rumpf und unteren Extremitäten sind bekannt: Kontrakturen an Hüftgelenken, Knien und Füßen sowie Verkrümmungen der Wirbelsäule sind regelmäßige Folgen. Das Sitzen muß deshalb immer wieder durch andere Körperhaltungen unterbrochen werden. Vor allem sind die Möglichkeiten freier Bewegung des Kindes auszunützen, indem man in den Tagesablauf Bewegungsübungen mit Kriechen, Stehen und Gehen, Gymnastik und Sport einschiebt. Neben dem Sitzen an sich tragen ungünstige Sitzgelegenheiten zu den Verformungen bei. Die Sitzgelegenheiten müssen deshalb gewissen Minimalanforderungen gerecht werden. Es ist von Vorteil, auch das Sitzmöbel des Patienten im Laufe des Tages gelegentlich zu wechseln.

Der Rollstuhl muß bezüglich Sitztiefe und Breite, Höhe der Rückenlehne und Art der Beinstützen zum Patienten passen. Wo immer möglich, soll er ihn selbst fortbewegen können. Auch sogenannte «Campingwagen» für Kleinkinder werden sorgfältig für das einzelne Kind ausgewählt und oft mit Anpassungen versehen. Rollstühle benötigen stets eine feste Sitzfläche, am besten in Form eines schaumstoffgepolsterten und überzogenen Brettes. Die Rückenlehne darf sich nicht stark durchbiegen und ist mit einem leicht gepolsterten Rückenbrett zu versehen. Um zu verhindern, daß der Patient dauernd aus seiner optimalen Sitzstellung herausrutscht, sei es nach vorne oder nach der einen, bevorzugten Seite, sind häufig Zusatzeinrichtungen erforderlich. Für den Einzelfall steht eine Reihe solcher Hilfen zur Wahl: Spreizklötze für die Oberschenkel, Gurten für Beine und Rumpf, Sitzhose, Sitzschalen der einen oder anderen Form und Ausführung. Jedes Behandlungszentrum für zerebrale Bewegungsstörungen muß sowohl fachkundiges Personal für die Rollstuhlversorgung wie auch eine Auswahl an geeigneten Modellen zur Verfügung haben. Vor einer Bestellung beim Händler ist das geeignete Modell praktisch zu erproben. Die erfahrene Ergotherapeutin der Behandlungsstelle besitzt dafür die notwendige Ausbildung.

Sitzschalen

Schalensitze sind deshalb kontroverse Hilfsmittel, weil sie nicht nur gute Rumpfhaltung beim Sitzen fördern, sondern auch schlechte Körperstellungen verbergen können. Die Anpassung an individuelle Bedürfnisse muß deshalb mit besonderer Sorgfalt erfolgen. Ein Winkel von 90 Grad oder weniger zwischen Sitz und Rückenlehne fördert den allgemeinen Beugetonus. Dadurch werden einschießende Streckspasmen der Hüft- und Kniemuskulatur gehemmt und das Hinausrutschen aus dem Sitz nach vorne verhütet. Der Patient muß allerdings eine ausreichende passive Bewegungsfähigkeit zur Beugung der Hüftgelenke aufweisen.

Ein Knie-Spreizblock fördert die grundsätzliche günstige Spreizstellung der

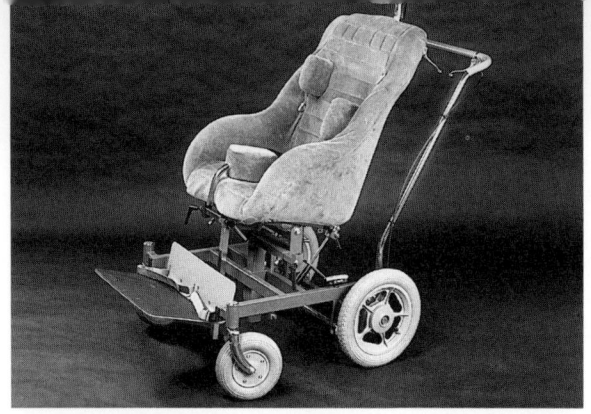

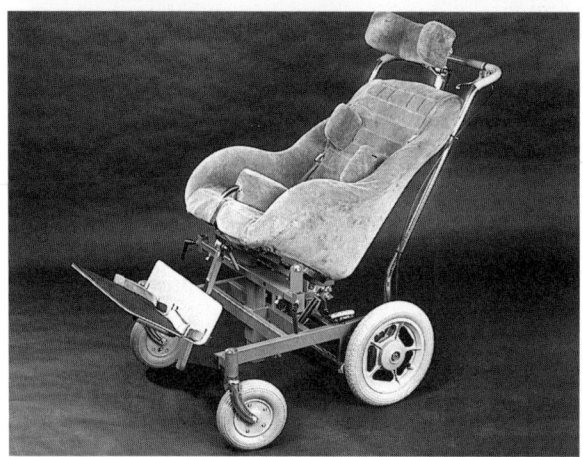

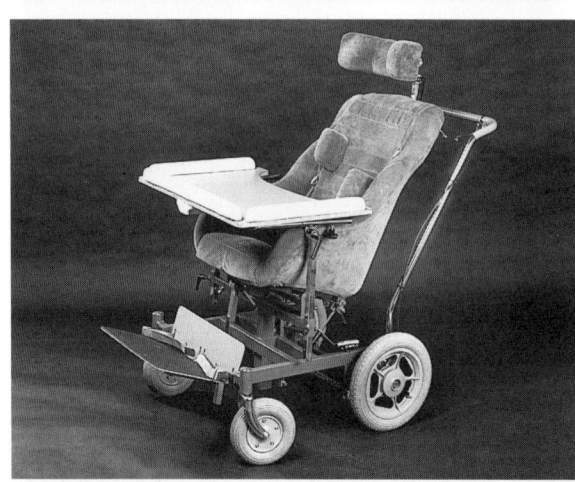

Abb. 21 a bis c: Transit-
Rollstuhl mit Standard-Sitz-
schale. Die Sitzneigung ist
verstellbar. Auflegen der
Arme auf den Tisch erleichtert die Stabilisierung von
Kopf und Oberkörper.

Beine. Beim Vorhandensein von asymmetrischer Hüft-Abspreizhemmung durch Muskelkontrakturen oder Gelenkinkongruität kann der Spreizblock bei Einstellung in der Sitzmitte jedoch dem Patienten eine asymmetrische Rumpfhaltung mit Beckenverdrehung im Sitz und eine Torsionsskoliose der Wirbelsäule aufzwingen. Dies ist sorgfältig zu vermeiden. Beim Sitzen ist vor allem eine normale Stellung des Beckens, ohne Verdrehung um die Längsachse und ohne seitliches Abkippen, anzustreben. Die Wirbelsäule hält sich dann optimal, die Oberschenkel und Beine können aber eine der Realität entsprechende Asymmetrie ihrer Bewegungsfähigkeit nicht verbergen. Sitzschalen stellen kein Behandlungsmittel für manifeste Skoliosen dar. Trotzdem erleichtern sie die Arbeit der Betreuer und die Stabilisierung von Rumpf und Kopf im Sitzen erheblich.

Ein aufsteckbarer Arbeits- oder Therapietisch ermöglicht es, die Arme abzustützen und dadurch die Kopf- und Rumpfhaltung zu verbessern. Verstellbare Sitzneigung bei konstantem Hüftbeugewinkel bringt für Schwerbehinderte erhebliche Vorteile (Abb. 21a bis c).

Sitzkisten

Zur Stabilisierung des Beckens im Sitzen ist die Spreizstellung der Oberschenkel von Vorteil. Abspreizhemmungen der Hüften sind ein Grundproblem bei spastischen Bewegungsstörungen. Die Sitzkiste hat den Vorteil, sowohl eine Spreizstellung wie die Außenrotation im Hüftgelenk bis zur Mittelstellung zu sichern. Für Training und Arbeit unter Aufsicht haben sich einfache Formen, aber auch ein in Basel entwickeltes Modell mit Höhenverstellung und Fußhaltevorrichtungen (Abb. 22a und b) sowie einer nach Wunsch zu verwendenden Rückenlehne bewährt. Ein Kamelsattel-Hocker hat ähnliche Vorteile. Für größere Kinder und Jugendliche wie auch für Erwachsene kann sich unter Umständen das Sitzen auf einem Pferdesattel als günstig erweisen.

Gehhilfen

Früherkennung und Frühbehandlung von zerebralen Bewegungsstörungen mit entwicklungsneurologisch aufgebauter Krankengymnastik bringen auch Kinder mit mittelgradigen Schädigungen meistens im Kleinkindesalter zum freien Stehen und Gehen. Es verbleiben aber einige, die während vieler Jahre oder dauernd nur zu übungsmäßigem Gehen kommen. Sie sind auf

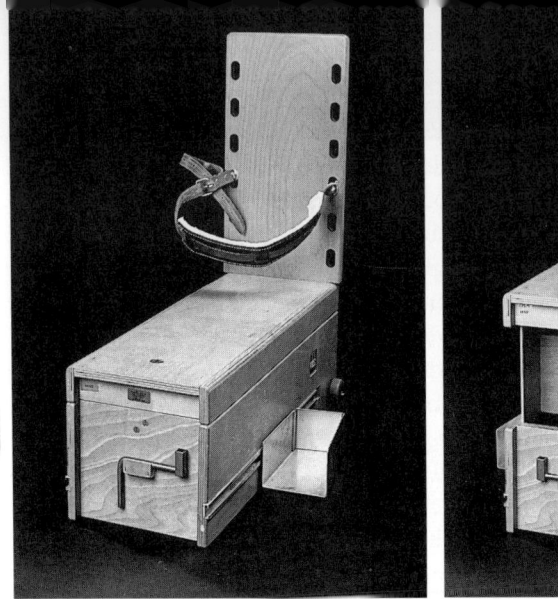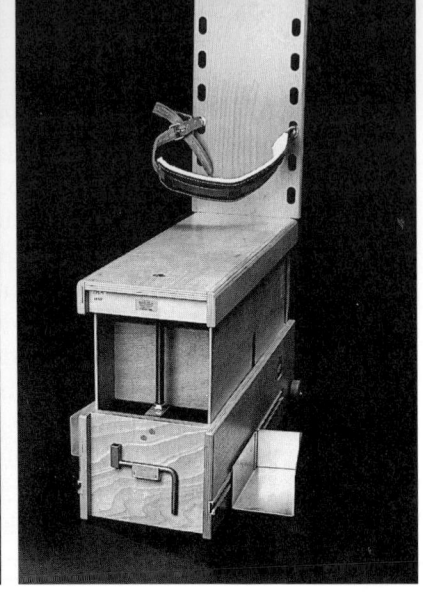

Abb. 22 a und b: Die Sitzkiste hilft dem Training guter Rumpfhaltung bei Ergotherapie und in der Schule.

Gehhilfen angewiesen. Ihre beschränkte Gehfähigkeit können sie funktionell höchstens in der Wohnung oder an einem geschützten Arbeitsplatz ausnützen. Für die berufliche Eingliederung ist die Gebrauchsfähigkeit der Hände wichtiger als jene der Beine. Aus psychologischen und physiologischen Gründen ist das Erreichen einer beschränkten Gehfähigkeit für den Behinderten trotzdem wichtig. Es ist deshalb gerechtfertigt, der Gehfähigkeit im Behandlungsplan große Bedeutung zuzumessen. Vom Handstock bis zum Eulenburgschen Gehwagen finden sich zahlreiche Gehhilfen auf dem Markt. Bei spastischen und mäßig starken athetotischen Bewegungsstörungen haben sich Geräte, welche der Patient vor sich her stoßen kann, als günstig erwiesen. Das Vorführen der Arme und Hände hemmt reflexartig überschießende Streckmuskeltätigkeit an Hals und Rumpf. Das vorangeschobene Hilfsgerät bietet auch visuelle und psychologische Hilfe für die Kontrolle der mangelhaften Gleichgewichtsreaktionen (Abb. 23). Auf Kleinkinder übt ein vierrädriger Schubkarren oder ein mit Gewichten beladener Puppenwagen Anziehungskraft aus. Ältere Kinder bevorzugen für gehaltenes Gehen einen Rollator®. Häufig ist es von Vorteil, den Rollator® mit Gewichten zu stabilisieren. Manche Kinder können ihn auch besser führen, wenn die Griffe abgeändert und quer gestellt werden.

250

Statt vor dem Körper gestoßen zu werden, erlaubt der «Posterior Walker» als hinter dem Körper nachgeführte Gehhilfe ein überwiegend senkrechtes Abstützen der Hände und Arme. Er fördert deshalb eine aufrechte Rumpf- und Kopfhaltung (Abb. 23). Die hinteren Räder können gegen ein Rückrollen blockiert werden.

Ein hölzerner Gehwagen zum Stoßen, dessen Gewichtsbelastung leicht dem Einzelfall angepaßt werden kann, hat sich für größere Kinder und Erwachsene bewährt. Er erlaubt es, Schulkindern und Jugendlichen mit schweren mehrfachen Behinderungen das Gehen zu üben, ohne direkt durch die Krankengymnastin unterstützt zu werden.

Der Vollständigkeit halber muß auch die Hilfe von Parallelbarren für die Gehschulung sowie der Nutzen von Unterarmstöcken passender Länge erwähnt werden. Grundsätzlich sind Gehhilfen, welche alternierende Armbewegungen erlauben, vorzuziehen, wenn sie sich anwenden lassen.

Fortbewegungsmittel

Der Bewegungsdrang beschränkt gehfähiger und gehunfähiger Kinder zeigt sich, wenn sie ein drei- oder vierrädriges Kinderfahrzeug mit Bein- oder Handbetrieb zur Verfügung haben. Für ihre Entwicklung stellt ein solches Fahrzeug eine Notwendigkeit dar (Abb. 23). Das Dreirad oder der Go-cart bieten auch dem Bewegungstraining zusätzliche Möglichkeiten. Die räumliche Orientierung und das Gefühl für Geschwindigkeit werden angeregt. Bei

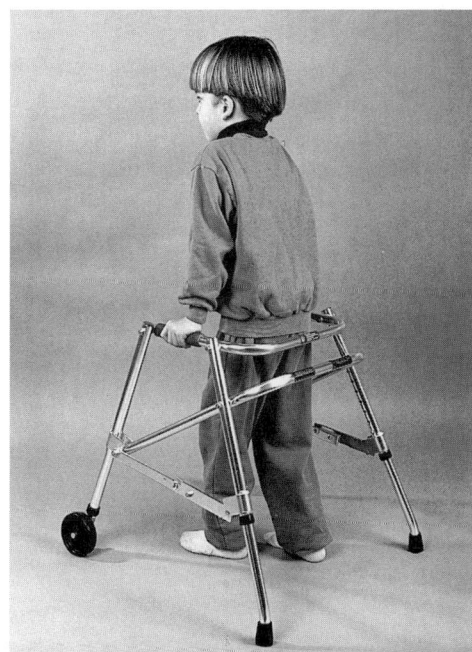

Abb. 23: Der «Posterior Walker» erlaubt sicheres Gehen mit aufrechter Körperhaltung. Auch hinten können Räder montiert werden.

der Anschaffung eines derartigen Fahrzeuges für Behinderte ist es wie beim Rollstuhl von Nutzen, geeignete Modelle in der Behandlungsstelle zu erproben. Oft ist es notwendig, Haltevorrichtungen oder Führungsschienen für Füße und Unterschenkel anzubringen. Einige solcher Haltevorrichtungen werden serienmäßig hergestellt, in anderen Fällen kann sie der Orthopädie-Mechaniker oder ein Familienangehöriger entsprechend den besonderen Bedürfnissen anfertigen. Es gehört zu den Aufgaben der Krankengymnasten und Ergotherapeuten, den Eltern bei der Wahl solcher Fahrzeuge aufgrund entsprechender Ausbildung beizustehen und die Patienten vor ungeeigneten Geräten zu schützen.

Orthopädische Chirurgie

Indikationen für Skelett- und Weichteil-Operationen

Während Athetose und Ataxie das Wachstum und die Entwicklung von Skelett, Muskeln und Bindegewebsstrukturen oft kaum beeinträchtigen, hindern Spastizität und Rigidität, gekennzeichnet durch den gesteigerten Dehnungsreflex der Muskulatur und begleitende Kokontraktionen, die normalen Wachstumsvorgänge an den Bewegungsorganen nachhaltig.

Je nach Intensität und Verteilung der spastischen Symptome und der funktionellen Belastung des Körpers durch Liegen, Sitzen, Stehen oder Gehen, entsteht ein anderer Zustand beim Patienten.

Die grundlegende Störung im Zentralnervensystem läßt sich zwar durch geeignete Bewegungstherapie und Medikamente etwas beeinflussen, jedoch nicht grundlegend verändern. Besser sprechen dagegen die sekundären Auswirkungen an Muskeln und Gelenken auf solche Behandlung an. Im Gesamtbild des Schadens übertreffen sie an Bedeutung häufig das neurologische Grundleiden. Auch operative Korrekturen dieser sekundären Veränderungen können deshalb die aktive Bewegungsfähigkeit der Patienten stark verbessern.

Zahlreiche orthopädisch-chirurgische Methoden wurden zu diesem Zwecke entwickelt und in der Literatur festgehalten (Lange 1968, Baumann 1970, Keats 1970, Frost 1971, Samilson 1975, Bleck 1979, Tardieu 1982, Thom 1982).

Die für Spastizität typische Steigerung des Dehnungsreflexes der Muskulatur behindert die natürliche Dehnung der entspannten Muskeln und damit auch deren Längenwachstum. Spastische Hyperaktivität führt zu Muskelverkürzungen, welche ihrerseits normale Haltung und Bewegungsfähigkeit verunmöglichen. Die mangelnde physiologische Stimulation des Skelettes löst in der Folge abnormes Wachstum und daraus folgende Skelettverformungen aus. Ein Hauptziel der Behandlung muß deshalb in der Verhütung der sekundären Deformitäten liegen. Krankengymnastische Behandlungsmethoden haben sich zu solchen Zwecken zwar bewährt, Bewegungsübungen allein erweisen sich aber immer wieder als ungenügend. Ergänzende medizinisch-therapeutische Maßnahmen in Form von Lagerungsorthesen schützen vor zunehmenden Verformungen. Wo die funktionelle Behandlung nicht ausreicht, kann weitgehend normale Form durch chirurgisch-orthopädische Eingriffe wiederhergestellt werden. Solange das Wachstum anhält, besteht aber die Gefahr von Rückfällen, weil die ursächliche neuromuskuläre Störung fortdauert. Die Wahl des richtigen Zeitpunktes beeinflußt den Erfolg der Maßnahmen, d. h. das Ausbleiben oder Auftreten von Rückfällen. Rezidive oder neue Deformitäten bilden sich umso häufiger, je früher in der Wachstumsperiode der Eingriff durchgeführt wurde.

Im Gegensatz zu Krankengymnastik und Orthesen-Behandlung verursachen chirurgische Operationen innert Minuten irreversible Veränderungen am Bewegungsapparat des Patienten. Die Reaktion seines Körpers auf diese Umstellungen erstreckt sich über Jahre. Das Langzeitresultat einer Operation unterscheidet sich bei zerebralen Bewegungsstörungen stärker als bei anderen Leiden vom Sofort-Ergebnis. Die Operationsplanung bei Kindern muß den bestmöglichen Zustand im Erwachsenenalter anstreben. Die biomechanischen Leistungen und Mängel der Bewegungsorgane zur Zeit der Operation bilden nur einen Teil der bei der Behandlungsplanung zu berücksichtigenden Faktoren. Viele Fragen sind zu beantworten:

– Welche und wie große Veränderungen sind im Laufe der nächsten Jahre an den operierten Geweben durch natürliche Wund- und Knochenheilungsvorgänge sowie durch verbleibendes Wachstum zu erwarten?
– Beeinflußt die Operation bisherige normale Wachstumsvorgänge?
– Wird eine Deformation behoben, während die deformierenden Kräfte auch in Zukunft weiter wirken werden, oder sind Maßnahmen möglich, um die Selbstheilung des Organismus durch Umlagerung der Kraftwirkungen anzuregen?
– Wie und wie lange müssen die Heilungsvorgänge an den Geweben durch Nachbehandlung gefördert werden?

– Ist eine Ruhigstellung von Gelenken nach der Operation erforderlich?
– Wann darf mit der Mobilisation begonnen werden?
– Birgt die Operation für den Patienten besondere lokale oder allgemeine Gefahren?
– Wie lassen sie sich bestmöglich vermeiden?
– Stehen die zu erwartenden Vorteile für den Patienten und seine Betreuer in einem vernünftigen Verhältnis zum Aufwand?
– Läßt sich ein gutes Langzeitergebnis mit einem langfristigen Therapie- und Hilfsmittelprogramm absichern?
– Wie unterscheiden sich voraussichtlich Sofort- und Langzeitresultat der Operation?

Die Operation muß deshalb die Pathophysiologie des neurologischen Grundleidens und dessen wahrscheinliche weitere Entwicklung ebenso berücksichtigen wie die Wachstumsvorgänge und die jetzigen sowie zukünftigen funktionellen Fähigkeiten und Wünsche des Patienten.

Um diese Fragen mit hoher Wahrscheinlichkeit richtig zu beantworten, sind ein sorgfältiges Erheben der Vorgeschichte, entsprechende Untersuchungen am Patienten, Besprechungen mit Eltern, Betreuern und Therapeuten erforderlich. Die vorausschauende Beurteilung der zu erwartenden Langzeitentwicklung muß auf zuverlässige Dokumente über den Langzeitverlauf bei ähnlichen Personen aufbauen können.

Ärztliche Aufzeichnungen, wiederholt aufgenommene Röntgenbilder, besonders auch Filmbilder und Meßergebnisse des Labors für Bewegungsuntersuchungen, vermitteln solche Grundlagen.

Die Fragen sind also:
– Warum und wann sind orthopädische Operationen notwendig?
– Was und wann soll man in Gegenwart der deformierenden Kräfte an den an sich normalen, aber sekundär verformten Bewegungsorganen korrigieren.

Verformungen der Bewegungsorgane bei Spastizität, welche einer operativen Behandlung zugängig sind

Worin bestehen die Verformungen?
Wo finden sich welche Verformungen?
Die Veränderungen setzen sich wie folgt zusammen:

1. *Zu kurze Muskeln* im Bereich von funktionell besonders wichtigen Muskelgruppen. Statistisch gehäuft in

- Plantarflexoren des Fußes, Wadenmuskulatur,
- Ischiokruralen Muskeln,
- Rectus femoris,
- Hüftadduktoren (Adductor longus, gracilis),
- Hüftbeuger (Iliopsoas)
- Ellbogenbeuger, Handgelenkbeuger (Biceps brachii, Pronator teres, Flexor carpi ulnaris).

2. *Zu lange Sehnen*
- Patellarsehne

3. *Überdehnte Gelenkkapsel*
- Hüftgelenk

4. *Skelett-Verformung*
- Verstärkte Antetorsion des Femur,
- Steilstellung des Schenkelhalses,
- Skoliosen der Wirbelsäule.

5. *Gelenkschäden durch Über- und Fehlbelastung*
- Hüftsubluxation und -luxation,
- Patella-Luxation.

Grundsätzliche Möglichkeiten orthopädisch-chirurgischer Operationen und physikalischer Therapie

Wie kann die Verformung korrigiert werden?

1. *Verkürzte Muskeln* lassen sich auf normale Länge in Bezug auf das Skelettsystem bringen durch:
- Stimulation von Muskelwachstum und Muskelelastizität (reflexhemmende Verbände, Lagerungsorthesen, Stretching),
- «Verlängerung» von intramuskulären Sehnengeweben (aponeurotische Verlängerung),
- Verkürzung des zugehörigen Skelettes (am Femur häufig durchgeführt) bei Hüftluxationen.

2. *Zu lange Sehnen* lassen sich nicht wirkungs- und sinnvoll verkürzen (Patellarsehnenraffung, Achillessehne).

3. *Überdehnte Gelenkkapseln*
- Gelenkkapselplastik mit Raffung und Doppelung am Hüftgelenk.

4. Korrekturen am verformten Skelett
- Oberes Femurende: Derotierende und valgisierende Femurosteotomie in der intertrochanteren Region,
- Kalkaneus-Osteotomie, Hohlfuß-Operation,
- Beckenosteotomie,
- Skoliosen-Operation.

5. Gelenkverformungen und Knorpelschäden
- Kombination von Skelett-Korrekturen und Kapselplastik,
- Evtl. Muskelverlagerung am Hüft- und Kniegelenk.

WANN operieren?

Bei Geburt sind die Bewegungsorgane von Kindern mit zerebralen Bewegungsstörungen grundsätzlich normal. Die Verformungen entwickeln sich in den Wachstumsjahren als Folge der perinatal erworbenen Schäden am Zentralnervensystem. Eine Frühoperation in den ersten Lebensjahren ist deshalb auch als präventive Maßnahme wenig sinnvoll. Operiert man andererseits erst, wenn der Patient erwachsen ist, dann können kleinere Gelenkinkongruenzen nach knöchernen Korrekturen nicht mehr durch Wachstumsvorgänge ausgeebnet werden. Aufgrund unserer Nachkontroll-Untersuchungen mit Beobachtungszeiten von mehr als 20 Jahren nach der Operation finden sich die besten Langzeitresultate bei Operationen, welche nach dem 8. bis 12. Altersjahr vorgenommen werden. Nach oben besteht keine deutliche Altersgrenze.

Welche Operationen bewähren sich praktisch, welche tun dies weniger regelmäßig?

Operationen an Muskeln, Sehnen und Bändern gelten als harmlos und auch fast beliebig wiederholbar. Sind sie es wirklich? Die Muskeln als Motoren für unsere Fortbewegungen sind empfindlich reagierende Organe. Ihre Arbeitsleistung hängt vom Querschnitt der Muskelfasern und ihrem Verkürzungsweg ab. Je länger der Muskel, desto größer sein Kontraktionsweg. Ist die Muskel-Sehneneinheit dauernd verkürzt, dann bringt eine Sehnenverlängerung zwar momentane Entspannung, der Muskel verliert aber bald noch weiter an funktioneller Länge, sein Arbeitsweg und seine Elastizität müssen dabei abnehmen, der Dehnungsweg bis zur Auslösung einer Reflexkontraktion wird kleiner. Die spastisch verstärkten Reflexkontraktionen werden im täglichen Gebrauch schließlich mehr denn je ausgelöst. Spastisch hyperaktive und verkürzte Muskeln können durch multiple Kerben in ihren Sehnenblättern und anschließende langfristige Dehnungsbehandlung mit geringem Kraftverlust als Preis verlängert werden. Sowohl an der ischiokruralen Muskelgruppe, d. h. an den langen, die Hüfte streckenden und die Knie beugenden Antriebsmuskeln, wie an der Wadenmuskulatur empfehlen sich solche «aponeurotische Muskelverlängerungen».

Das gleiche gilt für den langen Hüft-Adduktor und den Iliopsoas.

An den Armen lassen sich in dieser Weise Kontrakturen von Ellbogenbeugern und Pronatoren, Handgelenkbeugern sowie der langen Fingerbeuger maßvoll korrigieren und erfolgreicher Übungsbehandlung zuführen.

Im Gegensatz zu den Muskeln sind periphere Sehnen bei Spastizität der Muskulatur nicht zu kurz, sondern meist verlängert. Dadurch kommt es bei spastischer Diplegie regelmäßig zu einem Hochstand der Kniescheibe. Die allzu lang gewordene Patellarsehne erleichtert eine Luxation der Kniescheibe. Verkürzungsoperationen der Patellarsehnen bringen aber langfristig kaum Vorteile und sollten von einer Verlängerung oder gar Ablösung der Sehne des M. rectus femoris am Becken begleitet werden, weil sonst der ohnehin große Druck auf das Gleitlager der Kniescheibe am Femur weiter erhöht wird.

Bei neurogenen Hüftluxationen ist die Gelenkkapsel außen/hinten stets zu weit geworden. Sie muß bei umfassenden Gelenkrekonstruktionen dort gerafft werden.

Skelett-Operationen

Operationen zur Korrektur von verformten Skelettsegmenten können die gegenüber Narben empfindlichen Muskeln und Sehnen weitgehend vermeiden. Das Knochengewebe erträgt Operationen in jedem Alter, solange man seine Wachstumsfugen unbehelligt läßt. Unter dem Einfluß unnatürlicher Belastung treten aber neue Verformungen auf. Dies kann rasch geschehen, solange das Kind wächst, und wird beim Erwachsenen nicht aufgehoben, aber erheblich verlangsamt.

Skelett-Operationen sind am häufigsten im *Hüftbereich*, an Femur und Becken, notwendig. Gute Langzeitresultate wurden in unseren Nachkontrollen bei Operationen vom 8. Lebensjahr an beobachtet. Wenn früher operiert werden muß, besteht erhöhte Wahrscheinlichkeit von Rückfällen, die später nochmals operiert werden müssen (Abb. 24a bis f).

Bei schwerstbehinderten, völlig hilflosen Patienten mit spastischer Tetraparese lassen sich bis heute hohe neurogene Hüftluxationen trotz aller Anstrengungen nicht immer vermeiden. Im Gegensatz zu angeborenen Hüftluxationen und zu solchen bei Myelomeningozelen verursacht die Hüftluxation bei spastischer Muskulatur meist erhebliche Schmerzen. Sie steigert die Bereitschaft zu krampfartigen Muskelkontraktionen, was wiederum den Schmerz verstärkt.

Die Pflege dieser Kinder und Erwachsenen wird so noch weiter erschwert. Hüftgelenkrekonstruktionen haben sich bei uns als Ausweg aus einem solchen Teufelskreis bewährt.

Skelett-Operationen *am Fuß* sind in der Lage, Hohl-Klumpfüße ohne Gelenkversteifung zu korrigieren. Bewegliche Gelenke erhalten die bei gehfähigen Personen mit spastischer Beinmuskulatur wichtige elastische Kraftübertragung auf den Boden unter Vermeidung von übermäßig stoßartiger Belastung mit ihrer Gefahr für erhaltene Gelenkverbindungen in der Nachbarschaft von Arthrodesen.

Um das wichtige obere Sprunggelenk vor Arthrose zu bewahren, vermeiden wir deshalb die mancherorts beim Spitz-Knickfuß ausgeführte Versteifung der subtalaren Gelenke.

Die heute hohe Lebenserwartung schwer mehrfach behinderter Patienten mit zerebralen Bewegungsstörungen bringt Probleme bezüglich der Anzeigestellung von Skoliosenoperationen. Während Hauptkrümmungen von über 45 bis 50 Grad im Bereich der Brustwirbelsäule in Anbetracht der ohnehin geringen Beweglichkeit dieses Wirbelsäulenabschnittes, der ungünstigen Auswirkungen hochgradiger Krümmungen auf Lungen und Kreislauf sowie der guten Kompensationsmöglichkeiten im Lendenbereich mit ihren guten Erfolgsaussichten regelmäßig operiert werden sollten, fällt der Entschluß an der Lendenwirbelsäule schwerer. Oft müßte die Stabilisierung der Wirbelsäule in dieser Patientengruppe bis zum Sakrum ausgedehnt werden, um den Beckenschiefstand im Sitzen bestmöglich auszugleichen.

Beim Entscheid für oder gegen eine Skoliosenoperation sind hier besonders viele Faktoren einzubeziehen.

Ziel der Operation bei thorakolumbalen skoliotischen Hauptkrümmungen ist die Verbesserung der Sitzfähigkeit sowie ein Gewinn an Lebensqualität durch Befreiung von der langfristigen Abhängigkeit von einer Rumpf-Or-

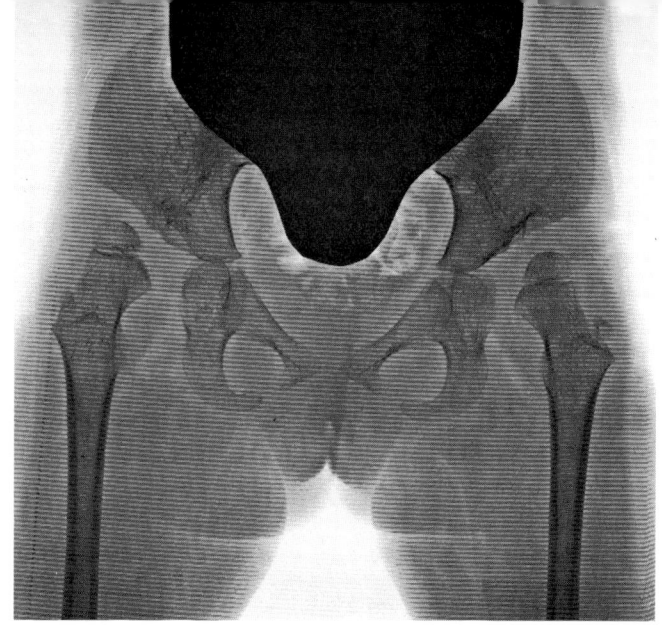

Abb. 24a: 5-jähriges Mädchen mit spastischer Tetraparese. Das antero-posteriore Hüftgelenk-Röntgenbild bei neutraler Rotationsstellung der Beine zeigt eine doppelseitige hohe Hüftgelenkluxation.

Abb. 24b: Das zusätzliche Röntgenbild zur Bestimmung der Antetorsion des Femur nach Dunn-Rippstein zeigt auf 80 Grad verstärkte Antetorsion und starke Hüftpfannenschädigung beidseits.

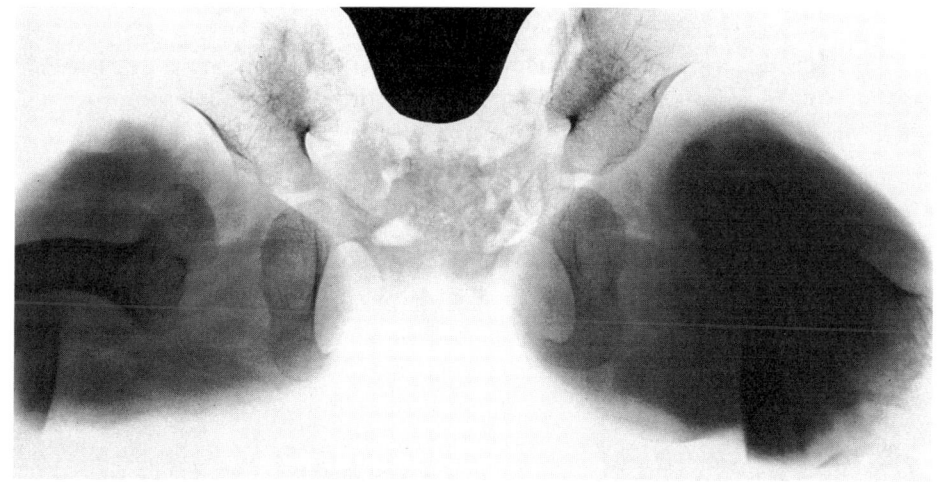

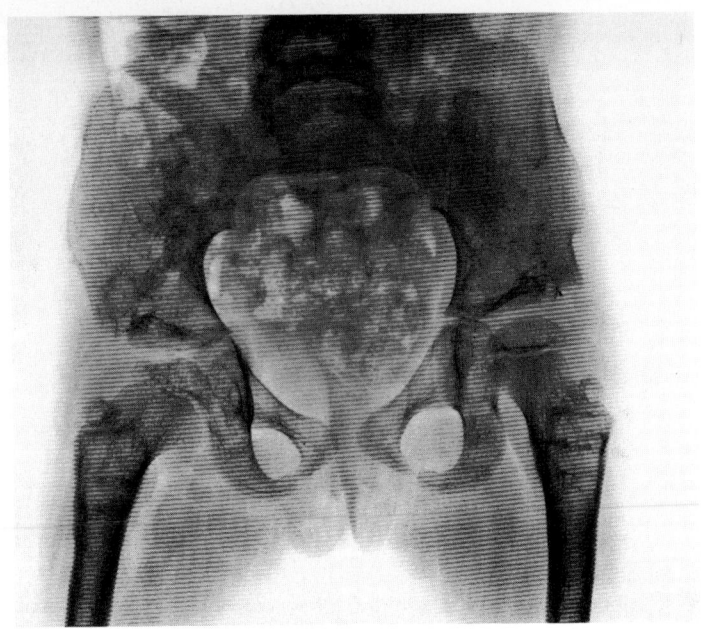

Abb. 24c: Ein Jahr nach doppelseitiger intertrochanterer Femur-Osteotomie und Pfannenplastik durch Beckenosteotomie nach Salter erscheinen die Gelenke reponiert.

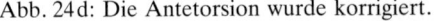

Abb. 24d: Die Antetorsion wurde korrigiert.

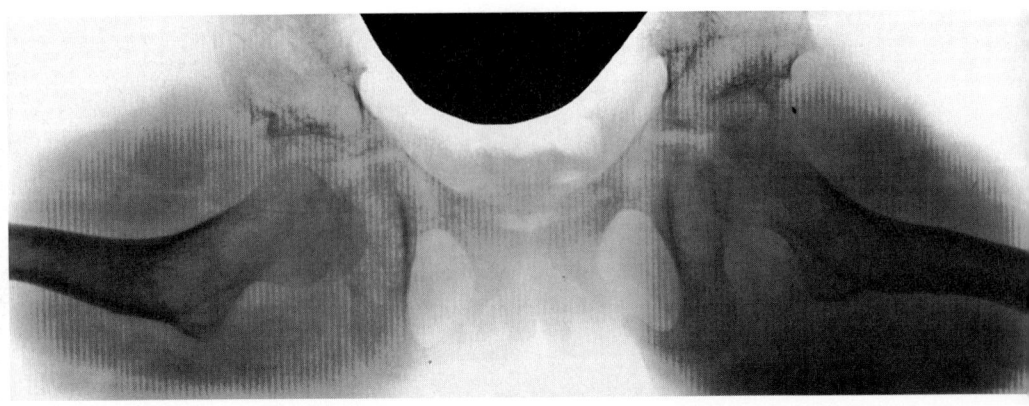

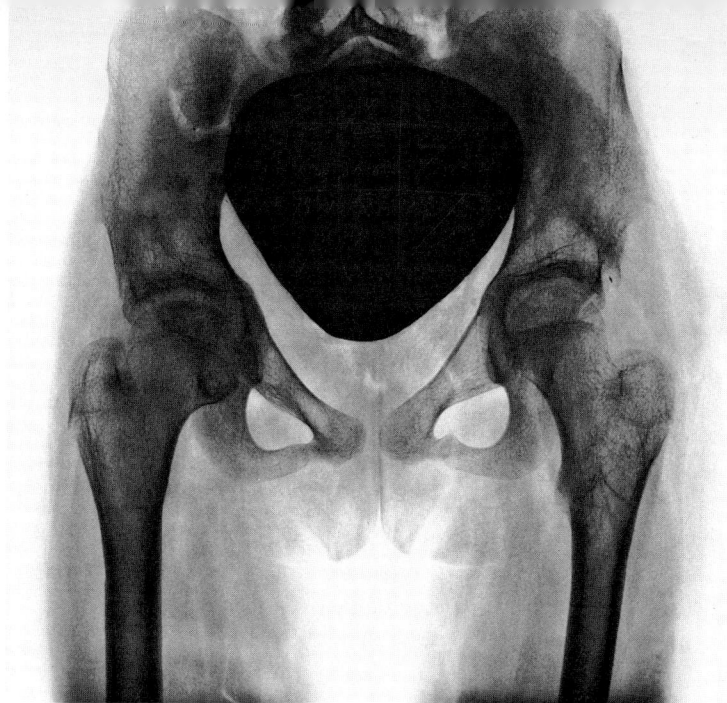

Abb. 24e: 9 Jahre später, mit 14 Jahren, sind beide Hüftgelenke kongruent.

Abb. 24f: Die Antetorsion blieb konstant, die Gelenkpfannen sind normal.

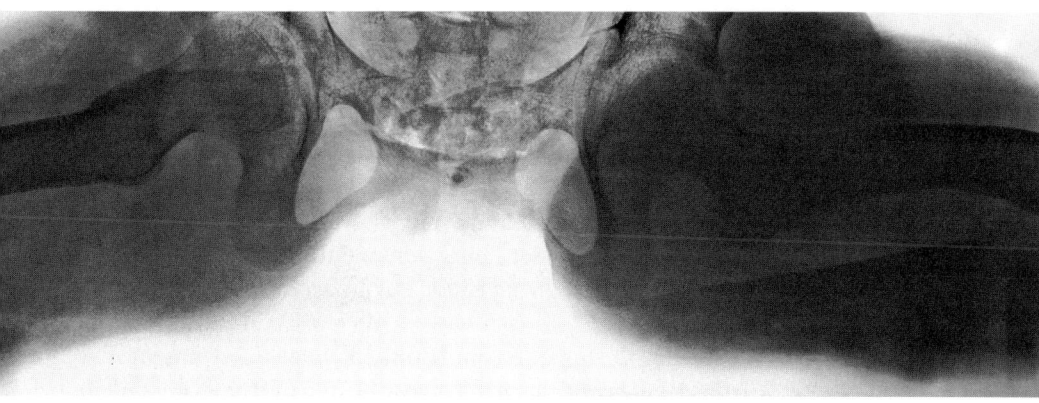

these. Außerdem wird die Pflege meist hochgradig hilfloser Patienten erleichtert.

Die koordinierte Behandlung von Kindern mit zerebralen Bewegungsstörungen

Für optimale Langzeitresultate ist das Zusammenwirken von krankengymnastischer und orthopädischer Behandlung in vielen Fällen entscheidend wichtig. Einen Brennpunkt der Zusammenarbeit bildet der Therapieplan bei spastischer Diplegie mit Einwärtsgang aus den Hüftgelenken. Die neurologische Störung verhindert bei diesen Kindern eine normale Rückbildung der Femurantetorsion von 35 bis 40 Grad bei Geburt auf durchschnittlich 12 Grad beim Erwachsenen. Die Antetorsion kann dagegen vor allem im Kleinkindesalter bis auf 80 Grad und mehr zunehmen. Statt sich einer Frontalebene durch die mittlere Kniegelenkachse und die Tragachse des Femur zu nähern, sind Femurkopf und -hals damit stark nach vorne, ventral gerichtet. Der Femurkopf bleibt nur in die Gelenkpfanne eingenistet, solange der Oberschenkel mit dem Knie bei gestreckter Hüfte deutlich nach innen gedreht oder wenn die Hüfte gebeugt wird. Krankengymnastik und Lagerungsübungen vermögen dies nicht zu ändern.

Die Adduktionshaltung der Oberschenkel, verbunden mit einschießenden Streckspasmen der gesamten Hüft- und Beinmuskulatur stark spastischer Kinder wirkt ebenfalls auf die Hüftgelenkluxation hin.

Eine Erleichterung in der schwierigen krankengymnastischen Aufgabe kann von frühzeitiger Operation mit intertrochanterer varisierender und derotierender Osteotomie des Femur, wenn nötig verbunden mit der Verlängerung der Hüftadduktoren, erwartet werden.

Unsere Nachkontrollen haben aber gezeigt, daß sich nach derartigen Operationen vor dem Alter von 4 Jahren regelmäßig erneut starke Verformungen am Femur entwickeln. Dies ist nicht der Fall, wenn die gleiche Operation erst im Alter von 8 Jahren oder später erfolgt.

Abb. 25a zeigt die Subluxationsstellung solcher Hüftgelenke bei neutraler transversaler Rotationsstellung der Hüftgelenke und Abb. 25c die verbesserte Kongruenz bei der spontan vom Kinde bevorzugten Innenrotation der Oberschenkel um 50 Grad.

Dies bedeutet, daß der Orthopäde vom Krankengymnasten wünscht, daß auf ein Beüben des Kindes mit gleichzeitig gestreckten und auch nur auf die

262

Abb. 25a: Antero-posteriores Röntgenbild bei mittlerer Rotationsstellung des Femur (reeller Hals-Schaftwinkel 145 Grad rechts, 140 Grad links).

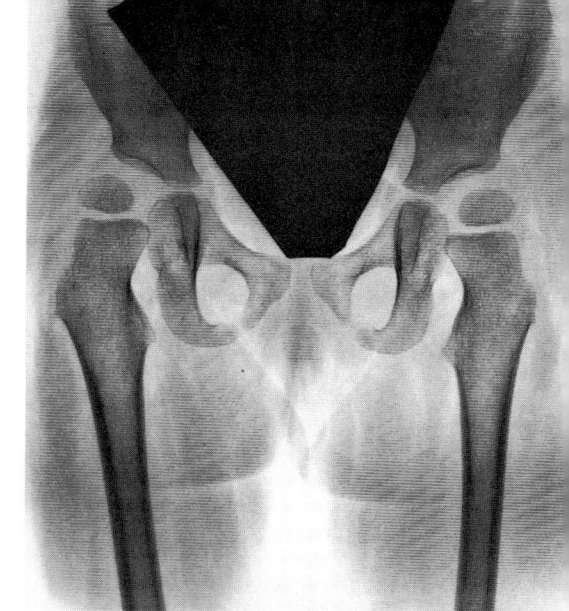

Abb. 25b: Antetorsionsaufnahme bei rechtwinklig gebeugten und 20 Grad abduzierten Hüftgelenken (reeller Antetorsionswinkel rechts 60 Grad, links 70 Grad).

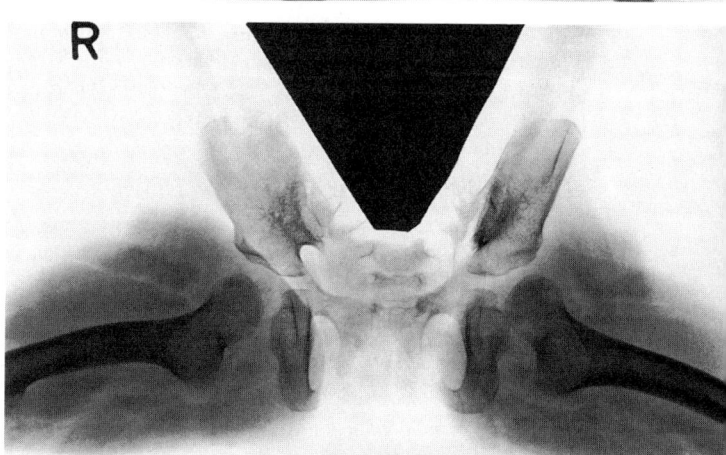

Abb. 25c: Gleiche Aufnahmetechnik wie Abb. 24a, Oberschenkel beidseits in 60 Grad Innenrotation, gute Gelenkkongruenz beidseits.

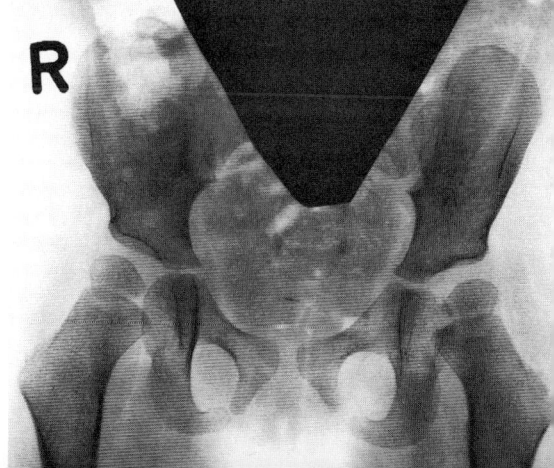

neutrale transversale Rotation gebrachten Oberschenkeln verzichtet und der Einwärtsgang erlaubt wird, bis mit ungefähr 8 Jahren – nur notfalls früher – eine derotierende und varisierende Femurosteotomie vorgenommen worden ist.

Die Erhaltung kongruenter Hüftgelenke und guter Gelenkpfannen hat längerfristig für den Patienten große Bedeutung. Es sollte keine Behandlung ausgeführt werden, welche diesen Gelenkschluß gefährdet. Der orthopädische Chirurg läßt die Femur-Antetorsion bei Kleinkindern mit Ultraschall oder nach dem Alter von 4 Jahren mit speziellen Röntgenaufnahmen messen. Anschließend orientiert er das Behandlungsteam über das Resultat.

Literatur

Baumann, J. U.: Operative Behandlung der infantilen Zerebralparesen, Thieme, Stuttgart, 1970.

Bleck, E. E.: Orthopaedic Management of Cerebral Palsy. W. B. Saunders Company, Philadelphia, London, Toronto, 1979.

Keats, S.: Operative Orthopaedics in Cerebral Palsy. Thomas, Springfield, 1970.

Lange, M.: Orthopädisch-Chirurgische Operationslehre. Neueste Operationsverfahren. Bergmann, München, 1968, 239.

Samilson, R. L. (Ed.): Orthopaedic Aspects of Cerebral Palsy. William Heinimann Medical Books Ltd., London, 1975.

Tardieu, G., Tardieu C., Colbeau-Justin P., Lespargot A.: Muscle Hypoextensibility in Children with Cerebral Palsy: II. Therapeutic Implications. Arch. Phys. Med. Rehabil., Vol. 63, 103, 1982.

Thom, H. (Ed.): Die infantilen Zerebralparesen. 2. Auflage. Georg Thieme Verlag, Stuttgart, New York, 1982.

8

Anhang

Orthopädische Universitätsklinik Münster

Untersuchungsbogen für zerebral Bewegungsgestörte

Name:	Vorname:	Alter:
Krankenblatt-Nr.:		
Diagnose:		
(Ausprägungstyp, Lokalisation) Besonderheiten		
Hauptproblem:		

Vorgeschichte:
Angaben stammen von Mutter – sonstigen Personen

Familie

Stellung in der Geschwisterreihe (einschließlich Fehlgeburten):

Nr. 1   Nr. 4
Geburtsjahr   Geburtsjahr
Besonderheiten?   Besonderheiten?
Gesund?   Gesund?
Nr. 2   Nr. 5
Geburtsjahr   Geburtsjahr
Besonderheiten?   Besonderheiten?
Gesund?   Gesund?

Nr. 3
Geburtsjahr
Besonderheiten?
Gesund?

Nr. 6
Geburtsjahr
Besonderheiten?
Gesund?

Schwangerschaftsverlauf

Fieberhafte Erkrankung?
Unfälle, Operation?
Erbrechen:
Blutdruck:
Eiweiß im Urin:
Ödeme:
Diät:
Blutungen?   Monat:
Kindsbewegungen:
Beruflich gearbeitet als: bis: Monat:
Anderweitige Störungen oder Leiden?
Sonstiges?   Alkohol?   Drogen?

Geburt

?   Wo. vor
                         Termin: Gewicht:
?   Tage nach
Welche Klinik:
Besonderheiten: Vorzeitiger Blasensprung:
                 Mütterl. Fieber:
                 Placenta praevia:
                 Nabelschnurkomplikationen:
                 Lageanomalie:

                 Verlängerte Geburt – verlängerte Preßwehen:
                 Verfärbtes Fruchtwasser:
                 Geburtshelferische Maßnahmen:
                 Operative Eingriffe: Warum:

                 Sonstiges:

Neugeborenenperiode

Hat das Kind sofort geschrien?
Atemstörungen?   Welcher Arzt?   Wann?
Apgar-Noten:
Infusionsbehandlung?
Trinken?   Brust?
vermehrte Gelbsucht?   Blutgruppe?
Krämpfe?
Fieber?

266

In welcher Klinik als Neugeborenes behandelt?
Wie lange?
Mit Mutter zugleich entlassen?
Sonstiges:

Befund in den ersten 3 Lebensmonaten

Unerklärliches Schreien?
Trinken?
Schlaf?
Unruhe – abnorm ruhig?
Krämpfe?
Krankheiten oder Störungen?
Operationen?

Weitere Vorgeschichte

Motorische Entwicklung (Altersangabe)

Kopfheben aus Bauchlage: Gezielte Fortbewegung (wie):
Sitzen frei:
Stehen mit Selbstfesthalten: Gehen frei:
Gehen mit welchen Hilfsmitteln: Herabspringen von Stufe:
Klotz halten: Klotz von einer Hand in die andere:
Auflesen Münzen: Knöpfe schließen:

Toilette: tagsüber:
         nachts:
Trockenheit: tagsüber:
            nachts: selbständig?
Kann das Kind sich selbst waschen?   Ankleiden?

Essen: selbständig?   Welche Hilfen?
      Nahrung vorwiegend flüssig?   breiig?   fest?
      Abbeißen u. Kauen: Kartoffeln: Brot: Fleisch:

Sprache: Wieviel Wörter?   Verbindungen aus .. Wörtern
        Sätze?   Geschichten?
Hört das Kind fein?

Pädagogische Förderung

Ist das Kind im Normal- oder Sonderkindergarten?   ja/nein
            in Normal- oder Sonderschule?   ja/nein
                                                    für Körperbehinderte?
Welches Schuljahr?
Verhalten in der freien Zeit: spontane Selbstbeschäftigung?
Untätig mit/ohne Verfolgen des Umweltgeschehens?
Lieblingsbeschäftigung?

Wohnverhältnisse   beengt?

Schläft das Kind im Bett der Mutter?

Wer betreut das Kind meistens?

Übt der Vater mit dem Kind?

Bisherige Behandlung

Orthopädie: Schienen, Geräte, Stützen   Operationen:

Krankengymnastik: Beschäftigungstherapie:

Sprachtherapie: Heilpädagogik:

Sonstige Behandlungen:

NAME

I. SPONTANE HALTUNG UND BEWEGUNG (RÜCKENLAGE)

Arme

		Spontane Bewegung (beschreiben)
Haltung Schulter	re	
	li	
Ellbogen	re	
	li	
Hand	re	
	li	
Finger	re	
	li	
Daumen	re	
	li	
Sonstiges		

Kopf und Rumpf

Bevorzugte Gesichtswendung nach

Schädelabplattung

Opisthotonus

Rumpfkonvexität nach

Einseitiger Beckenhochstand

Sonstiges

Beine

Haltung Hüfte	re	li
Oberschenkel-wendung nach	re	li
Haltung Knie	re	
	li	

268

Haltung Fuß	re	
	li	
Haltung Zehen	re	
	li	
Sonstiges		

II. GELENKBEWEGLICHKEIT (RÜCKENLAGE)

Arme

re / li

Schulter-	Abduktion)	
	(Innenrotation)	
Ellenbogen-(Streckung)		
Unterarm- (Supination)		
Hand-Dorsalflexion		
Radialabduktion		
Daumenabduktion		
Dehnungswiderstand		
Sonstiges		

Beine

(Angabe der Beweglichkeit in Winkelgraden)
Hüft-Beugung/Streckung

Abduktion-Beine (gebeugt)	
Abduktion-Beine (gestreckt)	
Adduktion-Beine (gestreckt)	
Abduktion aktiv	
Innen- /Außenrotation	

Knie-Beugung/Streckung

Ischiokrural-Zeichen	
Streckung aktiv	

Fuß- Dorsalflexion
Bei gebeugtem Knie

Bei gestrecktem Knie passiv	
aktiv	
Pronation	
Supination	
Dehnungswiderstand	
Sonstiges	

III. PRIMITIVE REFLEXMOTORIK (RÜCKENLAGE)

Suchreflex   re / li
_____

Mundöffnerreflex
_____
Weitere orofaziale
Reflexe
_____

ATNR
_____
Nackenstellreflex
nach
_____
Körperdrehung
en bloc
_____

STNR
_____

TLR
_____

Moro
_____
Gekreuzter
Streckreflex
_____

Fluchtreflex
_____

Nixenzeichen
_____

Greifreflex der   Hände
_____

                       Füße
_____
Primitivreflexe
bewegungs-
bestimmend
_____

IV. PROVOZIERTE REFLEXE UND REAKTIONEN

Muskeltonus in Ruhe
_____
PSR
_____
ASR
_____
Fersenreflex
_____
Klonus
_____
Babinski
_____

Sonstige Reflexe			
Landau I (schwebend)	II		
Sprungbereitschaft			
Umdrehen: Rumpfinkurvation	re	li	
Aufziehen zum Sitz			
Reaktion des Kopfes			
Reaktion des Rumpfes			
Reaktion der Arme			
Reaktion der Beine			
Seitlagereflex nach Vojta			
Reaktion des Kopfes			
Reaktion des Rumpfes			
Reaktion der Arme	re	li	
Reaktion der Beine	re	li	
Seithang nach Collis			
Vertikalsuspension nach Peiper-Isbert			
Collis			
Axillarpendeln			

V. STATOMOTORISCHE FUNKTIONEN

Bauchlage   re / li

Schütz. Seitwärtsdrehung des Kopfes nach	
Kopfheben _____ cm, _____ Grad	
Abstützen auf Unterarme	
Greifen nach angereichtem Gegenstand ohne Balanceverlust	
Stütz gestreckte Arme	
Hände offen	
Rumpfstreckung	
Hüftstreckung	
Gewichtsverlagerung	
Anstemmen Knie mit Hilfe aus Leistenbeuge	
Knie allein	
Drehen Rücken – Seite	
Rücken – Bauch	
Robben	
Amphibienkriechen	

271

SITZEN, VIERFÜSSLER- UND KNIESTAND

Sitz auf Bänkchen gehalten (wo?)

                     selbst. Abstützen

                     frei (wie lange?)

Seitl. Kippen: Aufrichten des Kopfes

                  Aufrichten des Rumpfes

                  Reaktionen der Beine

                  Abstützen zur Seite prompt

Abstützen der Hände nach hinten

Aufsetzen selbständig?

        wie?

Aktive Rotation Schultergürtel
im Sitz (Winkelgrade)

Vierfüßlerstand halten (wie lange?)

               einnehmen

Vierfüßlerkriechen (wie weit?)

Beschreibung des Kriechens

Fersensitz

Kniestand gehalten an Händen

           frei

Beckenkippung _____ Grad

Kniegang gehalten

          frei (wie weit?)

Halbkniestand frei, re Bein vor

           frei, li Bein vor

STEHEN UND GEHEN

Aufstehen ohne Festhalten?

        wie?

Gewichtsübernahme	re	li

Stehen gehalten Oberarme

      gehalten Hände

      gehalten eine Hand

Stehen frei (wie lange?)

Gehen frei

Hinkereaktionen der Beine	re	li
Einbeinstand (Sek.)	re	li

| Einbeinhüpfen (wieviel Hüpfer?) | re | li |

| Stand Ferse vor Zehen | re Fuß vor . . . . Sek. |
| (Stehen auf einem Strich) | li Fuß vor . . . . Sek. |

| Steigen Stufe | 10 cm | re | li |
| | 20 cm | re | li |

Herabspringen – Weite (cm)

Spontane Art der gezielten Fortbewegung

VI. PROBLEME IM STAND UND GANG

Reflexschreiten?   re / li

Geht gehalten (wo?)

     frei

Gewicht bevorzugt
auf welchem Bein?

Überschießende Stützreaktion

Überkreuzen beim Gehen

Zehengang

Zehenschleifen

Vorfußgang, Ferse kommt zu Boden

Rumpfhaltung vorgebeugt

Innenrotation der Oberschenkel beim Gang
(Winkelgrade)

Hüftstreckdefekt beim Gang _____ Grad

Watscheln

Kniestreckdefekt beim Gang _____ Grad

Beweglichkeit ob. Sprunggelenke b. Gang

Platt-/Knickfuß

Pes varo-adduktus

Hohlfuß

Einkrallen der Zehen

Schrittlänge (in Fuß)

Gangrhythmus – welche Seite
                verkürzt belastet?

Beschreibung des Gangbildes (insb. Flüssigkeit, Mühelosigkeit,
Geschwindigkeit, Benutzung v. Spezialschuhen, Gehhilfen)

273

VII. HANDFUNKTION

	re / li
Bevorzugte Hand	
Aktives Greifen Klotz	
Überkreuzen der Mittellinie	
Einfüllen Klotz	
Greifen Münze	
Münze durch Schlitz quer	
längs	
Griff ulnar-palmar	
palmar-radial	
Scherengriff (Schlüsselgriff)	
Pinzettengriff (Fingerbeere)	
Spitzgriff	
Einfluß des ATNR	
Tremor	
Ataxie	
Ball fangen	
mit Supination?	
hochwerfen	
Stift halten (wie?)	
Hand-Mund-Beziehung	
Hand-Augen-Beziehung	
Hand-Hand-Beziehung	
Festhaltevermögen (grobe Kraft)	
Einzelbewegung Zeigefinger	
übrige Finger	
Daumenopposition	
Assoziierte Reaktionen	
Sensibilität:	
Stereognosie grob	
fein	
2-Punkteunterscheidung Handfläche	
Zeigefinger	

274

VIII. SONSTIGES

Emotionaler Zustand des Kindes

Bewegungsdrang: konstante Unruhe

normal

Apathie

Größe

Kopfumfang

Gewicht

Strabismus

Speichelfluß

Gebiß

Rachenring

Herz

Atmung

Leber

Milz

Verordnung: Röntgen

Foto

Medikamente

Konsiliarberatung

Operationen

Hilfsmittel: vorhandene

neu verordnete

FACHBUCHREIHE KRANKENGYMNASTIK
Physikalische Therapie – Prävention – Rehabilitation
Eine Auswahl

Wolfgang Arns / Antje Hüter-Becker
Krankengymnastik
bei neurologischen Erkrankungen
3. überarbeitete und erweiterte Auflage,
268 Seiten mit 118 Abb., kart.,
ISBN 3-7905-0364-9

Ortrud Bronner / Eleonora Gregor
Die Schulter
und ihre funktionelle Behandlung
nach Verletzungen und bei
rheumatischen Erkrankungen
188 Seiten mit 130 Fotos, kart.,
ISBN 3-7905-0488-2

Ute Donhauser-Gruber / Hartwig Mathies /
Alfred Gruber
Rheumatologie
Lehrbuch für Krankengymnastik
und Ergotherapie
Entzündliche Gelenk- und
Wirbelsäulenerkrankungen
324 Seiten mit 239 Abb. kart.,
ISBN 3-7905-0508-0

H. Droste / W. Miehle / U. Droste
Krankengymnastik im Wasser
bei rheumatischen Erkrankungen
308 Seiten, 347 Übungen mit Abb., kart.,
ISBN 3-7905-0410-6

Hilla Ehrenberg /
Axel von Ungern-Sternberg
Krankengymnastik
bei peripheren Gefäßerkrankungen
Arterien-, Venen- und
Lymphsystem
312 Seiten mit 175 Abb., Lexikonformat,
kart., ISBN 3-7905-0489-9

Thomas Einsingbach
PNF in Orthopädie und
Traumatologie
108 Seiten mit 90 Abb., kart.,
ISBN 3-7905-0532-3

Margret Feldkamp
Ganganalyse bei Kindern
mit zerebraler Bewegungsstörung
205 Seiten mit 46 Abb.
und 39 Tabellen, kart.
ISBN 3-7905-0292-8

H. Haase / H. Ehrenberg / M. Schweizer
Lösungstherapie
in der Krankengymnastik
156 Seiten mit 112 Abb., kart.,
ISBN 3-7905-0455-6

Otto Gillert
Elektrotherapie
2., verbesserte und ergänzte Auflage,
276 Seiten mit 170 Abb., kart.,
ISBN 3-7905-0372-0

Otto Gillert / Walther Rulffs
Hydrotherapie und Balneotherapie
in Theorie und Praxis
10., völlig neu überarbeitete Auflage,
Neuausgabe, 265 Seiten mit 83 Abb., kart.,
ISBN 3-7905-0527-7

Hella Krahmann/Gunther Haag
Die Progressive Relaxation
in der Krankengymnastik
Ein muskuläres Entspannungsverfahren
nach E. Jakobson
134 Seiten mit 15 Abb., kart.,
ISBN 3-7905-0511-0

Hans Loeweneck
unter Mitarbeit von I. Liebenstund
Funktionelle Anatomie für Kranken-
gymnasten
– Ein Lehr-, Lern- und Arbeitsbuch –
392 Seiten mit 52 Abb. und 120 Tabellen,
geb., mit einem Beiheft von 84 S. Zeichen-
vorlagen (zusammen eingeschweißt),
ISBN 3-7905-0454-8

Asta von Mülmann
Krankengymnastik bei Verletzungsfolgen
am Bewegungsapparat
6., bearbeitete und erweiterte Auflage,
jetzt zusammen mit:
Renate Rieble / Nicola Seemann-Mostert /
Rolf Volkert
Die Rehabilitation prothetisch versorgter
Arm- und Beinamputierter
2., bearbeitete und erweiterte Auflage, 296
Seiten mit 152 Abb., kart.,
ISBN 3-7905-0479-3

Emmi Pikler
Laßt mir Zeit
Die selbständige Bewegungsentwicklung
des Kindes bis zum freien Gehen
246 Seiten mit 255 Abb., kart.,
ISBN 3-7905-0482-3

Bitte fordern Sie
den Prospekt
der vollständigen
Reihe an.

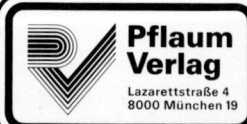

Pflaum
Verlag
Lazarettstraße 4
8000 München 19